耳鼻咽喉科护士
规范化培训

主　编　周昔红　潘雪迎　夏春芳
副主编　谢常宁　陶　荣　王　芳
编　者（以姓氏笔画为序）

　　　　马逸凡　王　芳　李　琴　肖亚敏

　　　　张　烨　罗琼瑶　周昔红　周钰琴

　　　　夏春芳　陶　荣　谢　姣　谢常宁

　　　　潘雪迎

人民卫生出版社
·北京·

图书在版编目（CIP）数据

耳鼻咽喉科护士规范化培训 / 周昔红，潘雪迎，夏
春芳主编 . —北京：人民卫生出版社，2022.6
ISBN 978-7-117-33205-7

Ⅰ.①耳… Ⅱ.①周…②潘…③夏… Ⅲ.①耳鼻咽
喉科学 —护理学 —岗位培训 —教材 Ⅳ.①R473.76

中国版本图书馆 CIP 数据核字（2022）第 098011 号

人卫智网	www.ipmph.com	医学教育、学术、考试、健康，购书智慧智能综合服务平台
人卫官网	www.pmph.com	人卫官方资讯发布平台

耳鼻咽喉科护士规范化培训
Er Bi Yanhouke Hushi Guifanhua Peixun

主　　编：周昔红　潘雪迎　夏春芳
出版发行：人民卫生出版社（中继线 010-59780011）
地　　址：北京市朝阳区潘家园南里 19 号
邮　　编：100021
E - mail：pmph @ pmph.com
购书热线：010-59787592　010-59787584　010-65264830
印　　刷：三河市尚艺印装有限公司
经　　销：新华书店
开　　本：710×1000　1/16　　印张：22
字　　数：407 千字
版　　次：2022 年 6 月第 1 版
印　　次：2022 年 7 月第 1 次印刷
标准书号：ISBN 978-7-117-33205-7
定　　价：89.00 元

打击盗版举报电话：010-59787491　E-mail：WQ @ pmph.com
质量问题联系电话：010-59787234　E-mail：zhiliang @ pmph.com
数字融合服务电话：4001118166　E-mail：zengzhi @ pmph.com

前　言

　　近年来,护理进入一个加速专业化和专科化的发展阶段,随着社会经济的发展和人民生活需求的变化,人们对护理学科的发展、评价以及对它的期望越来越高。作为耳鼻咽喉科护士,不仅需要掌握扎实的专科护理知识和专科技能,更要深入了解耳鼻咽喉专科护理前沿进展,才能更好地满足人们越来越高的健康需求。因此,培养一批具有良好的专业素质、扎实的专业知识和娴熟专业技能的耳鼻咽喉科护理专业人才是时代和学科发展的需要。如何培养高质量的耳鼻咽喉科护理专业人才,提高专业素质,是对新时代高质量耳鼻咽喉科护理队伍建设的挑战。目前,规范化培训是提高护士整体素质的必由之路,是护理人才梯队培养的重要环节。国内外经验表明,护士规范化培训是提高临床护理质量、保障医疗安全的有力举措,对于提高护士队伍整体素质和服务能力水平具有重要意义。因此,为提高耳鼻咽喉科专科护理人员的专业技术水平和能力,我们编写了《耳鼻咽喉科护士规范化培训》。

　　本书共 11 章,结合耳鼻咽喉科护理前沿进展,较为系统而全面地介绍了耳鼻咽喉的应用解剖及生理,耳鼻咽喉专科相关检查,耳鼻咽喉常见病和多发病的护理,对耳鼻咽喉科领域常见的各种护理问题进行了整理、归纳和更新。本书既包含耳鼻咽喉科护理理论、相关检查、常用护理操作技术、常用药物及护理要点,同时包含数字内容,每章末置入二维码,二维码内容为测试题并配有答案与解析。在编写形式上,本书按照概述、病因、临床表现、辅助检查、治疗原则、护理评估、常见护理问题/诊断、护理措施的统一模式依序展开,体现了专科护理特色,涵盖了耳鼻咽喉科护理理论和实践的方方面面。并设置了知识拓展板块,进一步阐明和延伸关键的知识点,同时扩大读者的知识面,对耳鼻咽喉科护士规范化培训具有指导意义。

　　本书内容系统,结构层次清晰,重点突出,简明扼要,既紧贴临床现况,又反映国内外耳鼻咽喉科护理的进展、动态和新的实践指南,具有较强的科学性、指导性和实用性。既可作为从事临床一线工作的耳鼻咽喉科新入职护士、进修护士的规范化培训用书,又可作为各级各类医疗机构耳鼻咽喉专科护士的参考用书,还可作为护理专业学生临床实习指南,相信对耳鼻咽喉科护理工作者的临床实际工作大有裨益。

　　本书的编写得到了中南大学湘雅护理学院及各编者所在单位的大力支持,在此深表谢意!

　　耳鼻咽喉护理学科发展日新月异,本书虽经反复讨论、修改和审阅,但由于编者水平所限,书中难免存在疏漏和不足,望广大读者在阅读过程中不吝赐教,提出宝贵意见。

周昔红　潘雪迎　夏春芳

2022 年 5 月

目 录

耳鼻咽喉的应用解剖及生理

第一节　耳的应用解剖生理

一、耳的应用解剖

(一) 概述

耳由外向内分为外耳、中耳和内耳三部分。外耳道骨部、中耳、内耳和内耳道都位于颞骨内。

(二) 外耳

外耳由耳郭及外耳道组成。

1. 耳郭　除耳垂为脂肪与结缔组织构成外,其余均为弹性纤维软骨组织,无神经分布。耳郭内含弹力软骨支架,外覆皮肤,似贝壳或漏斗,借韧带、肌肉、软骨和皮肤附着于头颅侧面,一般与头颅约成 30° 角,左右对称,分前(外)面和后(内)面。耳郭前(外)面主要的表面标志有:耳轮、耳轮脚、耳郭结节、三角窝、舟状窝、耳甲艇、耳甲腔、耳屏、对耳屏、耳屏间切迹、耳垂等(图 1-1)。耳郭后面较平整而稍隆起,其附着处称耳郭后沟,为耳科手术定位的重要标志。

耳郭前面的皮肤与软骨粘连较后面紧密,皮下组织很少,若因炎症等发生肿胀时,感觉神经易受压迫而致剧痛,若有血肿或渗出物亦极难吸收;若因耳郭外伤或耳部手术等发生化脓性软骨膜炎,可引起软骨坏死,甚至导致耳郭变形。耳郭血管位置浅表、皮

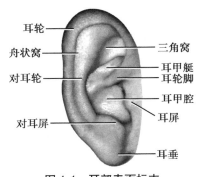

图 1-1　耳郭表面标志

肤菲薄,故易冻伤。

2. 外耳道　起自耳甲腔底部的外耳道口,向内止于鼓膜,略呈 S 形弯曲,长 2.5~3.5cm,由软骨部和骨部组成。成人外耳道外 1/3 为软骨部,内 2/3 为骨部。新生儿的外耳道软骨部和骨部未发育完全,由纤维组织构成,因此耳道塌陷而狭窄。

外耳道皮下组织较少,皮肤几乎与软骨膜和骨膜相贴,当感染肿胀时易致神经末梢受压而引起剧痛。软骨部皮肤较厚,富有毛囊和皮脂腺,并含有耵聍腺,能分泌耵聍。颞下颌关节位于外耳道前方,外耳道软骨部随着颞下颌关节的闭合和张开而活动,有助于外耳道耵聍及上皮碎屑排出。外耳道有炎症时,也常因咀嚼活动牵拉外耳道而加剧疼痛。

3. 外耳的神经、血管及淋巴

(1)外耳的神经:外耳的神经来源主要有下颌神经的耳颞支和迷走神经的耳支。下颌神经的耳颞支分布于外耳道的前壁与上壁及鼓膜外侧的前半部,故牙痛可引起反射性耳痛。迷走神经的耳支分布于外耳道的后壁与下壁及鼓膜外侧面的后半部,当刺激外耳道后壁皮肤时,可引起反射性咳嗽。另有来自颈丛的耳大神经和枕小神经,以及来自面神经和舌咽神经的分支。

(2)外耳的血管:外耳的血液由颈外动脉的颞浅动脉、耳后动脉和上颌动脉供给。耳郭的前面及后面分别由颞浅动脉和耳后动脉供给,外耳道由上颌动脉供给。

(3)外耳的淋巴:外耳的淋巴引流至耳郭周围淋巴结。耳郭前面的淋巴流入耳前淋巴结与腮腺淋巴结,耳郭后面的淋巴流入耳后淋巴结,耳郭下部及外耳道下壁的淋巴流入耳下淋巴结、颈浅淋巴结及颈深淋巴结上群。

(三) 中耳

中耳包括鼓室、鼓窦、乳突及咽鼓管 4 个部分,介于外耳和内耳之间,是位于颞骨中的不规则含气腔和通道。

1. 鼓室　为颞骨内最大的不规则含气腔,位于鼓膜与内耳外侧壁之间。鼓室前方经咽鼓管与鼻咽部相通,后方经鼓窦入口与鼓窦及乳突气房相通。以鼓膜紧张部的上、下缘为界,可将鼓室分为 3 部分(图 1-2):上鼓室,或称鼓室上隐窝,位于鼓膜紧张部上缘平面以上的鼓室腔;中鼓室位于鼓膜紧张部上、下缘平面之间,即鼓膜紧张部与鼓室内壁之间的鼓室腔;下鼓室位于鼓膜紧张部下缘平面以下,下达鼓室底。

(1)鼓室六壁:鼓室分为外、内、前、后、顶、底六个壁。

1)外壁:主要由骨部及膜部组成,骨部较小,即鼓膜以上的上鼓室外侧壁;膜部较大,即鼓膜。鼓膜为椭圆形(成人)或圆形(小儿)的半透明薄膜,介于鼓室和外耳道之间。鼓膜上部附着于颞骨鳞部,称为松弛部;下部附着于鼓沟,

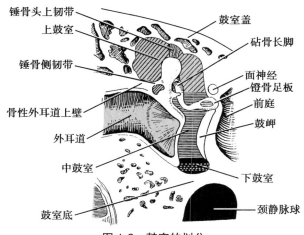

图 1-2 鼓室的划分

称为紧张部。鼓膜紧张部中央向内凹入,形似喇叭状,松弛部较平坦。鼓膜分3层:外为上皮层,中为纤维组织层,内为黏膜层。鼓膜中心部最凹点相当于锤骨柄的尖端,称为脐。自脐向上稍向前达紧张部上缘处,有一灰白色小突起名锤凸,即锤骨短突隆起的部位,临床上也称锤骨短突。用耳镜检查鼓膜时,自脐向前下达鼓膜边缘有一个三角形反光区,名光锥,系外来光线被鼓膜的凹面集中反射而成。当鼓膜内陷时光锥可以变形或消失。婴儿由于鼓膜倾斜明显,无光锥可见。为便于描记,临床上常将鼓膜分为4个象限:即沿锤骨柄作一假想直线,另经鼓膜脐做一与其垂直相交的直线,将鼓膜分为前上、前下、后上、后下4个象限。

2)内壁:即内耳的外壁,有多个凸起和小凹。鼓岬为内壁中央较大的膨凸,系耳蜗底周所在处;其表面有鼓室神经丛。鼓岬后上方有一小凹,称前庭窗龛。龛的底部有前庭窗,又名卵圆窗,为镫骨足板及其周围的环韧带所封闭,通向内耳的前庭。鼓岬后下方有一小凹,称蜗窗龛,其底部偏上方有蜗窗,又名圆窗。蜗窗向内通耳蜗的鼓阶,并为蜗窗膜所封闭,又称第二鼓膜,蜗窗与镫骨足板所在平面近似互成直角。面神经管凸上后方为外半规管凸,易被胆脂瘤破坏引起迷路瘘管导致眩晕。

3)前壁:前壁下部以极薄的骨板与颈内动脉相隔;上部有两口:上为鼓膜张肌半管的开口,下为咽鼓管的鼓室口。

4)后壁:又称乳突壁,上宽下窄,面神经垂直段通过此壁的内侧。后壁上部有鼓窦入口,上鼓室借此与鼓窦相通。鼓窦入口的内侧偏下方、面神经锥段后上方有外半规管凸。鼓窦入口的底部,是在面神经管水平段与垂直段相交处的后方,有一容纳砧骨短脚的小窝,名砧骨窝,为中耳手术的重要标志。

3

5) 上壁：为鼓室的顶壁，名鼓室盖，由颞骨岩部前面构成，将鼓室与颅中窝分开。位于鼓室盖上的岩鳞裂在婴幼儿时常未闭合，硬脑膜的细小血管经此裂与鼓室相通，可成为中耳感染向颅内扩散的途径之一。

6) 下壁：为一较上壁狭小的薄骨板，分隔鼓室与颈静脉球，前内方为颈动脉管的后壁。鼓室先天性缺损时，颈静脉球可突入下鼓室，鼓室下壁呈暗蓝色。在此情况下施行鼓膜切开术，容易伤及颈静脉球而发生严重出血。

(2) 鼓室内容物：包括听骨、韧带和肌肉。

1) 听骨：为人体中最小的一组小骨，包括锤骨、砧骨和镫骨。三者相互衔接而成听骨链。听骨链介于鼓膜和前庭窗之间，介导声波由外耳传入内耳。锤骨外形如锤，位于鼓室中部和最外侧，可分为头、颈、短突(外侧突)、长尖(前突)和柄。砧骨分为体、长脚和短脚。镫骨形如马镫，分为头、颈、前脚、后脚和足板。

2) 听骨韧带：有锤骨上韧带、锤骨前韧带、锤骨外侧韧带、砧骨上韧带，砧骨后韧带和镫骨环韧带等，将听骨固定于鼓室内。

3) 鼓室肌肉：①鼓膜张肌起自咽鼓管软骨部、蝶骨大翼和鼓膜张肌管壁等处，止于锤骨颈下方，由三叉神经下颌支的一小支司其运动；鼓膜张肌收缩时牵拉锤骨柄向内，增加鼓膜张力，以免震破鼓膜或伤及内耳。②镫骨肌起自鼓室后壁锥隆起内，其肌腱自锥隆起穿出后，向前下止于镫骨颈后方，由面神经的镫骨肌支司其运动；此肌收缩时可牵拉镫骨头向后，使镫骨足板以后缘为支点，前缘向外跷起，以减少内耳压力。

2. 鼓窦　为鼓室后上方的含气腔，内覆有纤毛黏膜上皮，前与上鼓室、后与乳突气房相连，是鼓室和乳突气房相互交通的枢纽。成人鼓窦的大小、位置与形态因人而异，并与乳突气化程度有直接关系。

3. 乳突　为鼓室和鼓窦的外扩部分。乳突腔内含有蜂窝样、大小不同、相互连通的气房，乳突气房分布范围因人而异。根据气房发育程度，乳突可分为 4 种类型：气化型、板障型、硬化型、混合型。其中气化型约占 80%。乳突后壁借骨板与乙状窦和颅后窝相隔。乳突腔内下方，近乳突尖有一由后向前的镰状骨嵴，称二腹肌嵴，后者系确定面神经垂直段的重要标志。

4. 咽鼓管　位于颞骨鼓部与岩部交界处，颈内动脉管的外侧，为沟通鼓室与鼻咽的管道，有两个开口，成人全长约 35mm。咽鼓管外 1/3 为骨部，内 2/3 为软骨部。其鼓室口位于鼓室前壁上部，咽口位于鼻咽侧壁，位于下鼻甲后端的后上方。当张口、吞咽、打哈欠、唱歌时咽鼓管咽口开放，以调节鼓室气压，从而保持鼓膜内、外压力的平衡。咽鼓管黏膜为假复层纤毛柱状上皮，纤毛运动方向朝向鼻咽部，可使鼓室的分泌物得以排出，又因软骨部黏膜呈皱襞样，具有活瓣作用，故能防止咽部液体进入鼓室。成人咽鼓管的鼓室口高于咽口 2~2.5cm，小儿的咽鼓管接近水平，管腔较短，约为成人的 1/2，且内径较宽，故小儿咽部感染较易经此管侵入中耳(图 1-3)。

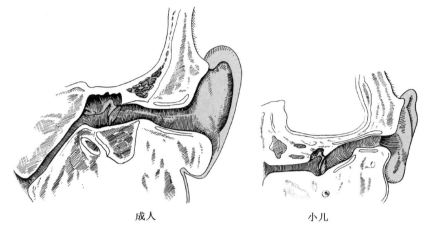

成人　　　　　　　　　　小儿

图 1-3　成人和小儿的咽鼓管比较

(四) 内耳

内耳又称迷路,位于颞骨岩部内,结构复杂而精细,内含听觉和前庭器官。按解剖和功能分为前庭、半规管和耳蜗 3 个部分。组织学上内耳分为骨迷路和膜迷路,两者形状相似。骨迷路内有膜迷路,膜迷路内有听觉与位觉感受器。骨迷路与膜迷路之间充满外淋巴液,膜迷路内含有内淋巴液,内、外淋巴液互不相通。

1. 骨迷路　由致密的骨质构成,分为前庭、半规管、耳蜗三部分。

(1)前庭:略呈椭圆形,位于耳蜗与半规管之间,容纳椭圆囊及球囊。前下部较窄,借一椭圆孔与耳蜗的前庭阶相通,后上部稍宽,有 3 个骨半规管的 5 个开口。前庭的外壁即鼓室内壁的一部分,有前庭窗和蜗窗。内壁正对内耳道构成内耳道底。前庭腔内面有自前上向后下的斜形骨嵴,名前庭嵴。嵴的前方为球囊隐窝,内含球囊,窝壁有数个小孔称中筛斑(球囊筛区)。嵴的后方有椭圆囊隐窝,容纳椭圆囊。

(2)骨半规管:位于前庭的后上方,每侧有 3 个半规管,各为 3 个约 2/3 环形的骨管,互相呈直角;依其所在空间位置分别称外(水平)、上(垂直)、后(垂直)半规管。每个半规管的两端均开口于前庭;其一端膨大名壶腹,内径均为管腔的 2 倍。上、外半规管壶腹端在前庭上方,后半规管壶腹端开口在前庭后下方,上、后半规管单脚汇合成总脚,开口于前庭内壁中部,外半规管单脚开口于总脚下方,3 个半规管由 5 孔通入前庭。

(3)耳蜗:形似蜗牛壳,位于前庭的前部,主要由中央的蜗轴和周围的骨蜗管组成。骨蜗管(蜗螺旋管)旋绕蜗轴 2.5~2.75 周,底周向中耳凸出形成鼓岬。骨蜗管被前庭膜和基底膜分成 3 个管腔(图 1-4):上方为前庭阶,始于前庭;中间为膜蜗管,又名中阶,系膜迷路;下方名鼓阶,起自蜗窗(圆窗),并为蜗窗膜(圆窗膜)所封闭。前庭阶和鼓阶内含外淋巴,通过蜗孔相通。中阶内充满内淋巴。

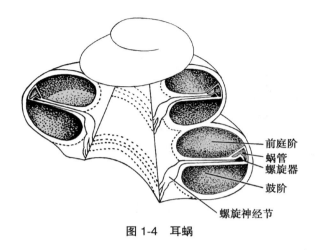

前庭阶
蜗管
螺旋器

鼓阶

螺旋神经节

图 1-4 耳蜗

2. 膜迷路 由膜管和膜囊组成,借细小网状纤维束悬浮于外淋巴液中,自成一密闭系统,称内淋巴系统。可由椭圆囊、球囊、膜半规管及膜蜗管组成,各部相互连通。膜迷路内包含司平衡和听觉的结构,包括位觉斑、壶腹嵴、内淋巴囊和膜蜗管。

3. 第Ⅷ对脑神经 第Ⅷ对脑神经于延髓和脑桥之间离开脑干,偕同面神经进入内耳道后即分为前、后两支。前支为蜗神经,后支为前庭神经。

(1)蜗神经:位于蜗轴和骨螺旋板相连处的螺旋神经节由双极细胞组成,其周围突穿过骨螺旋板分布于螺旋器的毛细胞,其中枢突组成蜗神经。蜗神经经内耳门进入颅内,终止于延髓与脑桥连接处的蜗神经背核和蜗神经腹核。

(2)前庭神经:前庭神经的第1级神经元位于内耳道底的前庭神经节内。神经节内双极神经细胞上部细胞的周围突分布于上、外半规管壶腹嵴及椭圆囊斑,下部细胞的周围突分布于后半规管壶腹嵴及球囊斑。双极细胞的中枢突构成前庭神经。前庭神经在蜗神经上方进入脑桥和延髓,大部分神经纤维终止于前庭神经核区,小部分越过前庭神经核进入小脑。

二、耳的生理

耳具有听觉和平衡两大生理功能。

(一)听觉功能

1. 听觉的一般特性 听觉功能的高度敏感性一方面取决于内耳听觉感受器对振动能量所持有的感受能力,另一方面还有赖于中耳精巧的机械装置,后者将声波在空气中的振动能量高效地传递到内耳。听觉是声音作用于听觉系统引起的感觉。人耳能感觉到的声波频率在20~20 000Hz,对1 000~3 000Hz的声波最为敏感。声音必须达到一定强度才能产生听觉,刚能引起听觉的最小声强称听阈。人耳的听阈随着频率的不同而异,一般来说,对1 000Hz频率的声音最敏感。在听阈以上,声音的响度随着刺激的增强而增大。当声压强度增加超过一定程度时,人耳会发生触觉、压觉及痛觉。

2. 声音传入内耳的途径　声音除通过鼓膜和听骨链传入内耳外,还可通过颅骨传导到内耳,前者称空气传导(简称气导),后者称骨传导(简称骨导)。正常生理状态下,以空气传导为主。

(1)空气传导:通常声波经外耳→鼓膜→听骨链→前庭窗→内耳淋巴。从听觉生理功能看,外耳起集音作用,中耳起传音作用,将空气中的声波传入内耳,内耳具有感音功能。镫骨足板的振动引起内耳外淋巴波动,从而引起蜗窗膜朝相反的方向振动。内耳淋巴波动时即振动基底膜,导致其上的螺旋器的听毛细胞受到刺激而感音(图1-5)。耳蜗的外、内淋巴属传音部分;当外淋巴波动缓慢时,液波由前庭阶经蜗孔传至鼓阶而使蜗窗外凸;若为急速流动,则推动蜗管及其内容物向鼓阶移动。

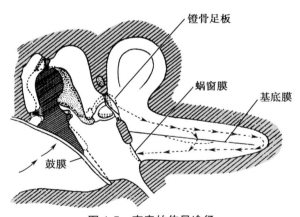

图1-5　声音的传导途径

(2)骨传导:即声波直接通过颅骨振动外淋巴,并激动耳蜗的螺旋器产生听觉。声波从颅骨传到耳蜗时其主要作用是使耳蜗壁发生振动,而耳蜗壁振动又可通过移动式骨导和压缩式骨导两种方式引起内耳感受器的兴奋。骨导听觉在耳聋性质鉴别诊断中意义重大,骨导曲线下降表明感音神经功能水平下降。

3. 外耳及中耳的生理

(1)外耳的生理:耳郭主要功能为收集并传递声波到外耳道,声音抵达两耳时存在的时间和强度差别,经中枢神经系统的分析处理,两侧耳郭的协同集声又可以起到辨别声源方向的作用。外耳道不仅传递声音并对声波起到共振作用,还可以保护耳深部结构免受损伤。

(2)中耳的生理:中耳承担将外耳道空气中的声波能量传递至耳蜗淋巴液,激动内耳结构而产生听觉的任务。中耳的主要功能就是声阻抗匹配作用,使液体对声波传播的高阻抗与空气较低的声阻抗得到匹配,从而将空气中的声波振动能量高效率地传入内耳淋巴液中。上述中耳的阻抗匹配作用是通过鼓膜与听骨链组成的传音装置来完成,主要是通过下列 3 种机制:鼓膜与镫骨足板面积的差别、听骨链的杠杆作用、鼓膜的喇叭形状产生的杠杆作用。

1)鼓膜的生理功能:从声学特性看,鼓膜酷似话筒中的振动膜,声波作用于鼓膜,通过听骨链中的镫骨足板作用于前庭窗,由于鼓膜振动面积比镫骨足板面积大 17 倍,因此从鼓膜表面的声压传到镫骨足板时可增强 17 倍。此外,鼓膜的弧度有变压作用,因此还可使声压提高 1 倍。

2)听骨链的生理功能:听骨链构成鼓膜与前庭窗之间的机械联系装置,3 个听骨连接形成一弯曲的杠杆。听骨链作为一个杠杆,将声波振动由鼓膜传至内耳,实现有效的阻抗匹配。通过听骨链的杠杆作用,可使声压自锤骨柄传至前庭窗时增加 1.3 倍。

3)蜗窗的生理功能:蜗窗位于鼓阶的始端,薄而具有一定弹性。骨迷路内的外淋巴液压缩性很小,当镫骨向内移时,振动经前庭阶的外淋巴沿蜗孔、鼓阶再传到蜗窗,引起蜗窗膜外凸。因此,蜗窗起到一种缓冲作用,为声波在外淋巴液中的传导提供了有利条件。但在病理条件下(如有鼓膜穿孔),蜗窗则不再是骨性耳蜗减压门户,而是成为声波传入内耳的途径,结果蜗窗膜振动引起的鼓阶外淋巴振动,可以干扰镫骨振动所引起的前庭阶外淋巴液的振动以及振动在基底膜上的传播,因而使听力下降。

4)鼓室肌的生理功能:鼓室肌的收缩会改变中耳的传音特性。鼓室肌包括鼓膜张肌和镫骨肌。前者受三叉神经的支配,收缩时将锤骨柄与鼓膜向内牵引,使鼓膜的紧张度增加,并相应地引起镫骨足板推向前庭窗,增加内耳外淋巴压力;后者受面神经支配,收缩时牵引镫骨头向后,使足板前部向外翘起,降低外淋巴压力。此二肌相互作用,可防止或减轻耳蜗受损。鼓膜张肌对声刺激的反射阈大于镫骨肌,因此在声音引起耳内肌的反射中,镫骨肌的收缩起主要作用。

5)咽鼓管的生理功能:咽鼓管平时保持一种可开放的闭合状态,其生理作用如下:①保持中耳内外压力平衡:由于咽鼓管管壁的弹性作用和周围组织的压力以及咽部的牵拉作用,咽鼓管咽口平时呈闭合状态。当做吞咽、打哈欠、打喷嚏等动作时,咽鼓管管口开放,以调节鼓室内气压与外界大气压保持平衡,从而保证中耳传音装置维持正常的活动,以利于声波的传导。气压的变化也可以引起咽鼓管的开闭。当鼓室内气压大于外界气压时,气体通过咽鼓管向外排出也较容易,而外界气压大于鼓室内压力时,气体从外界进入中耳则较困难。②引流作用:鼓室与咽鼓管黏膜的杯状细胞与黏液腺产生的黏液,借咽鼓管黏膜上皮的纤毛运动不断向鼻咽部排出。③防声作用:处于关闭状态的咽鼓管,能阻挡说话声、呼吸声等经咽鼓管直接传入鼓室而振动鼓膜。④防止逆行感染的功能:咽鼓管软骨段黏膜较厚,黏膜下层有疏松结缔组织,使黏膜表面产生皱襞,后者具有活瓣作用,加上黏膜上皮的纤毛运动,对阻止鼻咽部的液体、异物及感染病灶等进入鼓室有一定作用。

4. 耳蜗的生理

(1)耳蜗的感音功能:即将传入的声能转换成适合蜗神经末梢的形式,声波振动引起基底膜振动,振动以波的形式沿基底膜向前传播。声波在基底膜上的传播方式是按物理学中的行波原理进行的,亦即行波学说。

(2)耳蜗的编码功能:即分析传入声音的特性(如频率和强度),以使大脑能处理刺激声中包含的信息。基底膜上所负载的质量、劲度梯度所构成的被动机械特性,决定了刺激的声频与耳蜗基底膜反应部位之间的对应关系。

(3)耳声发射:研究者从人耳记录到耳声发射现象,证实了耳蜗内存在着主动的释能活动。耳声发射的形成过程为生物电能向机械(声频)能转换,说明耳蜗具有双向换能器的作用。耳声发射是在听觉正常者的外耳道记录到的耳蜗电生理活动释放的声频能量,一般认为其来源于耳蜗螺旋器外毛细胞的主动运动。

(4)传出神经对耳蜗功能的调控:耳蜗螺旋器除了传入神经纤维之外还与传出神经纤维相连,受听觉神经传出系统的调控。支配螺旋器的传出神经纤维来自上橄榄核附近的神经元,称为橄榄耳蜗束,主要支配外毛细胞。

(二)平衡功能

人体维持平衡主要依靠前庭、视觉及本体感觉3个系统的外周感受器感受身体运动、位置以及外界的刺激,向中枢传递神经冲动,通过各种反射性运动,维持身体的平衡。前庭感受器是特殊分化的感受器,主司感知头位及其变化。前庭神经到达前庭神经核后,与眼球的运动肌肉及身体各部肌肉有着广泛的神经联系,故当体位变化产生刺激传到神经中枢时,就可引起眼球、颈肌和四肢的肌反射运动以保持身体的平衡。如果任何一个系统发生功能障碍,在代偿功能出现后,依靠另外两个系统的正常功能也可使人体在一般的日常生活中维持身体平衡。如果有两个系统发生功能障碍,身体难以维持平衡。

第二节 鼻的应用解剖生理

一、鼻的应用解剖

(一)概述

鼻由外鼻、鼻腔和鼻窦三部分构成,是人体重要的嗅觉、呼吸器官。外鼻位于面部正中间,鼻腔被鼻中隔分为左右两个,鼻腔的前上部、两侧和后部共有4对鼻窦,分别为额窦、筛窦、上颌窦和蝶窦。鼻腔的三维解剖结构是维持鼻正常生理功能的基础。鼻腔为不规则腔隙,每侧鼻腔借助深在而隐藏的鼻窦开口分别与四组鼻窦相交通。

(二)外鼻

1. 外鼻形状 外鼻由骨和软骨构成支架,外覆皮肤及软组织,位于面部中央。外鼻呈三棱锥体状(图1-6),外观上窄下宽,前棱上部为鼻根,向下依次为正中部鼻梁及鼻尖。鼻梁的两侧为鼻背,鼻尖两侧的半圆形隆起为鼻翼,三棱锥体的底部即鼻底,由鼻中隔软骨的前下缘及鼻翼软骨内侧脚构成鼻小柱,由鼻底向前延续形成左、右前鼻孔。鼻翼向外下与面颊交界处有一条浅沟,即鼻唇沟。

2. 外鼻软骨支架 外鼻软骨支架主要由大翼软骨和鼻外侧软骨组成。大翼软骨,呈马蹄形。有两脚:左右内侧脚夹鼻中隔软骨前下缘构成鼻小柱支架,外侧脚构成鼻翼支架。鼻外侧软骨,左右各一,呈三角形,位于鼻梁与鼻背的侧面,上方连接鼻骨下缘和上颌骨额突,

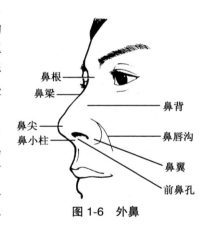

图1-6 外鼻

（图中标注：鼻根、鼻梁、鼻尖、鼻小柱、鼻背、鼻唇沟、鼻翼、前鼻孔）

两侧鼻外侧软骨的内侧缘,在鼻中线会合并连接鼻中隔软骨的前上缘。隔背软骨的底面观呈"个"字形,两侧翼为鼻外侧软骨,中间为鼻隔板,即鼻中隔软骨构成。小翼软骨和籽状软骨,统称为鼻副软骨,充填于鼻外侧软骨和大翼软骨之间。

3. 外鼻骨性支架 外鼻骨性支架由鼻骨、上颌骨额突和额骨鼻突构成。鼻骨成对,其上缘、下缘、外侧缘分别与额骨、鼻外侧软骨上缘、上颌骨额突连接,鼻骨后面的鼻骨嵴则与额嵴、筛骨垂直板和鼻中隔软骨连接。鼻骨下端宽而薄,容易发生骨折,上端窄而厚,有良好的保护作用。

4. 外鼻皮肤 外鼻部皮肤厚薄不一,鼻翼、鼻尖及鼻前庭皮肤较厚,且与

其下方的软骨膜及脂肪纤维组织连接紧密,炎症时皮肤稍有肿胀即压迫神经末梢,引起剧烈的疼痛。鼻梁、鼻根及其侧面皮肤较薄,皮下组织较疏松。外鼻部皮肤含有较多皮脂腺和汗腺,上部皮肤含汗腺较多,下部含皮脂腺较多,以鼻翼和鼻尖最明显,是痤疮、粉刺、疖肿及酒渣鼻的好发部位。

5. **外鼻血管**　外鼻的动脉主要来自鼻背动脉、额动脉、面动脉、筛前动脉、眶下动脉、上唇动脉的分支。外鼻的静脉主要经面静脉和内眦静脉汇入颈内静脉,内眦静脉又可经眼上、下静脉与海绵窦相通(图1-7)。面部静脉无瓣膜,血液可双向流动,故当鼻部皮肤感染(如疖肿)时,若用力挤压或治疗不当,可使感染蔓延至颅内,引起致命的海绵窦血栓性静脉炎或其他颅内并发症。临床上将鼻根部与上唇三角形区域称为"危险三角区"。

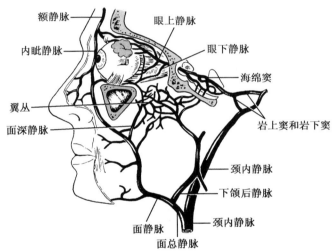

图1-7　外鼻静脉与眼静脉及海绵窦的关系

6. **外鼻神经**　有感觉神经和运动神经。感觉神经主要是三叉神经的上颌支和眼支。运动神经为面神经的颊支,支配鼻部的运动。

(三) 鼻腔

鼻腔由鼻中隔分成左右两侧,其冠状切面呈三角形,顶窄底宽,每侧鼻腔又被分为鼻前庭和固有鼻腔。

1. **鼻前庭**　为前鼻孔和固有鼻腔之间的空腔,位于鼻腔前部,前界为前鼻孔,后界为鼻内孔,鼻内孔较前鼻孔狭小,是鼻腔最狭窄处。鼻前庭的皮肤和固有鼻腔黏膜交界处的弧形隆起称为鼻阈,与鼻阈相对应的内侧鼻中隔与外下方的鼻腔底部隆起共同构成鼻内孔。鼻前庭有皮肤覆盖,其特征是皮肤富有鼻毛,且富含汗腺和皮脂腺,故容易患疖肿,由于皮肤与软骨紧密连接,一旦发生疖肿,有明显的疼痛。

2. 固有鼻腔 简称鼻腔,由黏膜覆盖,前、后界分别为鼻内孔和后鼻孔。固有鼻腔经鼻内孔与鼻前庭交通,分为内、外、顶、底四壁。

(1)内侧壁:即鼻中隔,有软骨部和骨部两部分。主要由鼻中隔软骨、犁骨、上颌骨腭突和筛骨正中板构成。筛前动脉、筛后动脉、腭大动脉、鼻翼动脉以及上唇动脉在鼻中隔前下部的黏膜内吻合,形成动脉网,此处称利特尔区,也称易出血区,是鼻出血的好发部位。

(2)外侧壁:与鼻窦炎的发病有密切关系,是鼻解剖结构中最为复杂的区域,分别由上颌骨、鼻甲骨、泪骨、腭骨垂直板、筛骨(内壁)及蝶骨翼突组成。鼻腔外侧壁从下往上有三个呈阶梯状排列的长条骨片,分别为下鼻甲、中鼻甲、上鼻甲,其前端的位置依次后移约 1/3,其大小依次缩小约 1/3。各鼻甲下方与鼻腔外侧壁均形成一个裂隙状空间,成为鼻道,对应依次为下、中、上鼻道(图 1-8、图 1-9)。各鼻甲与鼻中隔之间的空间称为总鼻道。

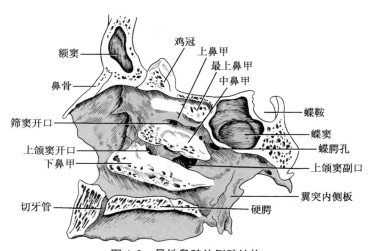

图 1-8 骨性鼻腔外侧壁结构

1)下鼻甲及下鼻道:下鼻甲骨为一个独立呈水平状卷曲的薄骨,附着于腭骨垂直板和上颌骨内侧壁。其上缘中部的泪突与泪骨连接,并与上颌骨额突后面的骨槽共同形成鼻泪管;其上缘后部的筛突连接中鼻道钩突的尾端,共同参与上颌窦自然口和鼻囟门的构成;其外侧面与鼻腔外侧壁及下鼻甲附着部共同形成下鼻道。下鼻甲后端距咽鼓管咽口仅 1~1.5cm,病理状态下(如下鼻甲肥大及肿胀)可直接影响咽鼓管的开放功能。下鼻道顶呈穹隆状,前上方有鼻泪管开口,距前鼻孔 3~3.5cm。下鼻道外侧壁前端近下鼻甲附着处骨质最薄,是上颌窦穿刺冲洗的最佳进针位置。

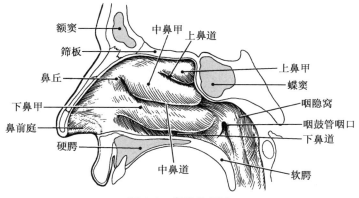

图 1-9 鼻腔外侧壁

2）中鼻甲及中鼻道：中鼻甲为筛骨的一部分,为筛窦内侧壁的标志,由前部和后部两部分组成,分别为垂直部及水平部。中鼻甲前部附着于筛骨水平板和筛窦顶壁交界处的前颅底,下端游离垂直向下,是气流进入鼻腔后首先冲击的部位;中鼻甲后端延续到筛窦下方,与颅底无直接的骨性连接。中鼻甲是鼻内镜手术中重要的解剖标志,手术操作一般在中鼻甲外侧进行,以免损伤筛板出现脑脊液鼻漏。中鼻甲后端附着处的后上方,离后鼻孔上缘的上、后上方约 12cm 处为蝶腭孔所在,有蝶腭神经和蝶腭动脉通过。局麻下鼻内镜手术时阻滞该处神经和血管,能有效减少出血和缓解疼痛。

中鼻道位于中鼻甲的下外侧,解剖结构复杂,是前组鼻窦的开口引流位置,也是鼻内镜手术进路中最重要的区域。中鼻道外侧壁上有两个隆起,前下的弧形嵴状隆起为钩突,后上的隆起为筛泡,属筛窦结构,内含 1~4 个气房。在两个隆起之间有一个半月状裂隙,为半月裂孔,半月裂孔向前下和外上逐渐扩大呈漏斗状空间,为筛漏斗。中鼻甲、中鼻道及附近的区域统称为"窦口鼻道复合体",该区域的解剖结构异常和病理改变会影响鼻窦的通气和引流,会引起鼻及鼻窦炎。中鼻甲、钩突和筛泡也是鼻内镜筛窦手术的重要标志和进路(图 1-10)。

3）上鼻甲及上鼻道：上鼻甲为三个鼻甲中最小的一个,属筛骨结构,有时仅为一条黏膜皱襞,位于鼻腔外侧壁上后部。后组筛窦开口于上鼻道。上鼻甲后端的后上方有蝶筛隐窝,为蝶窦的开口处。

（3）顶壁：非常狭小,呈穹隆状。分为三段：前段倾斜上升,为鼻骨和额骨鼻突构成;中段水平,即为分隔颅前窝的筛骨水平板,又叫筛板,属于颅前窝底的一部分,板上多孔;后段倾斜向下,即蝶窦前壁。筛板菲薄而脆,在外伤或手术时容易发生损伤,导致外伤性/医源性脑脊液鼻漏或鼻源性颅内并发症。

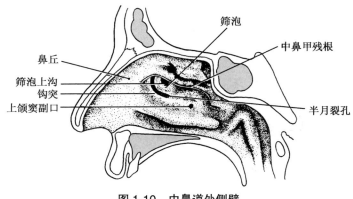

图 1-10　中鼻道外侧壁

（4）底壁：即硬腭的鼻腔面，与口腔相隔。前 3/4 由上颌骨腭突、后 1/4 由腭骨水平部组成。

（5）后鼻孔：主要由蝶骨体（上）、蝶骨翼突内侧板（外）、腭骨水平部后缘（底）、犁骨后缘（内，即左右后鼻孔分界）构成。双侧后鼻孔经鼻咽部交通。

3. 鼻腔黏膜　广泛分布于鼻腔各壁和鼻道，与鼻咽部、鼻窦和鼻泪管黏膜连续，根据各部位组织学构造和生理功能不同，可分为嗅区黏膜和呼吸区黏膜。

（1）嗅区黏膜：分布在鼻腔顶中部、向下至鼻中隔上部及鼻腔外侧壁上部等嗅裂区域。嗅区黏膜为假复层无纤毛柱状上皮，由支持细胞、基细胞及嗅细胞组成。

（2）呼吸区黏膜：鼻腔前 1/3 自前向后的黏膜上皮是鳞状上皮、移行上皮和假复层柱状上皮，鼻腔后 2/3 为假复层纤毛柱状上皮，主要由纤毛细胞、柱状细胞、杯状细胞、基底细胞组成。黏膜下层具有丰富的浆液腺和黏液腺，是鼻分泌物的主要来源之一。鼻分泌物在黏膜表面形成随纤毛运动而向后移动的黏液毯是鼻黏膜重要的保护机制之一。鼻分泌物同样是鼻腔特异性与非特异性化学保护物质的主要来源，如免疫球蛋白、溶菌酶等。

4. 鼻腔血管

（1）鼻腔的动脉：动脉主要来自颈内动脉系统的分支眼动脉和颈外动脉系统的分支上颌动脉。

1）眼动脉：自视神经管入眶后分出筛前动脉和筛后动脉。筛前动脉供应前组筛窦、额窦、鼻中隔前上部和鼻腔外侧壁，筛前动脉颅底附着处为额隐窝的后界，是鼻内镜额窦手术的重要解剖标志。筛后动脉供应后组筛窦、鼻中隔的后上部和鼻腔外侧壁。

2）上颌动脉：在翼腭窝内相继分出蝶腭动脉、腭大动脉和眶下动脉供应鼻腔,其中蝶腭动脉是鼻腔血供的主要动脉。蝶腭动脉经蝶腭孔进入鼻腔后分为内侧支和外侧支。内侧支即鼻腭动脉,外侧支分成鼻后外侧动脉,并进一步分成下鼻甲支、中鼻甲支、上鼻甲支。鼻腭动脉、筛前动脉、筛后动脉、上唇动脉和腭大动脉,在鼻中隔前下部的黏膜下相互吻合,形成动脉丛,称之为利特尔动脉丛(图 1-11),是临床上鼻出血的好发部位,此区称为利特尔区。

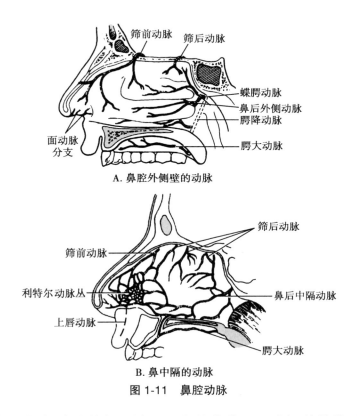

A. 鼻腔外侧壁的动脉

筛前动脉　筛后动脉

蝶腭动脉

鼻后外侧动脉

腭降动脉

腭大动脉

面动脉
分支

B. 鼻中隔的动脉

筛后动脉

筛前动脉

利特尔动脉丛

鼻后中隔动脉

上唇动脉

腭大动脉

图 1-11　鼻腔动脉

(2)鼻腔静脉:鼻腔前部、后部和下部的静脉汇入颈内、外静脉,鼻腔上部静脉则经眼静脉汇入海绵窦,亦可经筛静脉汇入颅内的静脉和硬脑膜窦。鼻中隔前下部的静脉构成静脉丛,为克氏静脉丛,为该部位出血的重要来源。

从解剖学的角度考虑,可以把颈内、颈外动脉和静脉系统在鼻中隔前下部形成的静脉和动脉血管网分别称克氏静脉丛和利特尔动脉丛,临床上又将此区称为“易出血区”。

5. 鼻腔神经　包括嗅神经、感觉神经和自主神经。

(1)嗅神经:分布于嗅区黏膜。嗅细胞中枢突汇集成多数嗅丝穿经筛板上的筛孔抵达嗅球。嗅神经鞘膜为硬脑膜的延续,损伤嗅区黏膜或继发感染,可沿嗅神经进入颅内,导致鼻源性颅内并发症。

(2)感觉神经:来自三叉神经第一支(眼神经)和第二支(上颌神经)的分支。

(3)自主神经:交感神经来自颈内动脉交感神经丛组成的岩深神经,副交感神经来自面神经分出的岩浅大神经,两者组成翼管神经进入鼻腔。交感神经主司鼻黏膜血管收缩,副交感神经主司腺体分泌和鼻黏膜血管扩张。

(四)鼻窦

鼻窦是鼻腔周围颅面骨中含气空腔,一般左右成对,共 4 对,依其所在的颅骨而命名,分为上颌窦、筛窦、额窦和蝶窦(图 1-12),依照窦口引流的位置、方向以及各个鼻窦的位置,将鼻窦分为前、后两组。前组鼻窦包括上颌窦、前组筛窦和额窦,窦口引流均位于中鼻道;后组鼻窦包括后组筛窦和蝶窦,前者窦口引流至上鼻道,后者窦口开口于上鼻道后上方的蝶筛隐窝(图 1-13)。鼻窦黏膜与鼻腔黏膜相延续,炎症可相互蔓延。

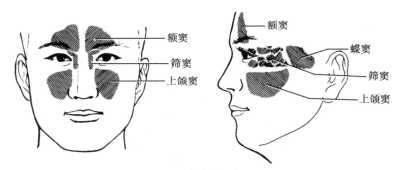

图 1-12　鼻窦的面部投影

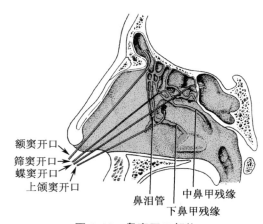

图 1-13　鼻窦开口部位

1. 上颌窦 位于上颌体内,呈不规则的三角锥体形,是 4 对鼻窦中最大者,平均容积为 13ml,共有 5 个壁。

(1)前壁:中央薄而凹陷,称为尖牙窝。

(2)后外壁:与翼腭窝及颞下窝毗邻,在严重鼻出血时,可经此壁结扎上颌动脉,上颌窦肿瘤破坏此壁时,可侵犯翼内肌,导致张口困难。

(3)内侧壁:为中鼻道和下鼻道外侧壁的大部分,在接近鼻腔底部处骨质较厚,愈向上愈薄,下鼻甲附着处最薄,是经下鼻道进行上颌窦穿刺的最佳部位。

(4)上壁:即眼眶的底壁,眶下神经血管及神经穿过此壁的眶下管出眶下孔至尖牙窝,外伤引起的眶底骨折,常常导致眶内容下垂到上颌窦内,引起眼球活动障碍、眼球内陷、复视。

(5)底壁:即上颌骨的牙槽突,底壁常低于鼻腔底,为上颌突各骨壁中骨质最厚者,与第 2 前磨牙和第 1、2 磨牙关系密切,其牙根常与窦腔仅由一层菲薄的骨质相隔,牙根感染容易侵入窦内,引起牙源性上颌窦炎。

2. 筛窦 位于鼻腔外上方筛骨内,是鼻腔外侧壁上部与眼眶之间、蝶窦之前、前颅底之下的蜂窝状气房,为 4 对鼻窦中解剖关系最复杂、自身变异最多、与毗邻器官联系最密切的解剖结构,故又称筛迷路。筛窦被中鼻甲基板分为前组和后组筛窦,前组筛窦开口于中鼻道,后组筛窦开口于上鼻道。其外侧壁即眼眶内侧壁,菲薄如纸,称纸样板,筛前病变、外伤及手术可破坏此壁造成眶内并发症(图 1-14)。顶壁为筛顶,与颅前窝相邻。筛顶与筛板可以形成一定的高度差,外伤和手术时易造成损伤,引起脑脊液鼻漏。

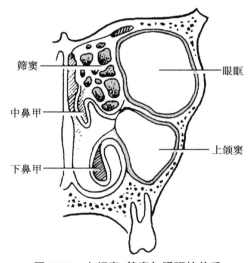

图 1-14 上颌窦、筛窦与眼眶的关系

3. 额窦 位于额骨的内、外两层骨板之间,在筛窦的前上方,左右各一。额窦向内下走行过程中逐渐变窄,尤以位于额窦底部的额窦口处最为狭窄。额窦前壁为筛骨外骨板,含骨髓,较坚厚,外伤和炎症可致骨髓炎。后壁即额骨内骨板,为颅前窝前壁的一部分,较薄,额窦有导静脉穿此壁通硬脑膜下腔,此壁也可能存在骨裂隙,故额窦感染可侵入颅内。底壁为眼眶顶壁和前组筛窦的顶壁,此壁内侧相当于眼眶的内上角,非常薄,急性额窦炎时此处可引起明显压痛,额窦囊肿亦可破坏此处侵入眶内。

4. 蝶窦　位于后组筛窦的后、内和下方,居鼻腔最上后方。蝶窦是在蝶骨体上气化发育而成。由于气化程度不一,大小和形态极不规则。蝶窦外侧壁结构复杂,是鼻窦手术开放蝶窦或蝶窦内手术比较危险的区域。外侧壁与颅中窝、海绵窦、颈内动脉和视神经管毗邻。在气化较好的蝶窦,此壁菲薄或缺损,使上述结构裸露于窦腔内,手术不慎将损伤视神经或颈内动脉出现失明或致命性大出血。顶壁上方为颅中窝的底,呈鞍形,名为蝶鞍,承托垂体。前壁参与构成鼻腔顶的后段和筛窦的后壁。后壁骨质较厚,毗邻枕骨斜坡。下壁即后鼻孔上缘和鼻咽顶,翼管神经孔位于下壁外侧的翼突根部。

(五)鼻窦的血管、淋巴和神经

1. 血管　上颌窦由鼻后外侧动脉、眶下动脉和上颌牙槽后动脉等供应;静脉回流入蝶腭静脉。

(1)筛窦由筛前、筛后、眶上和鼻后外侧等动脉供应,静脉回流入筛前、筛后静脉,亦可回流到硬脑膜的静脉和嗅球、额叶的静脉丛。

(2)额窦由筛前、眶下和鼻后外侧等动脉供应,静脉回流入筛静脉,亦可经板障静脉、硬脑膜的静脉入矢状窦。

(3)蝶窦由颈外动脉的咽升动脉、上颌动脉咽支和蝶腭动脉的小分支等供应,静脉回流入蝶腭静脉,并有静脉与海绵窦相通。

2. 淋巴　鼻窦内淋巴毛细管不多,主要汇入咽后淋巴结和颈深淋巴结上群。

3. 神经　均由三叉神经第1、2支主司。上颌窦由后上牙槽神经及眶下神经主司;筛窦由筛前、筛后、眶上等神经以及蝶腭神经的鼻后上外侧支和眼眶支主司;额窦由筛前神经主司;蝶窦由筛后神经和蝶腭神经眼眶支主司。

二、鼻的生理

鼻腔、鼻窦及其被覆盖上皮的结构赋予了鼻腔特殊的功能,成人鼻腔每天大约有 12 000L 的空气通过,并对其进行清洁、加温、加湿和过滤。鼻腔在保护末梢小气道远离烟雾、有害气体和病原体方面发挥非常重要的作用。鼻和鼻窦也是重要的发声共鸣器官,可产生一氧化氮调节下气道。鼻还作为化学感受器官感受嗅觉。鼻黏膜上皮具有重要的生物学功能,黏膜表面的生物活性物质,如干扰素、溶菌酶、SIgA 等维持鼻腔正常的清洁功能有重要的作用。

(一)呼吸功能

1. 鼻阻力　一定的鼻阻力是维持正常鼻通气的重要前提。鼻阻力由鼻瓣膜区的多个结构形成。当吸入的气体抵达鼻阈时,可产生一定的阻力。正常鼻阻力有助于吸气时形成胸腔负压,使肺泡扩张和增大气体交换面积,同时也使呼气时气体在肺泡内停留的时间延长,因此,鼻阻力的存在对充分保证肺泡气体交换过程的完成有着重要意义。

2. 鼻周期　正常人两侧下鼻甲黏膜内的容量血管呈交替性和规律性的收缩与扩张,表现为两侧鼻甲大小和鼻腔阻力呈相应的交替性改变,左右两侧的鼻总阻力保持相对的恒定,间隔 2~7 小时出现一个周期,称之为生理性鼻甲周期或鼻周期。鼻周期对呼吸无明显影响,所以正常人常不自觉,但如果两侧鼻腔不对称(如鼻中隔偏曲),两侧在周期收缩阶段的最小阻力不相等,总阻力发生显著变化,出现周期性明显鼻塞。鼻周期的生理意义是使睡眠时反复翻身,有助于解除睡眠的疲劳。

3. 加温加湿作用　人体的温度与外界的温度不同,当吸入的气体温度太低,会对下呼吸道的黏膜造成大的伤害,鼻腔的作用就是将吸入鼻腔的外界空气调节到接近正常体温,以保护下呼吸道黏膜不受损害,通常下鼻甲的温度保持在 33~35℃。鼻黏膜有大量的腺体,通过腺体分泌和毛细血管的渗出产生大量的液体,从而维持鼻腔的湿度。

4. 过滤及清洁功能　鼻前庭的鼻毛由四周伸向前鼻孔中央,对空气中较粗大的粉尘颗粒及细菌有阻挡及过滤作用。较小的尘埃颗粒吸入鼻腔后可随气流的紊流部分沉降,或随层流散落在鼻黏膜表面的黏液毯中,不能溶解的尘埃和细菌随鼻黏膜的纤毛摆动到达后鼻孔,进入咽腔,被吐出或咽下。喷嚏反射亦可清除侵入鼻腔的粉尘和微小异物,鼻腔的清洁作用主要是由鼻黏膜表面的黏液纤毛系统来完成。

(二)黏液纤毛清除功能

鼻腔鼻窦黏膜大部分为假复层纤毛柱状上皮,其表面有 250~300 根纤毛,直径 0.3μm,长度 5~10μm,每根纤毛朝鼻咽部摆动的频率大约 1 000 次 /min。在纤毛的表面覆盖一层黏液毯,对维持鼻腔正常清洁功能起到重要的作用。每个柱状细胞除纤毛外尚有 300~400 根微绒毛,有利于水分和物质交换,有助于保留水分,维持纤毛运动。为预防感染,正常的鼻腔黏液呈弱酸性,pH 值为5.6~6.5,较细的尘粒和细菌附着在黏液毯上,借助上皮纤毛运动向后排到鼻咽部,为鼻腔的第一道防线。鼻黏液中有“溶菌酶”,具有溶解细菌和抑制细菌的作用,加上白细胞的噬菌作用,成为鼻腔的第二道防线。影响鼻腔及鼻窦正常生理功能的因素主要有:正常黏液纤毛传输功能、窦口鼻道复合体的通畅性、分泌物的质和量,其中一项或多项不正常可导致鼻腔及鼻窦容易感染。先天性纤毛摆动功能障碍也不同程度地影响黏液纤毛清除系统的功能,并可能是反复性上呼吸道感染的主要原因之一。

(三)嗅觉功能

1. 嗅觉系统的组成　嗅觉系统主要由嗅球、嗅上皮和嗅皮层 3 部分构成。嗅上皮中嗅感觉细胞的周围突伸向黏膜表面,其末端膨大形成的嗅泡带有纤毛,可增加嗅区面积;中枢突无髓鞘,融合形成嗅丝后穿过筛板止于嗅球。嗅球发出轴突形成嗅束位于额叶的嗅沟中,嗅球向后延伸,止于嗅皮层。嗅感觉神经细胞上有嗅受体。

2. 嗅觉的神经支配　嗅觉主要是由嗅神经支配,第Ⅴ、Ⅶ、Ⅸ、Ⅹ对脑神经起协同作用。三叉神经也可与某些化学物质产生反应,尤其是面对危险物质时,会产生疼痛或不舒服的警觉。

(四) 免疫功能

1. 非特异性防御机制　鼻黏膜完整的上皮结构组成了呼吸道的第一道机械屏障,可防止有害物质进入黏膜下。正常情况下,鼻黏膜上皮依靠自稳机制处于免疫抑制状态,维持鼻黏膜局部的生理功能;当受到外界有害刺激时,通过局部与全身迅速而准确的信号传递与反馈,激活免疫机制,产生相应的生物活性物质,使局部黏膜处于一种新的平衡之中。

2. 体液免疫　鼻黏液中除水和电解质外,还有在抗原刺激下产生的免疫球蛋白 A(IgA)、IgM、IgG、IgE,可参与鼻黏膜特异性免疫。鼻黏膜的非特异的免疫功能有赖于鼻黏液中天然的免疫物质,主要包括乳铁蛋白、溶菌酶和寡糖类。

3. 细胞免疫　鼻黏膜是固有免疫的主要组成部分,可作为机体的第一道防线,保护黏膜免受感染,除物理屏障和黏液纤毛清除功能外,还是一个复杂的免疫系统,包括微生物菌群、抗微生物的蛋白、损伤相关的分子,通过模式识别受体识别抗原、固有淋巴细胞、上皮细胞分泌细胞因子及炎症趋化因子,最终形成获得性免疫系统。在生理条件下,细胞免疫机制在免疫防御的非特异性免疫中发挥重要作用。在病原体入侵的情况下,多种免疫活性细胞迁徙到黏膜下组织,增强细胞防御作用。鼻呼吸道黏膜中的特异性免疫系统是淋巴系统的一部分。固有的淋巴细胞在细菌、病毒和原虫的防御中起主要作用,多见于炎症的黏膜组织,在鼻黏膜的固有免疫中可能发挥重要的作用。

(五) 发声共鸣功能

依赖鼻腔及鼻窦的三维构筑产生共鸣作用,使得声音悦耳动听,鼻腔阻塞时出现闭塞性鼻音,腭裂时出现开放性鼻音。鼻音是语音形成的一部分,鼻音程度的高低直接关系语音质量的好坏。

(六) 反射功能

鼻腔内神经分布丰富,当鼻黏膜遭受物理性、化学性或机械性刺激时,可引起广泛的呼吸和循环系统的反应,如喷嚏反射、鼻泪反射、鼻肺反射等。反应的强度取决于刺激的强度。

此外,鼻窦还具有增加呼吸区黏膜的面积,促进对吸入空气的加温加湿作用,并增强防御功能,对声音产生共鸣作用,减轻颅骨的重量,并可缓冲冲击力,保护重要器官。

第三节 咽的应用解剖生理

一、咽的应用解剖

(一) 概述

咽位于颈椎前方,是呼吸道和消化道上端的共同通道,上宽下窄、前后扁平略呈漏斗形。成人全长约 12cm,上起颅底,下至环状软骨下缘平面(约平第6 颈椎)。前壁不完整,由上而下分别与鼻腔、口腔和喉腔相通,后壁扁平,与椎前筋膜相邻,两侧与颈部大血管和迷走神经等重要的血管和神经毗邻。

(二) 咽的分部

咽以软腭平面、会厌上缘平面为界,自上而下由鼻咽、口咽和喉咽 3 部分构成(图 1-15)。

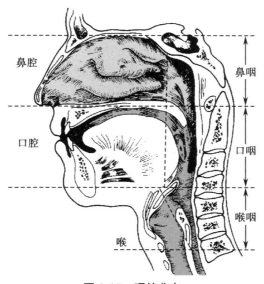

图 1-15 咽的分布

1. 鼻咽 又称上咽,属上呼吸道的一部分,位于颅底与软腭平面之间。前方正中为鼻中隔后缘,两侧为后鼻孔,与鼻腔相通。顶壁为蝶骨体及枕骨基底部,后壁平对第 1、2 颈椎,顶壁与后壁之间无明显角度,呈穹隆状,常合称为顶后壁;顶后壁黏膜下有丰富的淋巴组织聚集,呈橘瓣状,称腺样体,又称咽扁桃体。左右两侧有咽鼓管扁桃体、咽鼓管咽口、咽隐窝及咽鼓管圆枕;咽鼓管咽口在下鼻甲后端后方 1.0~1.5cm 处,略呈喇叭形或三角形;咽口周围有散在的淋巴组织,称为咽鼓管扁桃体;咽口上方有一唇状隆起部分称咽鼓管圆枕;咽鼓管圆枕后上方与咽后壁之间的凹陷区,称咽隐窝,其上方与颅底破裂孔邻接,是鼻咽癌好发部位之一(图 1-16)。

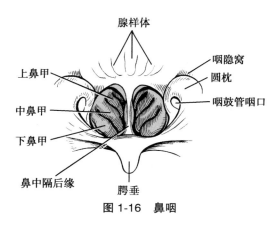

图 1-16　鼻咽

2. 口咽　又称中咽,是口腔向后方的延续部,位于软腭与会厌上缘平面之间,通常所称的咽部即为此区。前方经咽峡与口腔相通。咽峡系由上方的腭垂和软腭游离缘、下方舌背、两侧舌腭弓和咽腭弓共同构成的一个环形狭窄部分。侧壁由软腭向下分出两腭弓,前者称舌腭弓,又名前腭弓,后者称咽腭弓,又名后腭弓,两弓之间为扁桃体窝,(腭)扁桃体即位于其中(图 1-17)。口腔顶盖称为腭,前 2/3 为硬腭,后 1/3 为软腭。舌的后 1/3 称舌根,上面有淋巴组织团块,称舌扁桃体。舌下面的黏膜结缔组织突出于中央、向下移行至口底,称为舌系带,其两侧有下颌下腺开口处。

3. 喉咽　又称下咽,上起会厌软骨上缘,逐渐缩小形如漏斗,下至环状软骨下缘平面接食管入口。前面自上而下有会厌、杓状软骨和杓状会厌襞所围成的入口,称喉入口,与喉腔相通。在舌根与会厌之间有一正中矢状位的黏膜皱襞为舌会厌正中襞,左右各有两个浅凹陷称会厌谷,常为异物停留之处;会厌谷的外侧是舌会厌外侧襞,它从舌根后部连至会厌外侧。在喉口两侧各有两个较深的隐窝名为梨状窝,喉上神经内支经此窝入喉并分布于其黏膜之下。两侧梨状窝之间环状软骨板后方的间隙称环后隙,在其下方即为食管入口,此处有环咽肌环绕(图 1-18)。

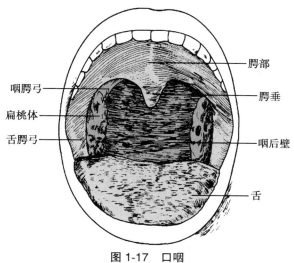

图 1-17　口咽

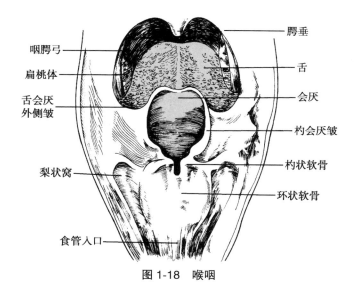

图 1-18　喉咽

(三) 咽壁的构造

1. **咽壁分层**　咽壁从外至内有 4 层,即外膜层、肌层、纤维层和黏膜层。其特点是无明显黏膜下组织层、纤维层和黏膜层紧密附着。咽的黏膜与咽鼓管、鼻腔、口腔和喉的黏膜相延续。

2. **筋膜间隙**　咽筋膜与邻近的筋膜之间的疏松组织间隙,较重要的有咽后隙、咽旁隙。这些间隙的存在,有利于咽腔在吞咽时的运动,并可协调头颈部的自由活动,获得正常的生理功能。咽间隙的存在既可限制某些病变的发展,将病变局限于一定范围之内,又可为某些病变的扩散提供了途径。

(四) 咽的淋巴组织

咽黏膜下淋巴组织丰富,较大淋巴组织团块呈环状排列,称为咽淋巴环,主要由咽扁桃体(腺样体)、腭扁桃体、咽鼓管扁桃体、咽后壁淋巴滤泡、咽侧索及舌扁桃体构成内环。内环淋巴流向颈部淋巴结,后者又互相交通,自成一环,称外环,主要由下颌下淋巴结、咽后淋巴结、颏下淋巴结等组成。

1. 腺样体　又称咽扁桃体,位于鼻咽顶壁与后壁移行处,表面不平,形似橘瓣,有 5~6 条纵行沟隙,居中的沟隙最深,形成中央隐窝,在其下端有时可见一囊状小凹,称咽囊。腺样体出生后即存在,6~7 岁时最显著,一般 10 岁以后逐渐退化萎缩。腺样体肥大可引起鼻阻塞、打鼾等症状,也可影响咽鼓管功能引发中耳炎。

2. 腭扁桃体　常称扁桃体,位于口咽两侧腭舌弓与腭咽弓围成的三角形扁桃体窝内,为咽淋巴组织中最大者。6~7 岁时淋巴组织增生,腭扁桃体可呈生理性肥大,中年以后逐渐萎缩。其内侧面朝向咽腔,表面有鳞状上皮黏膜覆盖,其黏膜上皮向扁桃体实质陷入形成 6~20 个深浅不一的盲管称为扁桃体隐窝,常为细菌、病毒存留繁殖的场所,易形成感染"病灶"。扁桃体外侧与咽腱膜和咽上缩肌相邻,咽腱膜与被膜间有疏松结缔组织,形成一潜在间隙,称为扁桃体周间隙。扁桃体切除术时,此处易剥离,扁桃体周围脓肿即在此间隙发生。

3. 舌扁桃体　呈颗粒状,位于舌根部,大小因人而异,含有丰富的黏液腺,有短而细的隐窝,隐窝及周围的淋巴组织形成淋巴滤泡,构成舌扁桃体。

4. 咽鼓管扁桃体　为咽鼓管咽口后缘的淋巴组织,炎症时可阻塞咽鼓管口导致中耳感染或听力减退。

5. 咽侧索　为咽部两侧壁的淋巴组织,呈垂直带状,位于腭咽弓后方,由口咽部上延至鼻咽,与咽隐窝淋巴组织相连。

(五) 咽的血管及神经

1. 动脉　咽部的血液供应来自颈外动脉的分支,有咽升动脉、舌背动脉、腭升动脉、腭降动脉、甲状腺上动脉等。

2. 静脉　咽部的静脉血经咽静脉丛与翼丛流经面静脉,汇入颈内静脉。

3. 神经　咽部神经主要有舌咽神经、迷走神经和交感神经干的颈上神经节所构成的咽丛,司咽的感觉与有关肌肉的运动。鼻咽上部黏膜有三叉神经的第 2 支上颌神经分布。腭帆张肌则受三叉神经第 3 支即下颌神经支配。

二、咽的生理学

咽为消化和呼吸的共同通道,具有下列生理功能:

1. 呼吸功能　正常呼吸时空气经由鼻咽、口咽、喉咽、气管支气管进到肺部,咽不仅是呼吸时气流出入的通道,而且咽黏膜内或黏膜下含有丰富的腺体,对吸入的空气有调节温度、湿度及清洁的作用,但弱于鼻腔的类似功能。

2. 言语形成功能 咽腔为共鸣腔之一,发声时,口腔和咽腔可改变形状,产生共鸣,使声音清晰、和谐悦耳,并由软腭、口、唇、舌、齿等协同作用,构成各种言语。正常的咽部结构与发声时咽部形态大小的相应变化,对言语形成和清晰度都有重要作用。

3. 吞咽功能 吞咽动作是一种由多组咽肌参与的反射性协同运动。吞咽时使食物进入消化道,吞咽过程可分为三期:即口腔期、咽腔期、食管期。吞咽动作一经发动即不能中止。

4. 防御保护功能 主要通过咽反射来完成。一方面,协调的吞咽反射,可封闭鼻咽和喉咽,在呕吐或吞咽时,避免食物吸入气管或反流鼻腔;另一方面,当异物或有害物质接触咽部,会发生恶心呕吐,有利于有害物质及异物的排出。来自鼻窦、鼻腔、下呼吸道的正常或病理性分泌物,均可借助咽的反射作用而吐出或咽下由胃酸将其中的微生物消灭。

5. 调节中耳气压功能 咽鼓管咽口的开放与咽肌的运动有关,尤其是吞咽运动密切相关。吞咽动作不断进行,咽鼓管不断随之开放,以维持中耳内气压与外界大气压平衡,这是保持正常听力的重要条件之一。

6. 扁桃体的免疫功能 扁桃体为末梢免疫器官,扁桃体生发中心含有各种吞噬细胞,同时可以制造具有天然免疫力的细胞和抗体,如 B 细胞、T 细胞、吞噬细胞及免疫球蛋白等,对从血液、淋巴或其他组织侵入机体的有害物质具有积极的防御作用。出生时扁桃体尚无生发中心,随着年龄增长,免疫功能逐渐活跃,特别是 3~5 岁时,因接触外界变应原的机会较多,扁桃体显著增大,此时的扁桃体肥大应视为正常生理现象。青春期后,扁桃体的免疫活动趋于减退,扁桃体组织本身也逐渐缩小。

第四节 喉的应用解剖生理

一、喉的应用解剖

(一)概述

喉是呼吸的重要通道,下呼吸道的门户,也是重要的发音器官,上通喉咽,下连气管。喉位于颈前正中,舌骨之下,上端是会厌上缘,下端为环状软骨下缘。成人喉的位置相当于第 3~5 颈椎平面,女性及儿童喉的位置较男性稍高。喉是以软骨为支架,间以韧带、肌肉、黏膜和纤维结缔组织等构成的一个锥形管腔状器官。喉的前方为皮肤、皮下组织、带状肌及颈部筋膜,两侧有胸锁乳突肌、甲状腺上部及其深面的重要血管神经,后方是喉咽及颈椎(图 1-19)。

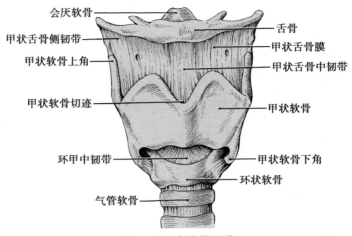

会厌软骨
甲状舌骨侧韧带
甲状软骨上角
甲状软骨切迹
环甲中韧带

舌骨
甲状舌骨膜
甲状舌骨中韧带
甲状软骨
甲状软骨下角
环状软骨
气管软骨

图 1-19 喉的前面观

(二)喉软骨

软骨构成喉的支架。单块软骨有甲状软骨、会厌软骨和环状软骨,成对的软骨为杓状软骨、楔状软骨和小角软骨,共计 9 块(图 1-20)。

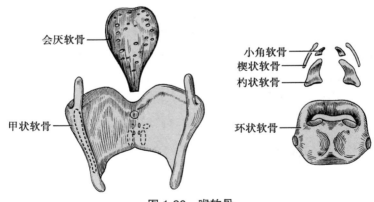

会厌软骨
甲状软骨

小角软骨
楔状软骨
杓状软骨
环状软骨

图 1-20 喉软骨

1. 甲状软骨 是喉部最大的软骨,由两块对称的四边形甲状软骨板在前方正中融合而成,和环状软骨共同构成喉支架的主要部分。甲状软骨上缘正中为"V"形凹陷,称为甲状软骨切迹。两块甲状软骨板在前缘会合形成一定的角度,此角度在男性近似直角,上端向前突出,称为喉结,为成年男性的特征;在女性则近似钝角,故喉结不明显。甲状软骨板的后缘上、下各有一个角状突起,分别称为甲状软骨上角和下角。上角较长,下角较短。两侧下角的内侧面分别与环状软骨的后外侧面形成环甲关节(图1-21)。

2. 环状软骨　位于甲状软骨之下,第1气管环之上,形状如环。环状软骨的前部较窄,为环状软骨弓;后部较宽,为环状软骨板。该软骨是喉气管中唯一完整的环形软骨,对于支持呼吸道保持其通畅至关重要。如果疾病或外伤引起环状软骨缺损,常可导致喉及气管狭窄(图1-22)。

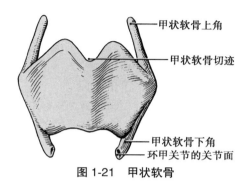

图 1-21　甲状软骨　　　　　　　　图 1-22　环状软骨

3. 会厌软骨　通常呈叶片状,上宽下窄,较硬,稍卷曲,其上有一些小孔,有小的神经和血管通过,并使会厌前间隙和会厌喉面相通。该软骨下部较细,称为会厌软骨茎。会厌软骨位于喉的上部,其表面覆盖黏膜,构成会厌。吞咽时会厌盖住喉入口,防止食物进入喉腔。会厌可分为喉面和舌面,舌面组织疏松,感染时容易出现肿胀。小儿会厌呈卷曲状。

4. 杓状软骨　位于环状软骨板上外缘,左右各一,呈三角形椎体。其底部和环状软骨之间形成环杓关节,该关节的运动方式为杓状软骨沿环状软骨板上外缘滑动和旋转,带动声带外展或内收。杓状软骨底部前端突起为声带突,有声韧带和甲杓肌附着;底部外侧突起为肌突,环杓侧肌附着其前外侧,环杓后肌附着其后下方。

5. 小角软骨　位于杓状软骨的顶部,杓状会厌襞之中,左右各一。从表面观察该处黏膜较膨隆,称小角结节。

6. 楔状软骨　形似小棒状,左右各一。在小角软骨的前外侧,杓状会厌襞的黏膜之下,形成杓状会厌襞上的白色隆起,称之为楔状结节。

(三)喉韧带与膜

喉的各软骨之间,喉和周围组织如舌骨、舌及气管之间均由纤维韧带互相连接。

1. 甲状舌骨膜　又称舌甲膜或甲舌膜,是舌骨下缘和甲状软骨上缘之间的弹性纤维韧带组织,两侧和中间部分增厚分别称为甲状舌骨侧韧带和甲状舌骨中韧带。喉上神经内支与喉上动脉、喉上静脉从甲状舌骨膜的两侧穿过进入喉内。

2. 环甲膜　是甲状软骨下缘与环状软骨弓上缘之间的纤维韧带组织,中央部分增厚,称为环甲中韧带。环甲膜中央为环甲膜穿刺处。

3. 甲状会厌韧带　是连接会厌软骨茎和甲状软骨切迹后下方的韧带。

4. 环甲关节韧带　是位于环甲关节外表面的韧带。

5. 环杓后韧带　是环杓关节后面的韧带。

6. 舌骨会厌韧带　是舌骨体、舌骨大角、会厌舌面之间的纤维韧带组织。会厌、甲状舌骨膜、舌骨会厌韧带的中间部分构成会厌前间隙,其内为脂肪组织。

7. 舌会厌韧带　是会厌软骨舌根与舌面中部之间的韧带。

8. 环气管韧带　是连接环状软骨与第 1 气管环上缘之间的韧带。

9. 喉弹性膜　左右各一,此膜为一宽阔展开的弹性纤维组织,被喉室分为上、下两部,上部称为方形膜,下部称为弹性圆锥。

（四）喉肌

喉肌分为喉内肌和喉外肌。喉内肌位于喉的内部(环甲肌例外),是与声带运动有关的肌肉。喉外肌位于喉的外部,是喉同周围结构相连并使喉上、下运动及固定的肌肉。

1. 喉内肌　喉内肌起点及止点均在喉部,收缩时使喉的有关软骨发生运动。按其功能可分为 5 组:声带外展肌、声带内收肌、声带紧张肌、声带松弛肌以及使会厌活动的肌肉。

2. 喉外肌　位于喉的外部,将喉与周围结构相连,按其功能分为升喉肌群及降喉肌群,前者有下颌舌骨肌、二腹肌、甲状舌骨肌、茎突舌骨肌;后者有胸骨舌骨肌、胸骨甲状肌、肩胛舌骨肌、咽中缩肌及咽下缩肌。

（五）喉黏膜

喉黏膜大多为假复层柱状纤毛上皮,仅声带内侧、会厌舌面的大部以及杓状会厌襞的黏膜为复层鳞状上皮。在声门下区、会厌舌面、杓区及杓状会厌襞处有疏松的黏膜下层,炎症时容易发生肿胀,引起喉阻塞。除声带外的喉黏膜富有黏液腺,喉室、会厌喉面等处尤为丰富。

（六）喉腔

喉腔上界为喉入口,它由会厌游离缘、两侧杓状会厌襞和杓区以及杓间区构成;其下界是环状软骨下缘。以声带为界,将喉腔分为声门区、声门上区和声门下区(图 1-23)。

1. 声门上区　声带以上的喉腔称为声门上区,上通喉咽。

2. 声门区　两侧声带之间的区域称为声门区。

3. 声门下区　声带以下喉腔称为声门下区,下连气管。

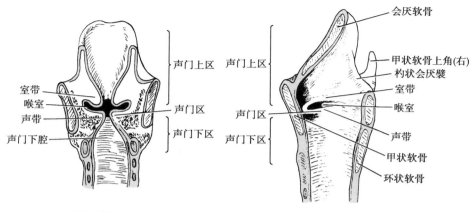

A.喉的额状切面后面观   B.喉的矢状切面内面观

图 1-23   喉腔的分区

(七) 喉的血管

1. 动脉   喉的动脉主要来自:

(1)甲状腺上动脉的喉上动脉和环甲动脉:环甲膜周围喉前下部的供血主要来自环甲动脉,喉上部的供血主要来自喉上动脉。

(2)甲状腺下动脉的分支喉下动脉:与喉返神经伴行在环甲关节的后方进入喉内,喉下部的供血主要来自喉下动脉。

2. 静脉   喉的静脉和各同名动脉伴行,分别汇入甲状腺上、中、下静脉,最终汇入颈内静脉。

(八) 喉的淋巴

喉的淋巴以声门区为界,分为声门上区组和声门下区组。声门上区的组织中有丰富的淋巴管,汇集于杓状会厌襞后形成较粗大的淋巴管,穿过舌甲膜与喉上动脉及静脉伴行,主要进入颈内静脉周围的颈深上淋巴结,有少数淋巴管汇入颈深下淋巴结或副神经链。声门区的声带组织内淋巴管很少。声门下区组织中的淋巴管较多,汇集后通过环甲膜,进入喉前淋巴结、气管前和气管旁淋巴结,再进入颈深下淋巴结。

(九) 喉的神经

喉的神经为喉上神经和喉返神经,两者均为迷走神经分支。

1. 喉上神经   是迷走神经在结状神经节发出的分支,下行约 2cm 到达舌大角平面处分为内、外两支。内支主要司感觉,外支主要司运动。内支和喉上动、静脉伴行穿过舌甲膜,分布于声门上区黏膜,司该处黏膜的感觉。外支在胸骨甲状肌肌腱附着的深面行走,支配环甲肌的运动。

2. 喉返神经   是喉的主要运动神经。迷走神经进入胸腔后在胸腔上部分出喉返神经,左侧喉返神经绕主动脉弓,右侧绕锁骨下动脉,继而上行,走行于甲状腺深面的气管食管沟处发出数个分支支配颈段气管食管黏膜,主干在环甲关节后方入喉。左侧喉返神经的径路较右侧长,因此易发生声带麻痹。

（十）小儿喉部的解剖特点

小儿喉部的解剖与成人有不同之处,其主要特点是:

1. 小儿喉部黏膜下组织较疏松,炎症时容易发生肿胀。小儿喉腔尤其是声门区特别窄小,所以小儿发生急性喉炎时容易引起喉阻塞,导致呼吸困难。

2. 小儿喉的位置较成人高,3 个月的婴儿,其环状软骨弓相当于第 4 颈椎下缘水平;6 岁时降至第 5 颈椎。

3. 小儿喉软骨尚未钙化,较成人软,行小儿甲状软骨和环状软骨触诊时,其感觉不如成人的明显。

二、喉的生理

喉是发声器官,又是呼吸道的门户。喉的生理功能主要有四个方面:

1. 呼吸功能　喉是呼吸通道的重要组成部分,喉的声门裂又是呼吸通道最狭窄处,正常情况下中枢神经系统通过喉神经控制声带运动,调节声门裂的大小。当人们运动时声带外展,声门裂变大,以便吸入更多的空气。反之,安静时声门裂变小,吸入的空气减少。

2. 发声功能　喉是发声器官,人发声的主要部位是声带。正常人在发声时,先吸入空气,然后将声带内收,拉紧,并控制呼气。自肺部呼出的气流冲动靠拢的声带使之振动即发出声音。声音的强度决定于呼气时的声门下压力和声门的阻力。声调决定于振动时声带的长度、张力、质量和位置。至少有 40 条肌肉参与了发声。喉部发出的声音称为基音,受咽、口、鼻,鼻窦(共称上共鸣腔)、气管和肺(共称下共鸣腔)等器官的共鸣作用而增强和使之发生变化,成为日常听到的声音。

3. 保护下呼吸道功能　喉对下呼吸道有保护作用。吞咽时,喉被上提,会厌向后下盖住喉入口,形成保护下呼吸道的第一道防线。两侧室带内收向中线靠拢,形成第二道防线。声带内收、声门闭合,形成第三道防线。在进食时,这三道防线同时关闭,食管口开放,食物经梨状窝进入食管。偶有食物或分泌物进入喉腔或下呼吸道,则会引起剧烈的反射性咳嗽,将其咳出。除此之外,喉黏膜还有加温和湿润吸入空气的作用。

4. 屏气功能　当机体在完成某些生理功能时,例如咳嗽、分娩、举重物、排便等时,需增加胸腔和腹腔内的压力,此时声带内收、声门紧闭,这就是通常所说的屏气。屏气多随吸气之后,此时呼吸暂停,胸腔固定,膈肌下移,胸廓肌肉和腹肌收缩。声门紧闭时间随需要而定,咳嗽时声门紧闭时间短,分娩、举重物、排便等声门紧闭时间较长。

第五节　气管、支气管及食管的应用解剖和生理

一、气管、支气管的应用解剖

气管是由一串 U 形透明软骨环与膜性组织连接而构成的管腔。始于喉的环状软骨下缘，通过胸腔入口进入上纵隔，在第 5 胸椎上缘水平分为左、右支气管。左、右主支气管经二级和三级支气管分别到肺。12~20 个不完整的气管软骨环构成部分气管壁并维持气管腔的管径。这些 U 形的透明软骨环位于前壁和侧壁，缺口向后，由平滑肌及横行和纵行纤维组织封闭形成膜性后壁，并与食管前壁紧密附着。成年人气管的长度为 10~12cm，左右径 2~2.5cm，前后径 1.5~2cm。中国人体质调查统计结果见表 1-1。

表 1-1　气管的长度和内径　　　　　　（单位：mm）

年龄	气管长	前后径	横径
1 个月	40	4	6
3 个月	42	5	6.5
5 个月	43	5.5	7
1 岁	45	7	8
3 岁	50	8	9
5 岁	53	8.5	9.5
7 岁	60	9	10
12 岁	65	10	11
成人（男）	103	15	16.6
成人（女）	97	12.6	13.5

胸骨上窝以上有 7~8 个气管环位于颈前正中部，称为颈部气管。胸骨上窝以下诸环位于胸部中纵隔，称为胸部气管。颈部气管位置较浅，前面覆有皮肤、皮下脂肪、筋膜、胸骨甲状肌、胸骨舌骨肌等，第 2~4 气管环前面有甲状腺峡部，是气管切开术的重要解剖标志。幼儿在第 5~6 气管环前可见胸腺。颈部气管的长度和位置深浅与头位相关，头后仰时，颈部气管较长，位置较浅；头前倾时，颈部气管部分进入胸腔，位置变深。

成年人气管在第 5 胸椎上缘水平分为左、右两侧主支气管,分别进入两侧肺门,然后继续分支如树枝状(图 1-24)。自上而下的分支顺序为:主支气管入左、右肺,称一级支气管;肺叶支气管,右侧分 3 支,左侧分 2 支,分别进入各肺叶,称二级支气管;肺段支气管,入各肺段,称三级支气管。左、右肺各有 10 个肺段,再继续分支,最终以呼吸性细支气管通入肺泡管和肺泡。

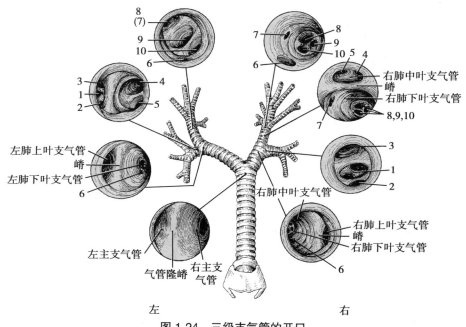

图 1-24　三级支气管的开口

图中数字所示:

左侧:1. 左肺上叶尖后段支;2. 左肺上叶尖下段支;3. 左肺上叶前段支;4. 左肺上叶上舌段支;5. 左肺上叶下舌段支;6. 左肺下叶上段支;7. 左肺下叶内侧底段支;8. 左肺下叶前底段支;9. 左肺下叶外侧底段支;10. 左肺下叶后底段支。

右侧:1. 右肺上叶尖段支;2. 右肺上叶后段支;3. 右肺上叶前段支;4. 右肺中叶外侧段支;5. 右肺中叶内侧段支;6. 右肺下叶上段支;7. 右肺下叶内侧底段支;8. 右肺下叶前底段支;9. 右肺下叶外侧底段支;10. 右肺下叶后底段支。

气管的下端可见一矢状嵴突,即为左、右主支气管的分界,其边缘光滑锐利,称为气管隆嵴,又名隆突,是支气管镜检查时的重要解剖标志。

右主支气管较粗短,约 2.5cm,与气管纵轴的延长线成 20°~25° 角。左主支气管细而长,约 5cm,与气管纵轴的延长线约成 45° 角。因此,气管异物更容易进入右侧支气管。

气管和支气管壁的构成由内向外分别为黏膜、黏膜下、纤维软骨环和外膜或筋膜。黏膜上皮为假复层纤毛柱状上皮，含有大量杯状细胞。黏膜下含有疏松结缔组织和管泡状腺体，有浆液腺和黏液腺，开口于气管腔。气管的外膜或筋膜内可见广泛的神经血管网。

气管的血供主要来自甲状腺下动脉，后者为锁骨下动脉的甲状颈干的分支。静脉回流主要通过甲状腺下静脉。在颈部气管前面有丰富的血管网。在胸骨上窝水平，气管前面与无名动脉和左无名静脉邻近，临床上行气管切开术时，若位置过低，气管套管弯度不合适，或伤口严重感染累及上述血管时，可并发严重出血。

气管、支气管的淋巴引流至气管前淋巴结、气管旁淋巴结和气管支气管周围淋巴结。

气管和支气管由交感神经和副交感神经支配。交感神经纤维来自星状神经节，兴奋时引起血管收缩，黏液分泌减少，并使平滑肌舒张，气管、支气管扩张。副交感神经纤维来自迷走神经，兴奋时引起血管扩张，黏液腺分泌，并使气管、支气管平滑肌收缩。

二、食管的应用解剖

食管为一肌性管道，在环状软骨下缘，相当于第6颈椎水平，起于喉咽下端。食管入口在内镜下距上切牙15~20cm。食管在脊柱前垂直下降时，相对胸骨上窝水平，转向左侧。因此，颈段食管的手术入路通常最好是做左侧颈部切口。相对胸骨角和第4胸椎水平，食管被主动脉向后推到中线。主动脉弓位于食管的上1/3段和中1/3段连接处，而食管的下1/3段正好经过心脏的后面。相对第7胸椎水平，食管再一次转向左，穿过横膈的食管裂孔，后者正对第10胸椎水平。一旦穿过横膈，即为腹部食管，长为2~4cm。胃食管连接处适对第11胸椎，位于肝脏左叶的食管沟内。

虽然食管已经是消化道最狭窄的部分，但沿食管全长还存在四个更狭窄处（图1-25），此四处生理性狭窄易受损伤，同时也是异物容易停留的部位，对于处理误摄腐蚀性物质致食管烧灼伤病例和食管异物病例时非常重要。四处生理性狭窄与上切牙间的距离因食管长度和年龄而异（图1-26）。

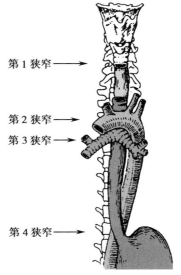

第1狭窄 →
第2狭窄 →
第3狭窄 →
第4狭窄 →

图1-25 食管的4个生理性狭窄

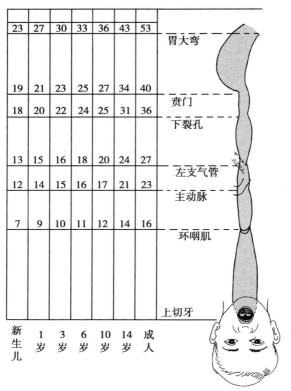

新生儿	1岁	3岁	6岁	10岁	14岁	成人	
23	27	30	33	36	43	53	胃大弯
19	21	23	25	27	34	40	贲门
18	20	22	24	25	31	36	下裂孔
13	15	16	18	20	24	27	左支气管
12	14	15	16	17	21	23	主动脉
7	9	10	11	12	14	16	环咽肌
							上切牙

图 1-26　上切牙至食管各平面的距离 /cm

　　第 1 狭窄是食管入口,在距上切牙 16cm 处,是食管最狭窄的部位,由环咽肌收缩所致。异物最易嵌顿于此处。由于环咽肌牵拉环状软骨抵向颈椎,食管入口通常呈额位缝隙状,吞咽时才开放。食管镜检查时,不易通过入口,可待吞咽时进入。食管入口的后壁环咽肌的上下有两个三角形的肌肉薄弱区。环咽肌上三角区位于喉咽部,两边为咽下缩肌,底为环咽肌。环咽肌下三角位于食管入口下方,底在上,为环咽肌,两边为食管的纵行肌纤维。第 2 狭窄相当于第 4 胸椎平面,在距上切牙 23cm 处,食管镜检查时局部可见搏动,为主动脉弓压迫食管左侧壁所致。第 3 狭窄相当于第 5 胸椎平面,位于第二狭窄下 4cm 处,由于第 2、3 狭窄位置邻近,临床上合称为第 2 狭窄,为左主支气管压迫食管前壁所致。第 4 狭窄相当于第 10 胸椎平面,在距上切牙 40cm 处,为食管穿过横膈所致。

　　食管壁厚 3~4mm,从内到外由黏膜层、黏膜下层、肌层和外膜层组成。黏膜层内衬的上皮为坚韧的非角化复层鳞状上皮。黏膜下层主要由致密胶原结缔组织构成,后者在食管静止、管腔萎陷时填入纵形皱襞,此层含有腺体、血管和神经。

　　食管受交感神经和副交感神经的支配。交感神经纤维主要来自颈交感和胸交感链;副交感神经纤维主要来自迷走神经。

三、气管、支气管的生理

　　1. 通气及呼吸调节功能　气管、支气管不仅是吸入氧气、呼出二氧化碳和进行气体交换的主要通道,并具有调节呼吸的功能。吸气时肺及支气管扩张,气体通过气管、支气管进入肺内,当气量到达一定容积时,引起位于气管、支气管内平滑肌中感受器的兴奋,冲动由迷走神经传入纤维传至延髓呼吸中枢,抑制吸气中枢,使吸气止,转为呼气。呼气时肺及支气管回缩,对气管、支气管感受器的刺激减弱,解除了对吸气中枢的抑制,于是吸气中枢又再次处于兴奋状态,开始了又一个呼吸周期。呼吸过程中,吸气时由于气管、支气管管腔增宽,胸廓扩张与膈肌下降,呼吸道内压力低于外界压力,有利于气体吸入。呼气时则相反,呼吸道内压力高于外界,将气体排出。气管、支气管病变,如炎症时,由于黏膜肿胀及分泌物增多,使气管、支气管管腔变窄,气道阻力增加,妨碍气体交换,则氧分压下降,二氧化碳分压升高,血氧饱和度随之降低。

　　2. 清洁功能　气管、支气管黏膜上皮中每个纤毛细胞顶部伸出约 200 根长约 5μm 的纤毛,与杯状细胞和黏膜下腺体分泌的黏液及浆液在黏膜表面形成黏液纤毛传输系统。随空气被吸入的尘埃、细菌及其他微粒沉积在黏液层上,通过纤毛节律性击拍式摆动,黏液层由下而上的波浪式运动,推向喉部而被咳出。据测定纤毛每分钟摆动 1 000~1 500 次,每次摆动可推动黏液层16μm 左右,传输速度可达每分钟 1~3cm。纤毛摆动频率对温度的变化相当敏感。正常的纤毛运动有赖于黏膜表面的黏液层,气道每天分泌 100~200ml 黏液,以维持纤毛正常运动。感染或吸入有害气体影响黏液分泌或损害纤毛运动时,均可影响呼吸道的清洁功能。此外,吸入气体虽然主要在鼻及咽部加温加湿,但气管、支气管亦有对吸入气体继续加温、加湿的作用,使气体进入肺泡时湿度可达84% 左右,温度与体温相当;如体外环境温度高于体温,则呼吸道血流对吸入气体有冷却作用,使之降至体温水平。

　　3. 免疫功能　包括非特异性免疫和特异性免疫。非特异性免疫除黏液纤毛传输系统的清洁功能、黏膜内的巨噬细胞吞噬和消化入侵的微生物外,还有一些非特异性可溶性因子,包括溶菌酶、补体、转铁蛋白等。溶菌酶可溶解杀灭细菌;补体被抗原抗体复合物激活后,有溶菌、杀菌和灭活病毒作用;转铁蛋白有较强的抑菌作用;特异性免疫包括体液免疫和细胞免疫。呼吸道含有各种参与体液免疫的球蛋白,包括 IgA、IgM、IgG、IgE,其中 IgA 最多,主要是分泌型 IgA。呼吸道细胞免疫主要是产生各种淋巴因子,如巨噬细胞移动抑制因子、巨噬细胞活化因子、淋巴毒素、转移因子、趋化因子等。

4. 防御性咳嗽和屏气反射 气管、支气管黏膜下富含感觉传入神经末梢,主要来自迷走神经,机械性或化学性刺激沿此神经传入延髓,再经传出神经支配声门及呼吸肌,引起咳嗽反射。先是深吸气,接着声门紧闭,呼吸肌强烈收缩,肺内压和胸内压急速上升,然后声门突然打开,由于气压差极大,呼吸道内空气以极高的速度冲出,并排出呼吸道内分泌物或异物,有保持呼吸道清洁与通畅的作用。小儿咳嗽能力较弱,排出呼吸道内分泌物能力差,感染时,分泌物增多,易潴留在下呼吸道。此外,当突然吸入冷空气及刺激性化学气体时,可反射性引起呼吸暂停,声门关闭和支气管平滑肌收缩的屏气反射,使有害气体不易进入,保持下呼吸道不受伤害。

四、食管的生理

食管上连咽部,下接贲门,其主要生理功能是作为摄入食物的通道。人体无论采取何种姿势,也无论胸腔和腹内压如何,食管均能将咽下的食团和液体运送到胃,并能阻止反流,除非有必要呕吐时,平时食管入口呈闭合状态。当食团和液体到达喉咽部时可引起吞咽反射,使环咽肌一过性松弛,食管入口开放,食团进入食管并刺激食管黏膜内感受器,引起副交感神经兴奋,传入冲动到达延髓,反射性地引起食管壁平滑肌按顺序的收缩,形成食管由上而下的蠕动,把食团逐渐推向贲门。

食管还具有分泌功能,但没有吸收功能,食管壁的黏膜下层有黏液腺分泌黏液,起润滑保护作用。食管下段黏液腺、混合腺更丰富,分泌更多黏液以保护食管黏膜免受反流胃液的刺激和损害。

(谢 姣 周昔红 潘雪迎)

第一章
测试题

耳鼻咽喉专科相关检查

第一节 耳 部 检 查

一、耳的一般检查

(一)耳郭及耳周检查

耳郭的检查以望诊和触诊为主。检查时患者取侧坐位,受检耳朝向检查者。注意观察耳郭有无畸形、局限性隆起、增厚及皮肤有无红肿或皲裂,耳周有无红肿、瘘口、瘢痕、赘生物及皮肤损害等,有无牵拉痛,耳屏、乳突有无压痛,耳周淋巴结是否肿大。耳后局部淋巴结压痛者应检查有无毛囊炎感染等现象。遇有瘘口,应以探针探查其深度及瘘管走向。

(二)外耳道及鼓膜检查

成人将耳郭向后、上、外方向牵拉,婴幼儿将耳郭向下牵拉,使外耳道变直。通过额镜注意观察外耳道有无耵聍、异物及分泌物,皮肤有无疖痛、是否红肿,有无新生物、狭窄,骨段后上壁是否塌陷。清除外耳道内的耵聍、异物或分泌物,观察鼓膜的正常解剖标志是否存在,注意观察鼓膜的色泽、活动度以及有无充血、穿孔、内陷、瘢痕等。鼓膜或中耳病变时,鼓膜可出现不同程度的变化,急性炎症时鼓膜充血、肿胀。鼓室内有积液时,鼓膜色泽呈黄、琥珀、灰蓝色,透过鼓膜可见液面或气泡。此外,还应注意鼓膜穿孔者鼓室内有无肉芽、息肉或胆脂瘤以及鼓膜钙化斑等。检查方法包括徒手双手检耳法(图 2-1)、徒手单手检耳法(图 2-2)。

(三)耳内镜检查

1. 普通耳镜 当外耳道狭小或炎症肿胀时,用漏斗状的耳镜耳道,避开耳道软骨部耳毛,保证光源照入,调整其方向,以便察看鼓膜。

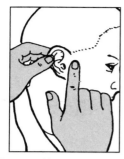

图 2-1　徒手,双手检耳法

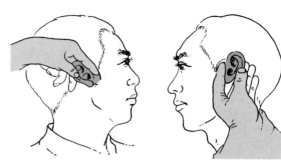

图 2-2　徒手,单手检耳法

2. 鼓气耳镜　是漏斗型耳镜后安装一个放大镜,耳镜的一侧通过细橡皮管与橡皮球连接(图 2-3)。检查时,将耳镜贴紧外耳道皮肤,通过挤压橡皮球,使外耳道交替产生正、负压,引起鼓膜内、外相运动。鼓气耳镜检查能发现细小的穿孔,通过负压吸引作用使脓液从小穿孔向外流出。

3. 电耳镜检查　使用自带光源和放大镜的鼓气耳镜,能观察鼓膜较细微的病变,适合门诊、卧床患者及婴幼儿检查。

光导纤维耳镜或电子耳镜检查可精确观察鼓膜及中耳结构,并将结果通过监视器显示或照片打印。

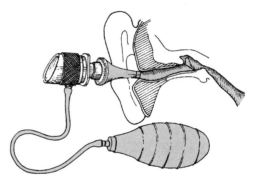

图 2-3　鼓气耳镜检查法

二、咽鼓管功能检查

咽鼓管功能障碍与许多中耳疾病的发生、发展及预后有关,检查咽鼓管的目的主要是查明咽鼓管的通气功能。常用的检查方法有吞咽试验法、瓦尔萨尔法、波利策法、导管吹张法等。

1. 吞咽试验法　将听诊器两端的橄榄头分别置于患者和检查者的外耳道口,当受试者做吞咽动作时,检查者可听到轻柔的“嘘嘘”声,亦可通过耳镜观察鼓膜随吞咽动作产生的运动,如果鼓膜向外运动,则功能正常。咽鼓管功能不良者吞咽时从其外耳道听不到声音,鼓膜运动差。

2. 瓦尔萨尔法　又称捏鼻鼓气法。嘱受检者捏鼻闭口,用力向鼻腔作呼出动作。正常时,检查者用听诊器可听到鼓膜震动声,或用耳镜可看到鼓膜向外运动。此法以了解鼓膜无穿孔者咽鼓管的功能,也可以缓解鼓室负压或中耳积液,上呼吸道急性感染,鼻腔或鼻咽部有脓液、溃疡、新生物者忌用。

3. 波利策法 适用于咽鼓管功能差的患者或小儿。检查者将波氏球(图2-4A)前端的橄榄头塞于受试者一侧前鼻孔(图2-4B),并压紧对侧前鼻孔。当受试者吞咽水时,在软腭上举、鼻咽腔关闭、咽鼓管开放的瞬间,检查者迅速挤压橡皮球,将气流压入咽鼓管达鼓室(图2-4C),检查者从听诊器内可听到鼓膜振动声和观察鼓膜的运动情况。此法也可用于治疗咽鼓管功能不良。

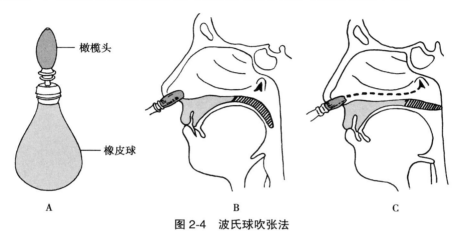

橄榄头

橡皮球

A B C

图2-4 波氏球吹张法

4. 导管吹张法 此法最常用,嘱受试者清除鼻腔及鼻咽部分泌物,用1%麻黄碱液和1%丁卡因液收缩、麻醉鼻腔黏膜。检查者将咽鼓管导管沿鼻底缓缓伸入鼻咽部(图2-5),当导管前端抵达咽喉壁时,并将原向下的导管口向受检侧旋转90°(图2-6)并慢慢向后退出达鼻中隔后缘,然后继续向外上方旋转约45°,并使导管前端进入咽鼓管咽口(图2-7)。用橡皮球向导管内鼓气,同时经听诊器听诊判断咽鼓管是否通畅。咽鼓管通畅时,检查者可听到轻柔的"嘘嘘"声及鼓膜振动声。咽鼓管完全阻塞或闭锁,则听不到声音。注意鼓气要适当,避免压力过大将鼓膜爆破。

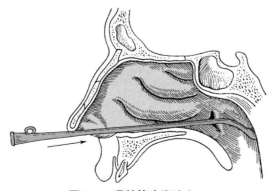

图2-5 咽鼓管吹张法之一

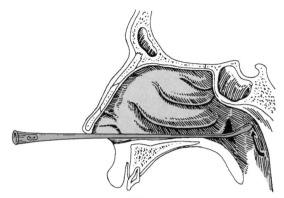

图 2-6 咽鼓管吹张法之二

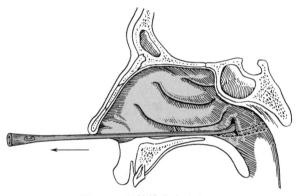

图 2-7 咽鼓管吹张法之三

三、听功能检查

临床听功能检查是通过观察受试者对刺激声信号的反应来了解其听觉功能状态和确定听觉疾患的一种诊断方法。

（一）音叉试验

音叉试验是最常用的基本主观听力检查法。每套音叉有 5 个倍频程频率音叉，C128、C256、C512、C1024、C2048，最常用的是 C256 和 C512。用于初步判定听力障碍，鉴别传导性或感音神经性聋，验证电测听结果的准确性，但不能判断听力损失的程度。检查气导听力时，检查者手持叉柄，用叉臂敲击另一手掌的鱼际肌（不要敲击过响以免产生泛音）。将振动的两叉臂末端置于耳道口 1cm 处，呈三点一线。检查骨导时，应将叉柄末端的底部压置于颅面骨或乳突部。

1. 林纳试验 林纳试验（Rinne test，RT）又称气骨导比较试验，是通过比较同侧耳气导和骨导听觉时间来判断耳聋的性质。先测试骨导听力,当听不到音叉声时,立即测同侧气导听力。也可先测气导听力,再测同耳骨导听力。

2. 韦伯试验 韦伯试验(Weber test,WT)又称骨导偏向试验,用于比较受试者两耳的骨导听力。方法:取 C256 或 C512 音叉,敲击后将叉柄底部紧压于颅面中线上任何一点(多为前额或颏部),以"→"标明受试者判断的骨导声偏向侧,以"="示两侧相等。结果评价:"="示听力正常或两耳听力损失相等;偏向耳聋侧示患耳为传导性聋;偏向健侧示患耳为感音神经性聋。

3. 施瓦巴赫试验 施瓦巴赫试验(Schwabach test,ST)又称骨导比较试验,用于比较受试者与正常人(一般是检查者本人)的骨导听力。方法:先测正常人骨导听力,当正常人骨导消失后,迅速测受试者同侧骨导听力,再按反向测试。受试者骨导较正常人延长为(+),缩短为(-),(±)示两者相似。结果评价:(+)为传导性聋,(-)为感音神经性聋,(±)为正常。

4. 盖莱试验 盖莱试验(Gelle test,GT)用于检查其镫骨底板是否活动。鼓气耳镜贴紧外耳道壁,用橡皮球向外耳道内交替加、减压力的同时,将振动音叉的叉柄底部贴紧乳突部。镫骨活动正常,受试者感觉到随耳道压力变化一致的音叉声音强弱变化。

(二)纯音听力计检查法

纯音听力计检查法是通过音频振荡发出不同频率的纯音,其强度(声级)可以调节。用于测试听觉范围内不同频率的听敏度,判断有无听觉障碍,估计听觉损害的程度,对耳聋的类型和病变部位做出初步诊断。由受试者自己判断是否听到耳机发出的声音,以每个频率能听到的最小声音为听阈。将各频率的听阈在听力坐标图上连线,即听力曲线。

1. 纯音听阈测试法 听阈测试包括气导听阈测试及骨导听阈测试两种,一般先测试气导,然后测骨导。测试骨导时,将骨导耳机置于受试耳乳突区,也可置于前额正中,对侧加噪声,测试步骤和方法与气导相同。主要用于儿童和佩戴助听器及人工耳蜗患者的听力测试。

2. 纯音听阈图的分析 纯音听阈图以横坐标为频率(Hz),纵坐标为声级(dB),记录受试耳各频率听阈,气导和骨导各频率听阈用符号连线,称纯音听阈图(或称听力曲线)。在测试频率最大声强无反应时,在该声强处作向下的箭头"↓"。"↓"符号与相邻频率的符号不能连线。正常情况下,气导和骨导听阈曲线都在 25dB 以内,气骨导之间差距 <10dB。

若听力图显示各频率骨导听阈正常或接近正常,气导听阈提高,气导听阈提高以低频为主,呈上升型曲线,气骨导间距 >10dB,提示传导性聋(图 2-8)。若气骨导听力曲线呈一致性下降,通常高频听力损失较重,故听力曲线呈渐降型或陡降型,提示感音神经性聋(图 2-9)。若兼有传导性聋与感音神经性聋的听力曲线特点,特征是气、骨导听力都下降,但有气、骨导差存在,提示可能为混合性聋(图 2-10)。

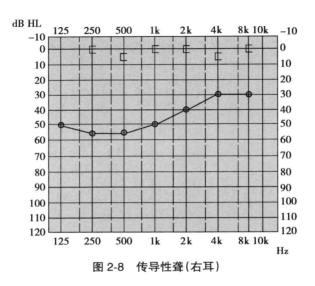

图 2-8　传导性聋(右耳)

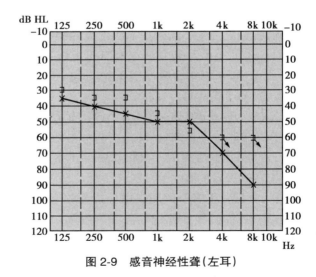

图 2-9　感音神经性聋(左耳)

(三) 声导抗测试

　　声导抗测试又称声阻抗测试,是临床最常用的客观听力测试的方法之一。外耳道压力变化可产生鼓膜张力变化,对声能的传导能力发生改变,利用这一特性,能够记录鼓膜反射回外耳道的声能大小。通过计算机分析结果,反映中

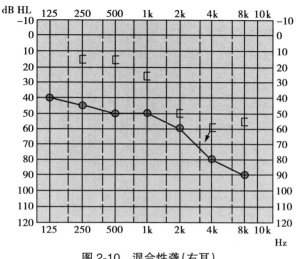

图 2-10 混合性聋(右耳)

耳传音系统和脑干听觉通路功能。用声阻抗仪测试,改变外耳道压力,测量鼓膜先被压向内,然后逐渐恢复到自然位置,再向外突出而产生的声顺动态变化,以压力声顺函数曲线形式记录下来,称之为鼓室功能曲线。

(四)耳声反射检测法

声波引起耳蜗基底膜振动时,具有相应频率特性的外毛细胞产生主动收缩运动反应,并由内耳向中耳、外耳道逆行传播振动波。这种产生于耳蜗、经听骨链和鼓膜传导释放到外耳道的音频能量称为耳声发射,反映耳蜗外毛细胞的功能状态。此法作为新生儿听力筛查的首选,也可用于耳蜗性聋和蜗后性聋的鉴别诊断。

(五)电反应测听法

用于检测声波经耳蜗毛细胞换能、听神经和听觉通路到听觉皮层传递过程中产生的各种生物电位的客观测听法。包括:耳蜗电图描记、听性脑干反应测听、40Hz 听觉相关电位。

听性脑干反应测听是利用声刺激诱发潜伏期在 10ms 以内的脑干电反应,检测听觉系统与脑干功能的客观检查。用每秒 20~30 次短声刺激,记录电极放置在前额发际皮肤上,参考电极置于同侧耳垂,以远场方式记录并叠加、放大 1 000 次。脑干听性反应由潜伏期 1~10ms 的 7 个正波组成。各波的主要来源与正常人的平均潜伏期。听性脑干反应测听用于诊断桥小脑角占位性病变,评估脑干功能,术中监测脑干功能以及判定脑死亡。

(六)多频稳态诱发反应

多频稳态诱发反应是采用经过调制的多频调幅音诱发的大脑稳态电反

应,可以分频率测试 200~8 000Hz 的听觉反应(图 2-11)。常用于新生儿听力筛查、婴幼儿听力检查以及人工耳蜗术前评估等。相比听性脑干反应测听而言,多频稳态诱发反应对于中、重度耳聋的检测的准确率要高。

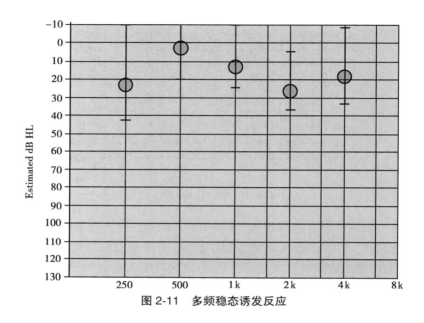

图 2-11　多频稳态诱发反应

四、前庭功能检查

通过一些特殊的测试方法,了解前庭功能状况,并为定位诊断提供依据。包括平衡功能检查、眼震检查、耳石器官及其神经通路检查。

(一)平衡功能检查

平衡功能检查分为静平衡、动平衡功能检查及肢体试验 3 类。

1. 闭目直立检查法　是门诊最常用的静平衡功能检查的方法。请受试者直立双脚并拢,两手手指互扣于胸前、向两侧拉紧,观察受试者睁眼及闭目时躯干有无倾倒。正常者无倾倒,迷路病变者偏倒向眼震慢相(前庭功能低)侧,小脑病变者偏倒向患侧或向后倒。

2. 行走试验　属于动平衡功能检查。受试者闭眼,向正前方行走 5 步,继之后退 5 步,前后行走 5 次。观察其步态,并计算起点与终点之间的偏差角。偏差角 >90° 者,提示两侧前庭功能有显著差异。或受试者闭目向前直线行走,迷路病变者偏向前庭功能较弱的一侧。中枢性病变患者常有特殊的蹒跚步。

3. 过指试验　属于肢体试验。受试者睁眼、闭目用两手的示指轮流碰触置于前下方的检查者示指各数次。迷路病变双臂偏向眼震慢相侧,小脑病变时仅有一侧手臂偏移。

4. 瘘管试验　将鼓气耳镜紧贴于受试者外耳道内并交替加、减压力,观察眼球运动情况和有无眩晕。若出现眼球偏斜或眼震并伴有眩晕感,为瘘管试验阳性;仅感眩晕而无眼球偏斜或眼震者为弱阳性,示有可疑瘘管;无任何反应为阴性。

(二) 眼震检查

此法是通过观察眼球运动来检测前庭眼反射路径、视眼反射路径及视前庭联系功能状态。这是眼球的一种不随意的节律性运动,简称眼震。常见的有前庭性眼震、中枢性眼震、眼性眼震等。按眼震方向可分为水平性、垂直性、旋转性、分离性眼震以及对角性眼震等。常用于评价前庭眼反射的功能,确定眼震是由于周围性病变、中枢性病变还是某些眼部疾病而引起的。

(三) 耳石器官及其神经通路检查

前庭肌源诱发电位是人类前庭耳石器经强声刺激后,经反射通路,在收缩紧张的肌肉表面记录到的一种短潜伏期反应。包括颈性前庭肌源诱发电位及眼性前庭肌源诱发电位。

五、耳部影像学检查

耳部影像学检查是检查耳部疾病重要的辅助方法,包括耳部 X 线检查、颞骨 CT 扫描和磁共振成像(MRI)。颞骨岩部、乳突部的照片是耳部疾病的传统检查方法之一,有助于了解中耳乳突骨质破坏的部位及范围。颞骨 CT 扫描能清晰地观察颞骨的细微解剖结构,对先天性小耳畸形、颞骨骨折、各种中耳炎症、肿瘤等具有较高的诊断价值。MRI 具有较高的软组织分辨能力,可显示内耳及内听道软组织结构变化,如肿瘤、脓肿、出血等。

第二节　鼻　部　检　查

一、外鼻及鼻腔检查

(一) 外鼻检查

观察外鼻及邻近部位的形态(如有无鼻小柱过宽、外鼻畸形、皮肤有无红肿、有无前鼻孔狭窄)、颜色(如早期酒渣鼻时皮肤潮红等)、活动(如面神经瘫痪时鼻翼塌陷及鼻唇沟变浅)等。触诊时注意有无压痛、皮下气肿,鼻骨有无骨折、移位及骨擦音,鼻窦炎时的压痛点、鼻窦囊肿时的乒乓球样弹性感、鼻前庭炎时鼻翼或鼻尖触痛等。还需注意患者有无开放性或闭塞性鼻音,是否嗅到特殊的腥臭味等。

(二)鼻腔检查

1. 鼻前庭检查法 用拇指将鼻尖抬起并左右活动,利用反射的光线来观察鼻前庭皮肤有无红肿、皲裂、糜烂、隆起、结痂、赘生物以及有无鼻毛脱落等。

2. 前鼻镜检查法 如图 2-12 所示,检查者先将前鼻镜的两叶合拢,与鼻腔底平行伸入鼻前庭,勿超越鼻阈,以免引起疼痛或损伤鼻中隔黏膜而出血。然后将鼻前镜的两叶缓缓上下张开,抬起鼻翼,扩大前鼻孔,依次检查鼻腔各部。正常鼻甲表面光滑,三个鼻甲之间及其与鼻中隔之间均分别有一定距离;被覆于鼻甲的黏膜呈淡红色、湿润、光滑,如以卷棉子轻触下鼻甲,可觉黏膜柔软而具弹性,表面有少量黏液,各鼻道均无分泌物积聚。注意观察鼻甲有无充血、水肿、肥大、干燥及萎缩,中鼻甲有无息肉样变,各鼻道及鼻底是否有分泌物及分泌物的性状。鼻中隔有无偏曲、穿孔、出血、溃疡糜烂或黏膜肥厚。鼻腔内有无息肉、肿瘤、异物等。如遇有鼻甲肥大,可用 1% 麻黄碱滴鼻剂或其他鼻用减充血剂喷雾,收缩鼻腔黏膜后再进行检查。

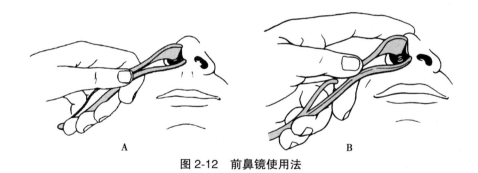

图 2-12 前鼻镜使用法

3. 后鼻镜检查法 也称间接鼻咽镜检查法,弥补前鼻镜检查的不足,可同时检查鼻咽部及后鼻孔。检查者右手持后鼻镜,左手持压舌板将舌前 2/3 下压,右手以握笔姿势将镜从左侧口角送到软腭与咽后壁之间,适当转动和倾斜镜面分别观察各部分,注意鼻咽黏膜有无新生物、溃疡、出血点、痂皮、腺样体残余。后鼻孔有无畸形、下鼻甲及下鼻道有无脓液。咽隐窝有无肿瘤以及软腭背面有无脓液流出。注意检查时不要把压舌板伸入太深,不可突然用力,并尽量不触及周围组织,必要时也可用 1%~2% 丁卡因咽部喷雾做表面麻醉。

二、鼻窦检查

鼻窦位置深而隐蔽,常规前鼻镜和后鼻镜检查,配合体位引流、上颌窦穿刺、X 线片、CT 及 MRI 检查等可以直接或间接发现许多病变。检查时注意观察面颊部、内眦及眉根附近皮肤有无红肿,局部有无隆起;鼻道内有无息肉或新生物,中鼻道、嗅沟或后鼻孔有无分泌物,鼻黏膜有无肿胀或息肉样变;眼球有无移位或运动障碍,面颊部或眶内上角处有无压痛,额窦前壁有无叩痛等。

1. 前鼻镜检查法　方法如上所述。

2. 体位引流法　通过判断鼻腔脓性分泌物的来源,确定患者是否有鼻窦炎及发病部位。用 1% 麻黄碱液麻醉并收缩鼻黏膜,使各窦口通畅。嘱患者固定于所要求的位置 15 分钟,然后进行检查。若疑为上颌窦积脓,则头向前倾 90°,患侧向上;如疑为额窦积脓,则头位直立;如疑为前组筛窦积脓,则头位稍向后仰;如疑为后组筛窦积脓,则头位稍向前俯;如疑为蝶窦,则需低头,面部向下将额部或鼻尖抵在某一平面。另有头低位引流法:患者取坐位,下肢分开,上身下俯,头下垂近膝(图 2-13),约 10 分钟后坐起检查鼻腔,视有无脓液流入鼻道。

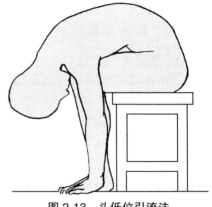

图 2-13　头低位引流法

三、鼻腔及鼻窦内镜检查

鼻内镜检查法是目前临床上常用的鼻腔及鼻窦检查法,在鼻部疾病的诊治过程中起重要作用。

(一) 硬管鼻内镜检查法

一套完整的鼻内镜检查系统包括 0°、30°、70° 及 120° 的 4 种视角镜,镜长 20~23cm,外径 2.7mm(儿童)和 4.0mm(成人),同时配有冲洗及吸引系统视频编辑系统(供做图像摄取及图文处理)、微型电动切割器等。使用前先用 1% 丁卡因液及麻黄碱液麻醉并收缩鼻黏膜,按顺序逐一部位检查。

1. 鼻腔内镜检查法

(1) 第一步:观察下鼻甲前端、下鼻甲全表面、下鼻道和鼻中隔。

(2) 第二步:观察中鼻甲、中鼻道、鼻咽侧壁及咽鼓管咽口、咽隐窝、蝶筛隐窝,可使用 0°、30° 或 70° 镜。

(3) 第三步:观察鼻咽顶、嗅裂、上鼻甲、上鼻道,可使用 70° 镜。

(4) 第四步:观察后鼻孔。

鼻内镜检查可以发现鼻腔深部出血部位及早期肿瘤,确定颅底骨折及脑脊液鼻漏的瘘孔部位,还可以在直视下取活组织检查,行电凝止血等。

2. 鼻窦内镜检查法　包括以下几种：①上颌窦内镜检查法；②蝶窦内镜检查法；③额窦内镜检查法。

（二）软管鼻内镜检查法

软管鼻内镜属冷光源纤维导光鼻内镜，管径很细，可在表面麻醉剂如1%丁卡因液麻醉下经前鼻孔送入鼻腔，术中可随需要将内镜的末端弯曲，进入各鼻道（如中鼻道、半月裂、钩突等），观察上颌窦、额窦、筛窦和蝶窦的自然开口及其附近的病变。

四、鼻腔及鼻窦的影像学检查

1. 鼻部X线检查　是鼻窦最常用的辅助检查方法，一般采用鼻颏位及鼻额位，用于观察上颌窦、额窦及筛窦。鼻窦在正常情况下，各窦充气良好，X线若显示窦腔密度高，提示有病变。此外，还可根据窦内的阴影及是否有骨质的破坏来判断有无囊肿、息肉、异物或肿瘤等。

2. 计算机X线断层摄影术（CT）　鼻部CT扫描可以清晰地显示窦口鼻道复合体的黏膜改变及解剖结构变异，是诊断鼻腔、鼻窦疾病首选的影像学检查方法。

3. 磁共振成像检查　磁共振成像不受骨影干扰，对软组织的辨认能力高于CT，能准确判断鼻、鼻窦肿瘤的位置、大小以及浸润程度，且能详细观察肿瘤与周围软组织、淋巴结直接的解剖关系。

五、鼻功能检查

（一）呼吸功能检查法

呼吸功能检查法包括鼻测压计、鼻声反射测量法及鼻腔黏液纤毛清除功能测定。主要用于检查患者的鼻腔通气功能，如鼻阻力和鼻腔通气量以及嗅觉功能。

（二）嗅觉检查法

嗅觉检查法分为主观检查法和客观检查法。

1. 主观检查法

（1）嗅瓶试验：检查有无嗅觉功能。将不同嗅剂，如香精、醋、樟脑油、煤油等，分别装于同一颜色的小瓶中，嘱受检者选取其中任一瓶，手指堵住一侧鼻孔，以另一侧鼻孔嗅之，并说明气味的性质，依次检查完毕。

（2）嗅阈检查法：检查某一嗅觉缺失。嗅觉单位是指多数人可以嗅到的某种嗅剂的最低浓度。把7种原嗅素，即醚类、樟脑、麝香、花香、薄荷、辛辣、腐臭气味，按1、2、3、4、5、6、7、8、9、10嗅觉单位配成10瓶，共70瓶。检查时测出对7种物质的最低辨别阈，用小方格7×10标出，称为嗅谱图。对某一嗅索缺失时，则在嗅谱图上出现一条黑色失嗅带。

2. 客观检查法　嗅觉诱发电位是将一定浓度和湿度的气味剂以恒定的温度和流量通过嗅觉诱发电位仪送至受试者鼻腔嗅区,按国际标准10/20法(测诱发电位时在头皮摆放电极的位置)在头皮记录到特异性脑电位变化。该检查用于诊断嗅觉障碍、检测嗅觉水平,辅助诊断某些伴有嗅觉水平下降疾病(如嗅神经母细胞瘤,阿尔茨海默病等)。

第三节　咽　部　检　查

一、口咽检查

受检者取坐位,摆正头部,放松,自然张口,用压舌板轻压舌前 2/3 处,嘱其发"啊"音,观察双侧腭舌弓、腭咽弓、咽侧壁及咽后壁。注意观察口咽黏膜有无充血、溃疡、假膜或隆起等;软腭有无下塌或裂开,双侧运动是否对称;腭垂是否过长、分叉;双侧腭扁桃体、腭舌弓及腭咽弓有无充血、水肿、溃疡;隐窝口是否有脓栓或干酪样分泌物,有无异物或新生物;咽后壁有无淋巴滤泡增生、肿胀和隆起;还要注意牙、牙龈及舌有无异常。咽部触诊可以了解咽后、咽旁肿块的范围、大小、质地及活动度。

二、鼻咽检查

1. 间接鼻咽镜检查　间接鼻咽镜检查在临床操作中最为常用。若咽反射较敏感者,可经口喷 1% 丁卡因,使咽部黏膜表面麻醉后再进行检查。受检者端坐,张口用鼻呼吸以使软腭松弛。检查者左手持压舌板,轻压下舌前 2/3,右手持加温而不烫的间接鼻咽镜,镜面朝上,伸入口内,置于软腭与咽后壁之间(图 2-14),勿触及周围组织,以免引起咽反射而妨碍检查。调整镜面角度,依次观察鼻咽各壁,包括有软腭背面、鼻中隔后缘、后鼻孔、咽鼓管咽口、咽隐窝及腺样体(图 2-14)。观察鼻咽黏膜有无充血、肿胀、出血、溃疡、分泌物及新生物等。

2. 鼻咽内镜检查　鼻咽内镜检查有硬质镜和纤维镜两种。硬质镜可经口或鼻腔导入;纤维镜为一种软性内镜,其光导纤维可弯曲,从鼻腔导入后能随意变换角度,全面观察鼻咽部。

3. 鼻咽触诊　鼻咽触诊主要用于儿童。助手固定患儿,检查者立于患儿的右后方,左手示指紧压患儿颊部,用戴好手套的右手示指经口腔伸入鼻咽,触诊鼻咽各壁,注意后鼻孔有无闭锁及腺样体大小。若发现肿块,应注意其大小、质地以及与周围组织的关系。撤出手指时应动作迅速,并观察指端有无脓液或血迹。

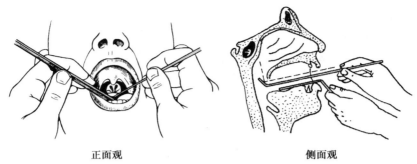

正面观　　　　　　　　　　　　　　侧面观

图 2-14　间接鼻咽镜检查法

三、喉咽检查

采用间接喉镜检查。所用的器械是间接喉镜和额镜。检查时患者端坐、张口、伸舌,检查者坐在患者对面,先将额镜反射光的焦点调节到患者腭垂处,左手拇指和中指用纱布裹住舌前 1/3,并将其向前下方拉,示指抵住上唇,右手持间接喉镜,将镜面在酒精灯上稍加热,先在检查者手背上试温,确认温度适宜时,才可将间接喉镜放入患者口咽部。镜面朝前下方,镜背将腭垂和软腭推向后上方(图 2-15),此时先检查舌根、会厌谷、会厌舌面、喉咽后壁及侧壁。然后嘱患者发“咿”声,使会厌抬起暴露声门,此时可检查会厌喉面、杓区、杓间区、杓会厌皱襞、室带、声带、声门下,有时还可见到气管上段的部分气管软骨环,在发声时可见到

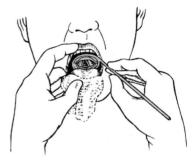

图 2-15　间接喉镜检查法

两侧声带内收运动,吸气时两侧声带外展运动(图 2-16~ 图 2-18)。注意观察咽喉及喉腔黏膜有无红肿、溃疡、增厚、结节、新生物或异物等。有的患者咽反射敏感,需要用 1% 丁卡因溶液行口咽黏膜表面麻醉后才能完成检查。若经口咽黏膜表面麻醉后仍不能顺利完成间接喉镜检查,或因会厌卷曲窥视不清者,则可选用纤维喉镜或电子喉镜检查。

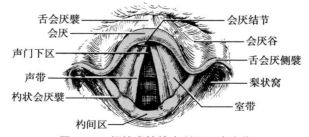

舌会厌襞
会厌
声门下区
声带
杓状会厌襞
杓间区
会厌结节
会厌谷
舌会厌侧襞
梨状窝
室带

图 2-16　间接喉镜检查所见正常喉像

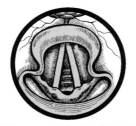 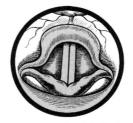

图 2-17　发声时声带内收　　　图 2-18　吸气时声带外展

四、咽影像学检查

一般体格检查和内镜检查只能发现咽部表面各种病变,而要诊断咽部侧壁和后壁深部结构的病变,则需要进行影像学检查。主要包括 X 线颈侧位片、颅底侧位片、CT 及 MRI 检查等。其中 CT 和 MRI 检查广泛应用于临床,由于其对骨骼、软组织的高分辨率,提高了对咽部病变的诊断水平。

五、多导睡眠监测

通过受检者身上佩戴监测感受器和电极予以记录患者口鼻气流、血氧饱和度、胸腹呼吸运动、脑电图、眼动电图和颏下肌群肌电图、体位、胫前肌肌电图来了解患者的睡眠质量,确定是否存在中枢或者阻塞性睡眠呼吸障碍,并进行量化评估。多导睡眠图是诊断阻塞性睡眠呼吸暂停低通气综合征(OSAHS)的金标准。多导睡眠图显示每晚 7 小时睡眠过程中呼吸暂停及低通气反复发作 30 次以上,或睡眠呼吸暂停和低通气指数 ≥ 5,则提示该患者有 OSAHS。

第四节　喉　部　检　查

一、喉的外部检查

喉的外部检查主要是视诊和触诊,先观察有无吸气性软组织凹陷(即胸骨上窝,锁骨上、下窝,剑突下,肋间隙吸气时组织凹陷),呼吸频率及吸气时长;再观察喉的甲状软骨是否在颈部正中,两侧是否对称等,然后进行喉部触诊。主要触诊甲状软骨、环状软骨、环甲间隙,注意有无肿胀、触痛、畸形、颈部有无肿大的淋巴结或皮下气肿等。然后用手指捏住甲状软骨两侧向左右摆动,并稍加压力使之与颈椎发生摩擦,正常时应有摩擦音。若摩擦音消失,提示喉咽环后区可能有肿瘤。

二、喉镜检查

1. 间接喉镜检查　同第三节咽部检查中的喉咽检查。

2. 纤维喉镜和电子喉镜检查　纤维喉镜是用导光玻璃纤维制成的软性内镜(图 2-19),其优点是可弯曲、亮度强、视野广。鼻腔、口咽及喉咽黏膜表面麻醉后,纤维喉镜从鼻腔导入通过鼻咽、口咽到达喉咽,可对喉咽及喉部进行检查。还可进行活检、息肉摘除、异物取出等手术。电子喉镜是近年新发展起来的一种软性内镜,其外形与纤维喉镜相似,但图像质量明显优于纤维喉镜。

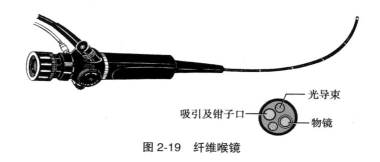

光导束

吸引及钳子口　　物镜

图 2-19　纤维喉镜

3. 直接喉镜与支撑喉镜检查　亦称喉直达镜检查。随着纤维喉镜和电子喉镜的应用及普及,直接喉镜检查有减少趋势,但在儿童支气管镜检查时导入支气管镜或在取喉部某些特殊异物时仍有其应用价值。直接喉镜检查通常在表面麻醉下进行,对少数不配合者可在全麻下进行。

在直接喉镜的基础上,连上一个支撑架,使直接喉镜发展为支撑喉镜(图 2-20)。其优点是不需要检查者手工连续用力持镜暴露声门,喉镜暴露持久稳定。

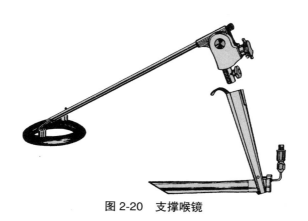

图 2-20　支撑喉镜

4. 动态喉镜检查 又名频闪喉镜,它能发出不同频率的闪光,照在声带上,用于观察发声时声带运动,当频闪光的频率和声带振动一致时,声带似乎静止不动,如果频闪光频率和声带振动有差别时,声带就会出现慢动相,并可观察到声带振动的黏膜波。当声带黏膜某一部位出现上皮增生、小囊肿或癌变等情况,在其他检查方法还无法观察到时,用动态喉镜观察,就可发现上述声带病变处的黏膜波减弱或消失,声带振动异常提示病变累及的深度、可能的性质。

三、喉的影像学检查

影像学检查在喉部疾病的诊断中有重要作用,目前所采用的方法有常规 X 线、CT 和 MRI 检查。常规 X 线检查常用的有喉正、侧位片,主要用于诊断喉部肿瘤及喉狭窄的范围。CT 检查包括平扫、增强扫描等。喉外伤时通过平扫可显示有无喉软骨骨折、错位,喉腔内有无黏膜撕脱、黏膜下血肿及外伤后喉腔阻塞的情况。用于喉肿瘤检查时可了解肿瘤大小、侵犯范围、喉软骨是否受累、颈部淋巴结转移情况等,为喉癌的 TNM 分期和制订手术方案提供依据。MRI 检查对软组织的显示优于 CT,对喉软骨的显示不如 CT,故目前 MRI 检查在喉部的应用主要是显示肿瘤的大小以及侵犯的范围。MRI 检查能更清楚地显示颈部转移的淋巴结。

四、喉的其他检查法

1. 嗓音声学测试 嗓音声学测试仪是近年来随着计算机技术发展而研制成的新仪器,用于嗓音的客观定量分析。检查时让患者发 "e" 音,通过麦克风将患者声音输入嗓音声学测试仪,该仪器可测出其基频;基频微扰,即基音频率的变化率;振幅微扰,即基频振幅变化率;声门噪声能量,即发声过程中声门漏气所产生噪声的程度;谐噪比,即发出的声音谐音与其内的噪声的强度比等参数。以上参数反映嗓音障碍的程度,可用于临床上对患者嗓音进行评估。

2. 喉肌电图检查 是用于了解喉神经及喉内肌功能的一种检查方法。检查时将记录电极插入相应的喉内肌,用肌电图仪记录其自发电位和诱发电位,用于判断喉神经及喉内肌有无损害及损害的严重程度。

3. 窄带成像 在人体中,黏膜组织的主要色素是血红蛋白。血红蛋白对蓝光吸收能力达到峰值,而对绿光吸收相对较弱。窄带成像技术通过滤除普通光中的红光,只释放出蓝光和绿光,从而增加了黏膜表层细微结构和黏膜下血管的对比度和清晰度。加装窄带成像系统的内镜可以清晰显示黏膜表面微小病变,有助于咽喉部微小癌灶或癌前病变的早期发现与判断,有利于鉴别诊断。

（陶　荣　周昔红　潘雪迎）

第二章
测试题

第三章

耳鼻咽喉科临床护理概述

第一节　耳鼻咽喉科患者的护理评估
及护理诊断

　　耳、鼻、咽、喉具有重要的生理功能,如听觉、嗅觉、发声、呼吸、平衡觉、吞咽等功能。耳鼻咽喉科患者患病时常常危急且凶险,如气管异物、鼻出血、喉阻塞等,给患者的学习、生活、工作造成严重影响。

　　耳鼻咽喉科护士应熟悉专科患者的症状和体征,了解其患病的特点,对患者进行整体、系统、动态的评估,是开展整体护理的基础。只有全面掌握患者信息,才能解决护理过程中出现的各种问题,使其尽快恢复健康。

(一) 健康史

　　了解患者发病经过、诊疗过程、工作及生活环境、既往健康状况等,全面评估疾病的发生和演变情况。如果患者就诊或住院时有严重的呼吸困难或疼痛等不适,护士应缩短询问病史的时间,采集最关键的问题,避免增加患者的不适和痛苦,同时做好抢救准备。

　　1. 生活习惯　不良的生活习惯,可引发耳鼻咽喉疾病。如错误的擤鼻动作可引起鼻窦炎、中耳炎;嗜好烟酒者易患咽喉炎等。

　　2. 环境与职业　长期在有毒粉尘及毒气的环境中工作,易患鼻炎、咽喉炎;长期生活、工作在噪声环境中可引起噪声性聋;职业性用声者如教师、讲解员、歌唱家等,若发音方法不当,缺乏正确的发音训练,可引起职业性嗓音病。

　　3. 发病诱　因过度劳累、营养不良及机体抵抗力低下等,可能诱发或加重耳鼻咽喉疾病。

　　4. 既往病史　一些全身性疾病可成为耳鼻咽喉疾病的发病原因,如血液系统、心血管系统等疾病可引起鼻出血;多种急性传染病可致感音神经性聋等。而某些耳鼻咽喉疾病又可成为全身性疾病的病灶,如扁桃体炎可并发风湿热、肾炎、心脏病等。各器官间及其相邻组织病变均可相互影响,如上颌牙齿根尖炎症可引起上颌窦炎;鼻炎、鼻窦炎可成为中耳炎、咽喉炎发病的因素。

5. 家族史、过敏史　某些耳鼻咽喉疾病的发生与家族史、过敏史有关。如变应性鼻炎患者,可有支气管哮喘、荨麻疹等过敏史。

(二) 身体状况

主要侧重于评估耳、鼻、咽、喉、面部、口腔、头颈部位结构和功能的异常表现,包括主观症状和客观体征以及由此引起的饮食、排泄、睡眠、活动等改变。

1. 耳部常见症状

(1) 耳郭形状异常:多见于先天性耳郭畸形、外伤或耳郭疾病如耳郭化脓性软骨膜炎等。患者因形象有异常可能会产生自卑心理。

(2) 耳漏:又称耳溢液,根据溢液性质可初步判断耳病。是指经外耳道流出或在外耳道积聚异常分泌物。脓性耳漏多见于急、慢性化脓性中耳炎,黏液性耳漏多见于分泌性中耳炎,水样耳漏多为脑脊液耳漏,常伴有耳及颅脑外伤史或手术史,浆液性耳漏常见于外耳道湿疹。

1) 脂性耳漏:俗称"油耳",是稀薄、呈酱油色的油性耵聍,一般伴耳道宽大,常与种族遗传有关。

2) 浆液性耳漏:为稀薄、透明的液体,多见于变应性中耳炎、外耳道湿疹。一般情况下外耳道的分泌物无黏性。

3) 黏液性耳漏:为黏稠液体,多为中耳黏液腺细胞增多分泌增加所致,多见于慢性化脓性中耳炎早期。分泌性中耳炎因鼓膜完整,黏液无法溢出至外耳道,故仅在鼓膜切开或中耳通气管置入后出现。

4) 水样耳漏:多为脑脊液耳漏,见于中耳内耳手术后或颞骨外伤。

5) 脓性耳漏:如急、慢性化脓性中耳炎,外耳道疖、弥漫性外耳道炎等。中耳化脓性炎症的分泌物常常由黏性转为黏脓性,之后再转变为脓性。

6) 血性耳漏:如中耳胆固醇性肉芽肿、大疱性鼓膜炎、中耳颈静脉球体瘤、中耳癌等。

(3) 耳痛:是指耳周或耳内疼痛,大部分由耳部疾病所致,少数属牵涉性疼痛。有刺痛、钝痛、抽痛等性质。

1) 炎症性:耳周、耳郭、外耳道、鼓膜由细菌或病毒感染引起的急性、亚急性炎症均可有程度不同的耳痛。由于耳郭皮下疏松组织较少,耳郭软骨膜发生炎症时,引起局部压力高,疼痛剧烈。外耳道的慢性炎症多为钝痛。外耳道疖肿多为剧痛。中耳炎症一般为钝痛,但婴幼儿耳痛剧烈,常哭闹并扭动头部和 / 或搔耳。

2) 创伤性:耳部受利器、钝器、火器伤害,烧伤、冻伤、气压伤、冲击波伤、爆震伤等损害均会出现耳痛。

3）牵涉性：牙、下颌关节、咽喉、颈等各处的某些疾病可通过三叉、迷走、舌咽、枕小、耳大、面神经等引起反射性耳痛。颞下颌关节紊乱的疼痛经常表现为耳道钝痛，颞下颌关节处有压痛，张口时下颌运动错位。由于舌咽神经有外耳道分支，故咽部炎症如扁桃体炎常有耳道牵涉痛。

4）神经性：Hunt 综合征的一个重要症状是耳带状疱疹引起的耳痛，疼痛剧烈，部位局限，同时有耳甲腔充血和簇状疱疹；三叉神经的耳颞神经痛为外耳道抽痛，具有阵发和短暂性的特点。舌咽神经痛为抽痛，在口咽部常有触发点。

5）恶病性：如坏死性外耳道炎、中耳癌等，一般为钝痛，且伴耳道流血。

（4）耳聋：是影响人类生活质量和导致终身残疾的最主要问题之一。它是听觉器官及听觉传导通路器质性或功能性病变导致不同程度听力损害的总称。程度较轻的听力减退有时也称重听，明显影响正常社交能力的听力减退称为聋，因双耳听力障碍不能以语言进行正常社交者称为聋哑人。

1）分类：根据耳聋的发生部位与性质，可将耳聋分为不同类型。因声波传导径路中的外耳、中耳病变导致的听力障碍称传导性聋；因声波感受与内耳、听神经及听中枢病变引起者称感音神经性聋；两者兼有则为混合性聋。

2）分级：根据 WHO1980 的分级方法，以 500Hz、1 000Hz 和 2 000Hz 的平均听阈为准，听力损失分为五级：①轻度耳聋：听低声谈话有困难，语频平均听阈 <40dB；②中度耳聋：听一般谈话有困难，语频听阈在 41~55dB；③中重度耳聋：要大声说话才能听清，语频听阈在 56~70dB；④重度耳聋：需在耳旁大声说话才能听到，听阈在语频听阈在 71~90dB；⑤极重度耳聋：在耳旁大声呼唤也听不清，听阈 >91dB。

（5）耳鸣：每个人均有生理性耳鸣的感受，超过生理限度者成为症状，作为耳鸣症状需排除幻听和头鸣。传导性耳聋患者的耳鸣为低音调，如机器轰鸣，感音神经性聋患者的耳鸣多为高音调，如蝉鸣。一些耳部相邻组织病变或全身病变均可引起耳鸣。耳鸣对患者的影响程度不一，轻者可忽略其存在，重者可引起严重的精神心理紊乱。其症状分析如下：

1）主观性耳鸣：①由耳部疾病引起，如耵聍栓塞、咽鼓管阻塞、非化脓及化脓性中耳炎、耳硬化症、梅尼埃病、听神经瘤、噪声性聋等。梅尼埃病的耳鸣在眩晕发作期加重；②由全身性疾病引起，如血压过高或过低、动脉硬化、糖尿病、贫血、中毒、烟酒过度、更年期等；③由心理因素引起，如工作压力、情绪变化等；④由其他因素引起，如睡眠障碍等。

目前由于心理因素、睡眠障碍等非耳源性因素引起的耳鸣明显增多。

2）他觉性耳鸣：①血管性，如耳周围动、静脉瘘；②肌源性，如腭肌痉挛镫骨肌痉挛,耳鸣为"咯、咯"样的痉挛声;③气流性,如咽鼓管异常开放的呼吸气流声;④其他因素,如颞下颌关节囊松弛的关节噪声被误认为来自耳部。

他觉性耳鸣相对较少见,且以上各类型多由耳听诊检查才能发现。

(6)眩晕:有别于头昏和晕厥,是机体对空间定位障碍而产生的一种自体或外物运动性或位置性错觉。眩晕涉及多个学科,70%以上为外周前庭病变所致。一般表现为睁眼时周围物体旋转,闭眼时自身旋转。分为以下三种:

1)耳源性眩晕:为突然发病,自身或周围景物旋转或摇摆,与头位变动有关,伴耳聋、耳鸣、律动性眼震。每次眩晕持续时间较短,一般为数十分钟到数小时不等,多不超过数天,有自行缓解及反复发作倾向。如迷路炎、梅尼埃病等。周围性眩晕多伴有出冷汗、恶心、呕吐等自主神经功能紊乱现象。良性阵发性位置性眩晕发作时间为数秒到数十秒,与头位有关。前半规管裂的眩晕易被强声刺激所诱发。

2)中枢性眩晕:起病较慢,有摇晃及浮动感,景物旋转感较少见,发作与头位变动无关,一般不伴有耳鸣、耳聋,但伴有中枢系统的症状及各种不同类型的眼震,病程持续较长,常常持续数十天以上。如听神经瘤、脑血管病变等。常有眼冒金花、眼黑等症状。中枢性眩晕一般症状较轻,而平衡紊乱和步态不稳表现较突出。

3)全身疾病性眩晕:表现不一,如有倾斜感、麻木感、漂浮感、直线幻动等症状。常见于严重贫血、高血压、低血糖、心脏病、神经官能症等疾病。颈源性眩晕的特点是扭颈后出现眼黑和晕厥。

2. 鼻部常见症状

(1)鼻塞:指鼻腔通气不通畅,是鼻及鼻窦疾病的常见症状,也可见于某些全身性疾病。表现为间歇性、阵发性、交替性、进行性或持续性,可为单侧,也可为双侧。

新生儿鼻塞表现为间断性吮乳、睡眠紊乱,可见于先天性鼻部畸形(如先天性后鼻孔闭锁)。婴幼儿鼻塞或睡眠张口呼吸、打鼾与腺样体肥大有关,单侧持续性鼻塞,并伴有呼气臭味脓血涕者多为鼻腔异物引起。

成人鼻塞的常见原因有:各种鼻炎、鼻窦炎、变应性鼻炎、鼻中隔偏曲、肿瘤等。急性鼻炎时,鼻塞时间较短,并伴有发热等全身症状。单纯性鼻炎的鼻塞为交替性、间歇性,时轻时重,侧卧位时下侧鼻塞较重。肥厚性鼻炎多为持续性,不受体位影响。

鼻窦炎引起的鼻塞多为单侧性,伴脓涕。如并发鼻息肉,鼻塞更严重,可为持续性或进行性。鼻及鼻窦变应性疾病的鼻塞为阵发性,发作时有鼻痒、流清涕、打喷嚏等症状,与急性鼻炎相似,但无发热等全身症状。

鼻中隔黏膜肥厚、鼻中隔偏曲、鼻中隔血肿和脓肿等均可引起鼻塞。鼻中隔偏曲有时不仅偏曲侧出现鼻塞,对侧由于鼻甲代偿性肥大也可有鼻塞现象。

鼻、鼻窦和鼻咽部肿瘤所致的鼻塞呈进行性,鼻塞随肿瘤生长而逐渐加重。良性肿瘤进展较缓慢,恶性肿瘤进展较快,多伴有鼻出血及头痛等症状。

全身因素所致鼻塞较常见,如内分泌功能紊乱(糖尿病、甲状腺功能低下、青春期鼻黏膜腺体功能旺盛),全身血管舒缩失调,以及服用降压药等都可引起鼻塞。

(2)鼻溢液:又称鼻分泌物增多、流涕或鼻漏。由于病变部位不同,鼻溢液可自前鼻孔流出,称前鼻溢液;向后流入鼻咽部,称后鼻溢液或鼻涕倒流。

根据分泌物性状不同,鼻溢液可分为:水样、黏液性、黏脓性、脓性、血性、脑脊液鼻漏。水样鼻溢液多见于变应性鼻炎、急性鼻炎早期、血管运动性鼻炎发作期及鼻窦黏膜囊肿破裂;黏液性鼻溢液见于慢性鼻炎及慢性鼻窦炎;黏脓性鼻溢液见于慢性鼻炎、慢性鼻窦炎、急性鼻炎的恢复期、牙源性的上颌窦炎、鼻腔异物、萎缩性鼻炎;脓性鼻溢液见于较重的鼻窦炎;血性鼻溢液多见于鼻及鼻窦急性炎症、异物、外伤、结石、鼻真菌感染、鼻及鼻窦或鼻咽部的肿瘤等。如有血性鼻漏应做鼻及鼻窦的检查,必要时做全身的检查,以明确出血原因及部位;脑脊液鼻漏见于先天性筛板、蝶窦骨缺损、颅前窝及颅中窝底骨折或手术外伤。若鼻溢液清亮、透明呈水样,无黏性,久置后不自行凝结应考虑脑脊液鼻漏。对鼻溢液行葡萄糖定量分析结果 >1.7mmol/L 或 30mg/dl,可判断为脑脊液。

(3)鼻痒及喷嚏:鼻黏膜受感觉神经、交感神经和副交感神经的支配,感觉神经传导瘙痒感,并参与喷嚏反射。

1)鼻痒:是指鼻腔受到机械性、细菌性、物理性等综合因素刺激后诱发局部化学物质释放、刺激鼻黏膜浅层感觉神经末梢而诱发的一种不愉快的主观感受。鼻黏膜中有极丰富的感觉神经纤维末梢,均为三叉神经分支。三叉神经也可将刺激冲动传至大脑皮层中央后回而产生鼻痒。引起鼻痒的原因有:吸入刺激性粉尘、鼻腔内干痂和分泌物的刺激、化学性气体、病毒及细菌感染的早期、吸入致敏的变应原及身体受凉后的反应,特别是体表和下肢受凉可反射性地引起鼻黏膜血管收缩,受凉后最先出现鼻黏膜苍白,继而出现鼻甲肿胀、分泌物增多、喷嚏等。

2)喷嚏:是一种具有保护性的反射动作,是指鼻黏膜受到刺激后,产生的急剧深吸气、无意识的强烈气流由口鼻喷出,并发出声音的一种现象,可伴有面部肌肉运动、流泪、闭眼、短暂的鼻分泌物增多及鼻黏膜充血等症状。其目的是将进入鼻腔的微生物、异物、抗原物质驱除出去。喷嚏常见的刺激因素包括:鼻部炎症、粉尘、刺激性气味、污染物、感染及变应原。此外,突然的强光暴露、精神心理因素也可诱发喷嚏。引发喷嚏反射常见的疾病包括:变应性鼻炎、感染性鼻炎、特发性鼻炎(如非变应性鼻炎伴嗜酸性粒细胞增多症、血管运动性鼻炎等)。反复频繁发作的喷嚏属于一种病理现象,是某些鼻部疾病的重要症状。某些中枢神经系统的疾病偶见喷嚏症状。

(4)嗅觉障碍:常见的嗅觉障碍有三种:嗅敏感度降低、嗅觉缺失和嗅觉异常。按原因可分为以下两种类型:

1)呼吸性嗅觉减退和失嗅:常见的疾病有:前、后鼻孔闭锁,变态反应性鼻炎、急性鼻炎、慢性鼻炎、急性鼻窦炎、慢性鼻窦炎鼻部特异性感染(梅毒、结核、硬结病等)、鼻中隔疾病(偏曲、血肿、脓肿)、鼻息肉、鼻外伤后致鼻腔狭窄或闭锁及鼻腔、鼻旁窦良性及恶性肿瘤。

2)感觉性嗅觉减退和失嗅:引起嗅黏膜和嗅神经末梢病变的原因包括:先天性嗅黏膜、嗅神经发育不全或先天性缺损、鼻炎和鼻窦炎、变应性鼻炎、萎缩性鼻炎、化学损伤(表面麻醉剂、甲醛、腐蚀伤、吸烟等)病毒感染、肿瘤及老年性退变等。

(5)鼻源性头痛:鼻部病变可直接刺激鼻黏膜三叉神经末梢引起头痛,并可沿其分支反射到头部相应神经分布的其他部位。常见原因包括:解剖异常,急、慢性鼻窦炎,鼻窦囊肿,鼻中隔偏曲,鼻腔鼻窦肿瘤等。

鼻源性头痛特点:一般都有鼻部病变,如鼻塞、脓涕等;鼻急性炎症时加重,多为深部钝痛、隐痛,休息后可减轻,白天及活动后加重;鼻腔黏膜收缩或使用表面麻醉剂后,头痛可减轻,当咳嗽、用力、低头弯腰时,头部静脉压增高,头痛又会加重。

(6)鼻出血:大多先从出血侧的前鼻孔流出,当出血量大或出血部位邻近鼻腔后部时,可向后流至后鼻孔,或再经对侧鼻腔流出,或经鼻咽部流至口腔吐出或咽下。导致鼻腔出血的原因包括局部因素和全身因素。

1)局部因素包括:鼻腔鼻窦的炎症、手术、创伤、鼻中隔病变、鼻部肿瘤、解剖变异及血管畸形。

2)全身因素包括:心血管疾病、内分泌疾病、急性传染病凝血功能障碍(肝肾功能障碍、血液系统疾病、酗酒、非甾体类抗炎药物的使用)、遗传性毛细血管扩张症。儿童鼻出血多见于:变态反应、鼻腔异物、鼻腔干燥、血液系统疾病、肾脏系统疾病和偏食。

鼻出血的程度根据原发疾病而异,轻者表现为涕中间断性带血丝(如鼻咽癌早期、干燥性鼻炎等)及滴血;较重者可为流血,出血凶猛者甚至血流如注,严重者为喷射性出血,导致失血性休克甚至危及生命(如晚期鼻咽癌,累及海绵窦的颈内动脉破裂形成动脉瘤或颈内动脉海绵窦瘘等)。

3. 咽部常见症状

(1)咽痛:是咽部疾病中最为常见的症状之一,可为咽部疾病所致,或由咽部邻近器官疾病所引起,也可以是全身疾病的伴随症状。常表现为:钝痛、刺痛、隐痛、胀痛、烧灼痛、跳痛等。临床上可见自发性咽痛和激发性咽痛两种。自发性咽痛在咽部无任何动作时出现,常局限于咽部某一部位,多由咽部疾病所引起;激发性咽痛由咽部各种活动如进食、吞咽或压舌板等器械的刺激所引起。咽部异物、溃疡、创伤、感染、恶性肿瘤、茎突过长及某些全身性病变等均有不同程度的咽痛,而剧烈疼痛多见于咽间隙感染、急性炎症、咽喉癌晚期,疼痛可放射至耳部。

(2)咽异常感觉:患者自觉咽部有异物感、干燥、堵塞、贴附、瘙痒等异常感觉,常因此用力"吭""喀"或频频吞咽以清除。常见原因包括以下两种:

1)咽部及其周围组织的器质性病变:如慢性炎症、扁桃体肥大、腭垂过长、咽角化症、反流性咽喉炎、咽部肿瘤等。

2)功能性因素:常为神经官能症的一种表现,此感觉可以持续性或间歇性存在,多与焦虑等精神因素有关,亦可因内分泌功能紊乱引起。

(3)吞咽困难:是指患者难以吞咽饮食的一种症状,其程度视疾病的性质和轻重而异。轻者仅吞咽不畅,常需用汤水才能咽下;重者为滴水难进,口涎外流。引起吞咽困难的原因大致可分为以下 3 类:

1)功能障碍性:导致咽痛的疾病,一般都伴有不同程度的吞咽困难,咽痛愈烈,吞咽困难愈严重。

2)梗阻性:咽部或食管狭窄、异物或肿瘤,妨碍食物下行,尤以固体食物难以咽下,流质饮食尚能通过。

3)瘫痪性:因周围性神经炎或中枢性病变所致咽肌瘫痪而引起吞咽困难,进液体时更加明显。

(4)声音异常:咽腔是发声的共鸣腔,腭与舌是协助发声的重要器官,咽部结构与功能是否正常,与声音的清晰度、音色和音质密切相关。如有缺陷和疾病时,所发声音含糊不清(言语清晰度极差),或音质特色和原来有差别(音色改变),或是在睡眠状态下发出不该有的声响(打鼾),统称为声音异常。

1)口齿不清和音色改变:唇、齿、腭、舌有缺陷时,对某些语音发声困难或不能发声,导致口齿不清。软腭、腭裂瘫痪等患者,发声时不能闭合鼻咽,可出现开放性鼻音;而肥厚性鼻炎、后鼻孔息肉、腺样体肥大、鼻咽部肿瘤等病因使共鸣腔阻塞时,可出现闭塞性鼻音。咽腔内有占位性病变(脓肿或肿瘤)时,发声缺乏共鸣,表现为说话时如口内含物,吐字不清,幼儿哭声犹如鸭鸣。

2)打鼾:睡眠时腭垂、软腭、舌根等处软组织随呼吸气流颤动而产生的节律性声音。

(5)咽喉反流:是指胃内容物异常反流入咽、喉及上呼吸道,刺激损伤咽部黏膜并引起相应的症状。常见于扁桃体周围脓肿、咽后脓肿、咽肌瘫痪、食管及胃病变、腭裂畸形及咽喉部肿瘤等。

4. 喉部常见症状

(1)声音嘶哑:是由于声门闭合不全或声带振动发生障碍引起,是喉部疾病所特有和最常见的症状。声音嘶哑的程度因病变的轻重而异,轻者可仅表现为声音稍变粗或音调变低,重者可出现明显声音嘶哑,严重者可出现完全失声。常见的原因有:①支配声带运动的神经受损;②喉部本身的病变;③癔症性声嘶;④女性月经期、变声期及老年阶段由于激素水平的变化而出现不同程度的声嘶。

(2)喉痛:引起喉痛的常见疾病有喉的急性炎症、喉的关节病变、喉外伤或喉异物、喉部恶性肿瘤晚期、喉的特异性炎症等。

(3)吸气性呼吸困难:主要表现为吸气费力,吸气时间延长,吸气时空气不易进入肺内,此时胸腔内负压增加,出现胸骨上窝,锁骨上、下窝,剑突下,肋间隙吸气时向内凹陷,临床上称之为"四凹征"。常见于喉部阻塞性病变者,如先天性喉畸形、喉部炎症、喉水肿、喉肿瘤等。

呼吸过程可分为吸气相及呼气相。吸气发生困难,称之为吸气性呼吸困难。主要表现为吸气运动加强、吸气时间延长,由于吸气时空气不易进入肺内,此时胸腔内负压增加,出现胸廓周围软组织凹陷,如胸骨上窝,锁骨上、下窝,剑突下出现凹陷,临床上称之为"三凹征",严重者肋间隙也可发生凹陷。引起吸气性呼吸困难的喉部疾病有:喉的先天性疾病、喉的炎症性疾病、喉肿瘤、喉的其他疾病如喉异物等。

(4)喉喘鸣:是由于喉或气管发生阻塞,患者用力呼吸,气流通过喉或气管狭窄处发出的特殊声音。听到患者有吸气性喉喘鸣声时,提示该患者有喉阻塞,往往与吸气性呼吸困难相伴行。引起喉喘鸣的常见原因包括:先天性喉喘鸣、喉部急性炎症、喉痉挛、外伤性喉气管狭窄、双侧声带麻痹、喉肿瘤等。

(5)吞咽困难:是指饮食从口腔摄入和转运到胃部出现障碍。主要原因有:①参与吞咽功能的结构发生异常;②喉痛,吞咽时明显加重;③喉神经性疾病,导致喉保护下呼吸道的功能发生障碍,进食时发生呛咳、误咽或误吸。引起吞咽困难的喉部疾病包括:急性会厌炎、喉外伤、喉疱疹、喉结核、环杓关节炎、喉神经麻痹、喉癌晚期、喉软骨膜炎和喉脓肿。

(6)咯血:喉及喉以下的呼吸道发生出血,经口咯出,称为咯血。咯血量多少不一,少者仅有痰中带血,多者可咯出大量鲜血。咯血前常有咳嗽、喉痒等不适症状,应注意与来自消化道出血的呕血相鉴别。常见咯血的喉部疾病包括:喉血管瘤、喉结核、喉癌、喉外伤或异物。喉部疾病引起的咯血还需与引起咯血的下呼吸道疾病如支气管扩张、肺结核、肺癌等疾病相鉴别,后者常伴随相应的支气管及肺疾病的表现。

（三）心理 - 社会状况

1. 一般资料及社会资料评估　护士首先应对患者的一般资料及社会资料进行评估,主要包括姓名、性别、年龄、民族、职业、文化程度、居住环境、婚姻状况、经济情况、有无不良生活习惯、特殊嗜好、自我健康管理能力等。耳鼻咽喉科疾病的发生及进展多与患者职业、居住环境、生活习惯等因素有关,长期接触环境中的危害因素可引起耳鼻咽喉器官的直接或间接性病变,如高温、烟雾等可引起急慢性咽炎、鼻炎及鼻窦炎;长期吸烟或吸二手烟、粉尘等可引起急慢性喉炎等。护士应明确环境中的危害因素以便对患者进行评估,环境危害因素包括以下三类:

（1）物理因素:温度较高较低或骤然变化、低压、高压、噪声等。

（2）化学因素:有毒气体、粉尘等。

（3）生物因素:真菌、细菌、病毒等。

耳鼻咽喉科疾病还常见于长期用嗓人员,如教师、商店营业员、演员等。此外,患者的不良生活习惯,如吸烟、饮酒刺激等与咽喉部疾病的发生有关。

2. 心理状态评估　耳、鼻、咽、喉、头颈均为人体的重要器官,其发生病变会严重影响患者的生活质量和社会心理健康,且耳鼻咽喉科疾病本身及治疗过程会导致患者头面部结构和功能的改变,患者可能产生自我形象紊乱、自卑、焦虑、悲伤、抑郁等严重的心理问题,有些患者甚至会产生自杀倾向。临床护理人员应重视对患者心理社会状况的评估,护士应了解患者恐惧、焦虑、悲观的原因及程度,得知患者的内心需要,通过对患者心理和社会状况的评估,可发现及确定患者目前或可能发生的心理和社会问题。护士应针对患者的心理社会问题并结合其个体特征制订相应的护理方案并合理实施,给予患者适当的心理支持、心理疏导、行为矫正,解决患者提出的问题,使患者能理性地对待目前的心理障碍,帮助患者树立战胜疾病的信心。

3. 社会支持系统评估　家庭人员的组成、文化、经济、教育背景;对患者所患疾病的认识和给予患者的关怀、支持,以及亲戚、朋友、同事提供的支持等。

（四）常见护理诊断 / 问题

护士通过对耳鼻咽喉科患者的健康史、身体状况包括各项检查结果的了解以及心理社会状况的全面评估,掌握患者的主观资料和客观资料,然后分析判断对这些资料的逻辑,得出每个患者相应的个性化的护理诊断。耳鼻咽喉科患者常见的护理诊断如下:

1. 急性疼痛　与耳鼻咽喉头颈各器官的急、慢性炎症、手术、外伤等因素有关。

2. 语言沟通障碍　与听力下降不能理解他人、气管切开、喉部病变或喉切除术后发音功能受损有关。

3. 体温过高 与耳鼻咽喉科各种炎症有关,如急性化脓性扁桃体炎、急性中耳炎、急性鼻窦炎、急性会厌炎、耳部病变引起的各种颅内外并发症等。

4. 感知障碍:嗅觉减退或听力下降 与嗅觉、听力功能异常有关。

5. 有窒息的危险 与存在喉部或气管异物、喉部急性炎症、外伤或气管切开后痰液积聚阻塞呼吸道等因素有关。

6. 有感染的危险 与鼻腔通气障碍、耳鼻咽喉部异物存在、外伤、各种手术后切口易被污染等因素有关。

7. 有受伤的危险 与平衡功能失调、嗅觉障碍或听力障碍所致察觉环境危害能力降低有关。

8. 清理呼吸道无效 与鼻腔、咽喉、气管的炎症引起分泌物增多且黏稠,不易排出,或气管切开或喉部手术后气道分泌物增多且黏稠,患者咳嗽排痰能力下降有关。

9. 有体液不足的危险 与术后出血、鼻出血、摄入体液不足等因素有关。

10. 营养失调:低于机体需要量 与咽喉部炎症引起吞咽疼痛、喉部肿瘤引起进食梗阻等因素有关。

11. 自理缺陷(沐浴、穿着、进食、如厕) 与手术后或疾病因素引起的疲劳和疼痛有关。

12. 口腔黏膜受损 与喉切除术后不能经口进食、鼻腔填塞后张口呼吸等因素有关。

13. 知识缺乏:缺乏疾病的治疗和预防、用药、并发症的控制和监测或自我护理的知识和技能等。

14. 焦虑 与担心疾病的治疗和预后结果,对环境不熟悉,担心疾病会影响自己的家庭、工作和生活,增加经济负担等因素有关。

15. 自我认同紊乱 与鼻部手术、喉部手术后面部结构和功能改变,鼻部、耳部先天畸形,或长期炎症引起分泌物过多,有异味等因素有关。

16. 舒适度减弱:鼻塞、鼻痒、咽干、咽痒、流涕、喷嚏等 与相关部位炎症反应或变态反应有关。

17. 有个人尊严受损的危险 与听力障碍或喉部手术后语言交流能力受损,面部手术或先天畸形引起的自尊降低等因素有关。

第二节 耳鼻咽喉科手术患者常规护理

耳鼻咽喉科手术种类多、治疗范围广,且急危重症较多。护士除了要了解患者的基本情况对其进行评估,还要针对不同类型手术做好术前、术中、术后的护理,以确保手术的顺利进行及术后的早日康复。

一、耳科手术患者护理常规

耳科手术主要包括耳前瘘管摘除术、乳突根治术、鼓膜修补术、鼓室成形术、人工镫骨植入术、电子耳蜗植入术、颞骨切除术、面神经手术、侧颅底手术等,常规护理如下:

(一)术前护理常规

1. 一般准备

(1)完善术前检查,查看各项检验报告是否齐全,检验结果是否正常,包括血尿常规、凝血试验、肝肾功能、X 线胸片、心电图等,了解患者是否有糖尿病、高血压、心脏病或其他全身疾病,有无手术禁忌证,及时与主管医生沟通,以保证手术安全。

(2)各项必要的辅助检查资料要齐全,包括听功能、前庭功能、颞骨 CT 或 MRI、面神经功能等。

(3)根据患者的病情需要完成药物皮肤敏感试验。

(4)预计术中可能输血者,应做好血型和交叉配血试验。

(5)术前一天沐浴、剪指 / 趾甲,做好个人卫生。

(6)术前晚可根据医嘱服用镇静剂(有禁忌证除外),以便患者安静休息。

(7)术晨更换清洁病服,局部麻醉者不宜穿高领内衣。嘱患者取下所有贵重物品、首饰及活动性义齿交给家属保管。不涂口红和指 / 趾甲油。不戴角膜接触镜。

(8)遵医嘱予术前用药,并做好宣传教育工作。

(9)局麻患者术晨可进少量干食。

(10)全麻患者禁食禁饮时间:清饮料 ≥ 2 小时,新生儿和婴幼儿母乳 ≥ 4 小时,牛奶或配方奶或淀粉类固体食物 ≥ 6 小时,油炸、肉类及脂肪类固体食物 ≥ 8 小时。麻醉前 2 小时可饮用清水,成人总量不超过 200ml,小儿麻醉前 2 小时可饮用清水总量 25ml/kg。胃内容物排空功能受影响的患者,如孕妇、肥胖、糖尿病、食管裂孔疝、胃食管反流病、肠梗阻、急诊手术或胃肠外营养的患者,具体禁食禁饮时间遵医嘱进行。

(11)术前有上呼吸道感染者或女患者月经来潮,则需暂缓手术。

(12)术前禁烟酒及刺激性食物。

2. 耳部准备

(1)对于慢性化脓性中耳炎耳内有脓的患者,入院后根据医嘱予 3% 过氧化氢溶液清洗外耳道脓液,并滴入抗生素滴耳液,每天 3~4 次,初步清洁耳道。

（2）术前剃除患侧耳郭周围头发，一般为距发际 5~6cm，如果患者行侧颅底或前颅底手术，则备皮范围更大，如果患者行耳前瘘管切除术，则备皮范围可适当减小。清洁耳郭及周围皮肤，将女患者头发梳理整齐，术侧头发扎成三股辫，如为短发，可用刘海贴将其粘于旁边，或用皮筋扎起，以免污染术野。需植皮取脂肪者，应根据医嘱备皮，备皮部位多为腹部或大腿。

（二）术后护理常规

1. 全麻患者按全麻术后护理常规护理至患者清醒。

2. 患者全麻清醒后，若无特殊禁忌，可选择半卧位或健侧卧位，如无发热、头痛、眩晕等症状，第 2 天可起床轻微活动。人工镫骨手术需头部制动48~72 小时。

3. 患者全面清醒后，如无恶心、呕吐，麻醉清醒后可尽早进食，可先试进温凉、易消化流质，术后第一次进食时护士加强观察，判断有无异常，之后视患者情况逐渐过渡到半流质或普食。

4. 观察敷料的渗透情况及是否松脱，如渗血较多，需及时通知医生，可更换敷料重新加压包扎。

5. 注意观察有无面瘫、恶心呕吐、眩晕、平衡失调等并发症，脑部手术注意患者有无高热、嗜睡、神志不清、瞳孔异常变化、脑脊液耳漏等并发症发生。

6. 嘱患者防止感冒，教会其正确擤鼻方法，即单侧轻轻擤，勿用力擤，以免影响移植片，并利于中耳乳突腔愈合，按需要应用滴鼻液，保持咽鼓管通畅。

7. 根据医嘱使用抗生素，预防感染，促进伤口愈合。

8. 耳部手术患者因听力都有不同程度的损害，所以护士要注意与患者沟通的方式，如大声说话、语速减慢，必要时用图片、写字或用简单的手语。避免患者烦躁不安，情绪不稳。

9. 术后 6~7 天拆线，2 周内逐渐抽出耳内纱条，嘱患者洗头、洗澡时污水勿进入外耳道。

10. 嘱患者出院后定期随访，遵医嘱用药，正确清洁外耳道。

11. 根据患者病情需要教会患者或家属相关的自我保健知识和技能。

（三）心理护理

了解患者的心理状态，有针对性地向患者介绍手术目的和意义，并说明术中可能出现的情况、如何配合、术后的注意事项，使患者有充分的思想准备。

二、鼻科手术患者护理常规

鼻科手术包括鼻内镜手术、鼻中隔矫正术、上颌窦根治术、额窦根治术、鼻侧切开术、上颌骨截除术等。护理常规如下：

（一）术前护理常规

1. 一般准备

（1）完善术前准备，查看各项检验报告是否正常，包括血尿常规、凝血试验、肝肾功能、感染标志物检测、X线胸片、心电图、鼻窦CT等。

（2）根据患者的病情需要完成药物皮肤敏感试验。

（3）预计术中可能输血者，应做好血型和交叉配血试验。

（4）术前一天沐浴、剪指／趾甲，做好个人卫生工作。

（5）术晨更衣，局部麻醉者不穿高领内衣，全身麻醉者病服贴身穿，取下所有贵重物品、首饰及活动性义齿交给家属保管。不涂口红和指／趾甲油。不戴角膜接触镜。

（6）遵医嘱予术前用药，并做好宣传教育工作。

（7）局麻患者术晨可进少量干食。

（8）全麻患者禁食禁饮时间：清饮料 ≥ 2 小时，新生儿和婴幼儿母乳 ≥ 4 小时，牛奶或配方奶或淀粉类固体食物 ≥ 6 小时，油炸、肉类及脂肪类固体食物 ≥ 8 小时。麻醉前 2 小时可饮用清水，成人总量不超过 200ml，小儿麻醉前 2 小时可饮用清水总量 25ml/kg。胃内容物排空功能受影响的患者，如孕妇、肥胖、糖尿病、食管裂孔疝、胃食管反流病、肠梗阻、急诊手术或胃肠外营养的患者，具体禁食禁饮时间遵医嘱进行。

（9）术前有上呼吸道感染者或女患者月经来潮，则需暂缓手术。

（10）术前禁烟酒及刺激性食物。

2. 鼻部准备

（1）备皮：佩戴额镜检查鼻前庭及鼻腔情况，清洁鼻腔，剪去患侧鼻毛。右手持涂有金霉素油膏剪刀，左手持纱布固定鼻部。剪刀弯头朝向鼻腔，剪刀贴住鼻毛根部，将鼻前庭四周鼻毛剪下。如果息肉或肿块过大，已长至鼻前庭，则不宜再剪鼻毛。

（2）检查患者有无上呼吸道感染、鼻黏膜肿胀等炎症，可遵医嘱应用抗生素，待炎症消失后再手术。

（二）术后护理常规

1. 全麻患者按全麻术后护理常规护理至患者清醒。

2. 病情观察　注意观察患者全身情况和手术部位情况，如鼻腔渗血，术后 24 小时内可用冰袋冷敷鼻部。嘱患者如后鼻孔有血液流下，吐出勿咽下，以便观察出血量，并防止血液进入胃内，刺激胃黏膜引起恶心呕吐。如出血较多，及时通知医生处理，必要时遵医嘱使用止血药，床旁备好鼻止血包和插灯。

3. 体位护理　全麻清醒后，改为半卧位，利于鼻腔分泌物引流的同时减轻头部充血。

4. 患者全面清醒后,如无恶心、呕吐,麻醉清醒后可尽早进食,可先试进温凉、易消化流质,术后第一次进食时护士加强观察,判断有无异常,之后视患者情况逐渐过渡到半流质或普食。

5. 患者因鼻腔不能通气,患者需张口呼吸,口唇易干裂,每天用生理盐水或漱口液漱口,保持口腔清洁,防止口腔感染,促进食欲。不宜测口温。

6. 遵医嘱及时使用抗生素,预防感染,注意观察药物疗效和不良反应。

7. 嘱患者不宜用力咳嗽或打喷嚏,以免鼻腔内纱条松动或脱出而引起出血;同时教会患者抑制打喷嚏的方法,用手指按人中,做深呼吸或用舌尖抵住硬腭以制止喷嚏。

8. 鼻腔填塞纱条者,第2天开始滴液状石蜡或复方薄荷油以润滑纱条,便于抽取。如用膨胀海绵填塞,则无须使用滴鼻剂。纱条一般于24~48小时后抽取,抽尽后可根据医嘱用呋麻滴鼻剂防止出血并利于通气。

9. 注意保护鼻部勿受外力碰撞,尤其是鼻部整形手术患者,防止出血和影响鼻部手术效果。

10. 术后鼻腔填塞,影响通气和进食,患者舒适度减弱、身体虚弱,加之因紧张、恐惧、疼痛,可在抽取纱条时出现晕厥,护士应给予患者心理支持,嘱患者适当进食,并守护在患者身边。

11. 保持室内温湿度适宜。注意保暖,防止感冒。

(三)心理护理

了解患者的心理状态,有针对性地向患者介绍手术目的和意义,并说明术中可能出现的情况、如何配合、术后的注意事项,使患者有充分的思想准备。

三、咽科手术患者护理常规

咽科手术包括腺样体刮除术、鼻咽纤维血管瘤摘除术、扁桃体切除术、各种治疗鼾症的手术等。常规护理如下:

(一)术前护理常规

1. 一般准备

(1)完善术前准备,查看各项检验报告是否正常,包括血尿常规、凝血试验、肝肾功能、感染标志物检测、X线胸片、咽部CT、MRI等。

(2)根据患者的病情需要完成药物皮肤敏感试验。

(3)术前一天沐浴、剪指/趾甲,做好个人卫生工作。

(4)术晨更衣,局部麻醉者不穿高领内衣,全身麻醉者病服贴身穿,取下所有贵重物品、首饰及活动性义齿交给家属保管。不涂口红和指/趾甲油。不戴角膜接触镜。

(5)遵医嘱予术前用药,并做好宣传教育工作。

(6)全麻患者禁食禁饮时间:清饮料≥2小时,新生儿和婴幼儿母乳≥4小时,牛奶或配方奶或淀粉类固体食物≥6小时,油炸、肉类及脂肪类固体食物≥8小时。麻醉前2小时可饮用清水,成人总量不超过200ml,小儿麻醉前2小时可饮用清水总量25ml/kg。胃内容物排空功能受影响的患者,如孕妇、肥胖、糖尿病、食管裂孔疝、胃食管反流病、肠梗阻、急诊手术或胃肠外营养的患者,具体禁食禁饮时间遵医嘱进行。

(7)术前有上呼吸道感染者或女患者月经来潮,则需暂缓手术。

(8)术前禁烟酒及刺激性食物。

2. 局部准备

(1)术前做好口腔护理:可用复方替硝唑漱口液漱口,防止口腔感染,影响术后伤口愈合。

(2)咽喉部或口腔有炎症者,应先控制炎症,再行手术。

3. 心理护理　向患者介绍手术的目的和意义,说明术中可能出现的情况,如何配合,术后的注意事项,使患者有充分的思想准备。

(二)术后护理常规

1. 全麻患者按全麻常规监测生命体征至清醒。

2. 咽部手术患者清醒前采用侧俯卧位,以利口中分泌物流出,防止渗血咽下,清醒后予半卧位。

3. 观察切口渗血情况,嘱患者口中分泌物吐出,以便观察。

4. 观察呼吸情况,有无剧烈咳嗽或呼吸困难。嘱患者及时将咽喉部分泌物排出,必要时应予经鼻或经口吸出,保持呼吸道通畅。

5. 患者全面清醒后,如无恶心、呕吐,麻醉清醒后可尽早进食,可先试进温凉、易消化流质,术后第一次进食时护士加强观察,判断有无异常,之后视患者情况逐渐过渡到半流质或普食。

6. 评估患者术后疼痛程度,讲解疼痛原因和持续时间,采用非药物缓解疼痛方法。

7. 做好口腔护理,根据医嘱使用抗生素,预防感染。

8. 禁烟酒,避免进食辛辣刺激性食物。嘱患者加强体育锻炼,提高机体免疫力。

四、喉科手术患者护理常规

喉科手术包括各种喉镜检查术、食管镜和支气管镜检查及异物取出术、声带手术、气管切开术、部分或全喉切除术、颈部淋巴结清扫和探查术等。护理常规如下:

（一）术前护理常规

1. 一般准备

（1）完善术前检查,查看各项检验报告是否正常,包括血尿常规、凝血试验、肝肾功能、感染标志物检测、X 线胸片、心电图等,专科各项检查要齐全,包括纤维喉镜检查、喉部 CT、MRI 等。

（2）根据患者的病情需要完成药物皮肤敏感试验。

（3）术前一天沐浴、剪指 / 趾甲,做好个人卫生工作。

（4）术晨更换清洁病服,局部麻醉者不宜穿高领内衣。嘱患者取下所有贵重物品、首饰及活动性义齿交给家属保管。不涂口红和指 / 趾甲油。不戴角膜接触镜。

（5）遵医嘱予术前用药,并做好宣传教育工作。

（6）全麻患者禁食禁饮时间:清饮料 ≥ 2 小时,新生儿和婴幼儿母乳 ≥ 4 小时,牛奶或配方奶或淀粉类固体食物 ≥ 6 小时,油炸、肉类及脂肪类固体食物 ≥ 8 小时。麻醉前 2 小时可饮用清水,成人总量不超过 200ml,小儿麻醉前 2 小时可饮用清水总量 25ml/kg。胃内容物排空功能受影响的患者,如孕妇、肥胖、糖尿病、食管裂孔疝、胃食管反流病、肠梗阻、急诊手术或胃肠外营养的患者,具体禁食禁饮时间遵医嘱进行。

（7）术前有上呼吸道感染者或女患者月经来潮,则需暂缓手术。

（8）咽喉部、口腔或鼻腔有炎症者:应先控制感染,再行手术。

（9）术前禁烟酒及刺激性食物。

2. 局部准备

（1）术前备皮:喉切除备皮范围为上起下唇水平、下至第 3 肋骨、左右至肩部皮肤,行颈淋巴结清扫术患者根据手术范围备皮。

（2）口腔护理:术前保持口腔清洁,对龋齿做相应处理。

（3）全身支持治疗:鉴于晚期喉癌患者全身营养状况一般较差,故术前应加强营养,补充高蛋白及高热量饮食。必要时给予静脉营养支持疗法。

3. 心理护理　了解患者的心理状态、文化水平,有针对性地向患者介绍手术目的和意义,告知手术方式和术中可能出现的情况及配合要点、注意事项等。告知患者术后暂时失声后沟通交流的方法,可教会患者一些简单的手语,以便术后表达自己的意愿,使患者在充分理解和愿意接受手术的心理状态下进行手术,以缓解患者焦虑不安的情绪。

（二）术后护理常规

1. 全麻患者按全麻术后护理常规护理至患者清醒。

2. 病情观察　注意观察患者全身情况和手术部位情况;观察有无感染、出血、喉水肿、呼吸困难等并发症发生;注意口中分泌物性质、颜色等;观察切口敷料渗透情况；观察引流管内引流液的性状；气管切开患者要观察痰液的量和颜色；监测生命体征。

3. 体位护理　喉部手术患者清醒后予以平卧位或半卧位，第二天鼓励患者下床活动。

4. 管道护理　做好各种管路包括负压引流管、鼻饲管、尿管等的护理。各种管道标识清楚，固定牢靠，保持通畅，处于功能位，避免扭曲受压。

5. 气管切开护理　对于气管切开或喉切除的患者，做好气管切开术后护理，保持气道通畅。

6. 饮食护理　患者全面清醒后，如无恶心、呕吐，麻醉清醒后可尽早进食，可先试进温凉、易消化流质，术后第一次进食时护士加强观察，判断有无异常，之后视患者情况逐渐过渡到半流质或普食。喉部疾病往往影响患者吞咽功能，造成摄入营养不足，必要时根据医嘱静脉补液。喉切除术后第二天开始鼻饲营养液，逐渐调整鼻饲饮食，以满足患者均衡和充足的营养，促进患者康复。

7. 预防误吸　喉癌患者，特别是声门上型喉癌和合并喉返神经麻痹者，喉功能失调，很容易发生误吸；进食时尽可能取坐位或半卧位，以软食为宜。

8. 口腔护理　术后保持口腔清洁，可用漱口液漱口，防止伤口感染。

9. 健康教育　主动和患者进行沟通，做好健康指导，预防并发症的发生。各种喉镜手术后嘱患者少说话，注意声带休息。禁烟酒，避免进食辛辣刺激性食物。

10. 心理护理　评估喉切除患者的心理状态，文化层次需求，及时满足患者需求。解决语言交流障碍，加强与患者的非语言交流和沟通，缓解患者的焦虑不安，使其情绪稳定。

第三节　耳鼻咽喉科护理管理

作为一名耳鼻咽喉科护士，要求具备健康的身体和良好的心理素质，有高度的社会责任感，敏锐的观察能力和综合的分析能力，准确的判断能力和抢救配合能力，娴熟的专科操作技能以及心理沟通能力，主动承担起门诊、内镜室、隔音室以及病房的护理管理工作。

一、耳鼻咽喉科门诊护理管理

(一) 耳鼻咽喉科诊室管理

1. 开诊前检查并添补诊疗桌上的各种常用检查器械、药品和敷料，备好各种办公用品，并按固定位置放好。准备好洗手液、放置污染器械的消毒液和污染敷料桶。

2. 安排好患者的就诊次序,保证患者隐私权不受侵犯。对年老体弱、幼小患者安排优先就诊。

3. 对急重症患者如外伤、鼻出血、呼吸困难、耳源性并发症等应安排提前就诊或急诊,并密切配合医生做好抢救工作。

4. 对婴幼儿患者,检查时协助医生固定头部。

5. 做好抢救药品和器械的管理,保证处于备用状态,安全使用。

6. 做好环境卫生管理,保持诊室清洁卫生。

(二) 耳鼻咽喉科治疗室的管理

1. 做好治疗前的各种准备工作,包括各种无菌器械、敷料、药品等,各种治疗用品放置有序。

2. 各种消毒液配制符合规定,定点放置,标识清晰。

3. 做好消毒隔离工作,防止交叉感染。

4. 治疗操作严格按照规范流程进行,治疗前后做好患者的核对、解释和健康教育工作,发现疑问及时与医生联系。

5. 损伤性的检查应事先检查有无谈话签字单,治疗结果记录于病历卡并签名。

6. 治疗室内应配备抢救车、氧气、吸引器等急救物品,还需备治疗床,以备治疗过程中患者发生意外时抢救用。

二、内镜检查室护理管理

耳鼻咽喉科常用的内镜检查包括:耳镜检查、鼻内镜检查、纤维鼻咽镜检查、直接喉镜检查、纤维喉镜检查等。内镜室应有专职护士或技术人员负责管理,并协助医生进行各项检查和诊疗操作。内镜有硬管和软管两种,均系贵重精密光学仪器,配有光源及摄、录像与监视系统,对仪器设备的妥善保管、正确使用和正确消毒十分重要。

(一) 妥善保管仪器设备

1. 建立仪器档案。

2. 制定使用、保管制度,并应专人保管。

3. 注意防尘、防潮、防霉。

4. 器材不用时应放回其原装盒内的海绵槽中,并通常把仪器设备按顺序置于专用柜内,以便于移动和操作。纤维内镜及光源导线内部系光导纤维,存放时应避免扭曲和过度弯折。光学仪器不得在日光下暴晒,也不能与挥发性或腐蚀性物质一起存放。

5. 定期检查、保养,及时维修,保持仪器功能良好。

（二）做好检查前准备

1. 受检者的准备

（1）解释检查的目的、方法、过程和注意事项，局麻患者在检查过程中全身放松，做深长而有规律的呼吸。

（2）进行常规体检及完成必要的辅助检查，以查明有无施行内镜检查的适应证和禁忌证。

2. 检查前必须认真准备和检查所需器械，尤其对于容易发生故障的器械，如吸引器、照明装置等更应重点检查。使用电器必须核对其规定电压与电源电压是否相符。

（三）正确使用仪器设备

1. 内镜使用前应用无菌盐水彻底冲洗（管腔内需用注射器冲洗），以免残留有福尔马林等消毒药液刺激组织。

2. 术中要严格遵守操作规程，动作应轻柔、细心，进镜时要避免粗暴推进以免损伤、出血和影响镜像。

3. 保持镜面干净和视野清晰，镜检时，可先在镜面涂防雾硅油或不断在温热的蒸馏水中加温，遇少量出血或有分泌物时应及时抽吸或冲洗干净；镜面沾有血污时应用蒸馏水或者酒精棉球擦净。

4. 使用器械时轻拿轻放，持镜要稳，切忌碰撞、擦划。使用光源时，不要过分弯折导光线，以免折断导光纤维而造成视像模糊不清。

（四）消毒与灭菌

1. 检查结束后，用清水将所有器械及其部件冲洗干净（尤其是各种内镜管腔及吸引管等需反复冲洗以保持畅通无阻）。

2. 内镜最好选用环氧乙烷进行消毒灭菌，也可选用高效器械消毒液浸泡，管腔内应充满消毒液，不宜用高压蒸汽或煮沸等热力灭菌法。

3. 做好卫生安全管理，保持室内整洁、通风良好，注意防潮，定期用紫外线消毒室内。

三、隔音室护理管理

1. 隔音室室内环境噪声的声压级应符合国家 GB 7583-87 的要求。

2. 隔音室要有专职的技术人员和护士共同管理，保持室内整洁，空气清新，干燥防潮。

3. 检查所需器具和用品要放置有序，如音叉、声导抗仪、纯音听力计和监测记录单等。耳塞要一用一消毒。

4. 根据年龄的不同选择适合的测试方法，告知受试者测试的目的、过程及配合方法。必要时可遵医嘱给予婴幼儿适当的镇静药。

5. 测试前应清洁外耳道,调整耳机位置,保持外耳道通畅,请受试者除去眼镜、耳饰、头饰及助听器等,并交给家属妥善保管。

6. 嘱受试者在测试时要尽量保持安静,避免身体移动,保持舒适的体位,不做吞咽、发声、擤鼻等动作。

7. 测试结束后,及时出具测试报告并送交医生。

8. 各种测试仪器按要求定期校验,妥善维护,以确保测试的准确性。

四、耳鼻咽喉科病房护理管理

耳鼻咽喉科病房护理管理的任务主要是协调护士、医生、辅助科室、工勤人员做好患者住院期间的各项治疗和护理工作,为住院患者提供安全、安静、整洁、舒适的治疗和休养环境,正确、及时地为患者进行各种治疗,做好手术前后的各项护理工作,为患者提供住院期间的心理护理和各种健康教育,传播自我护理知识和技能,满足患者各种生理和心理的需要,及时观察治疗效果,病情变化,做好护理记录,为医生诊治提供准确信息,保证患者住院期间的安全,促进住院患者的康复。耳鼻咽喉科病房应设置专门的检查室,作为患者检查和换药使用,检查室内应备好各种耳鼻咽喉科专科检查器械、药品、敷料、各种无菌包等,还要备好氧气、吸引器等抢救物品。

第四节　耳鼻咽喉科常用检查器械的使用与维护

耳鼻咽喉科诊疗室应具备充足的自然光线或日光灯照明,配备光源以使用额镜,诊疗台上备好检查用的器械盘,耳鼻咽喉科常用的检查器械有窥鼻器(前鼻镜)、枪状镊、膝状镊(俗称角镊)、压舌板、耳镜(窥耳器)、电耳镜、鼓气耳镜、音叉、后鼻镜(鼻咽镜)、间接喉镜、装有丁卡因的喷雾器、耵聍钩等。常备的敷料包括消毒棉球、棉片、纱条、纱布、酒精棉球等分别放于消毒罐内。诊疗台上常备的药物有:1%~2% 丁卡因溶液、3% 过氧化氢溶液、70% 酒精、1% 麻黄碱滴鼻液、0.1% 肾上腺素、30%~50% 硝酸银或三氯醋酸等。

现代化的诊疗室配备耳鼻咽喉科多功能综合治疗台及诊疗椅,将常用功能包括表面麻醉、吸引、加热、物品放置等集于一体,诊疗椅根据患者和医生的需要旋转或升降,患者舒适,也便于医生操作。有的综合治疗台还配置内镜、图像显示和处理系统,则更为先进和实用。

一、前额镜的使用

先将前鼻镜的两叶合拢,与鼻腔底平行伸入鼻前庭,勿超过鼻阈,然后将前鼻镜的两叶轻轻上下张开,抬起鼻翼,扩大前鼻孔,再按第 1 头位、第 2 头位、第 3 头位的顺序检查鼻腔。检查过程中应注意观察鼻甲形态、鼻黏膜色泽,以及鼻道内有无分泌物、有无鼻中隔病变(偏曲或骨嵴、骨棘、穿孔)、异物、息肉或肿瘤等。

二、手术显微镜的使用、保养与维护

(一) 手术显微镜使用条件

1. 焦距≥ 20cm。

2. 物像可放大 6~40 倍。

3. 术者和助手的视线与照明光轴重合良好。

4. 无论放大倍数和投射方向如何,物像均清晰光亮。

5. 机械构件性能良好,操作方便。目前所用手术显微镜一般均具有双人双目或 3 人双目镜头,脚踏式焦距调节板,可自动调节焦距,有物镜转换装置,以便转换物镜而无须大幅度调节焦距。耳科用手术显微镜焦距 22.5~25cm,经常使用的放大倍数为 6 倍、10 倍、16 倍,必要时大于 16 倍。

(二) 使用方法

每次手术开始前,首先要检查手术显微镜各部件的性能是否正常。患者摆好体位后,术者在洗手前需先试镜,以术耳鼓膜为目标,对光校距。初学者先按自己两眼的视力情况(戴镜操作者按戴镜的矫正视力)调整目镜的屈光度圈。然后调整两目镜间距,使其与术者的瞳孔间距相等。初学者不了解自己的瞳孔间距,可先将两眼对准接目镜,注视目标,旋转相应的旋钮,待注视物不成复像时即可。然后调整焦距,先粗调,后微调,至术者认为目标的细微结构最为清晰为度。试镜结束后,将手术显微镜暂时移出术野,以备术中使用。

(三) 保养与维护

手术显微镜应由专人细心保养,注意防潮、防尘、防震。闲置时以布罩覆盖,置于室内僻静、不易遭到碰撞处。目镜用后需取出置于干燥器内,以防产生霉点。目镜取出后,需立即将显微镜的镜孔盖盖上,以防积尘。任何透镜均不得以手指或其他物品接触、擦拭,仅可用擦镜纸轻轻拭之。

三、手术电钻的使用、保养与维护

耳科电钻的种类很多,基本上可分为气动钻和电动钻两种。气动钻的转速快,可超过 20 000r/min。电动钻的电动机或安装于手柄内,或与手柄分离。手柄有直式的,也有有角度的。选购电钻时可根据经济条件选择震动小、噪声低、可调控性强、手柄不易发热的电钻。电钻钻头有钢质切削钻头,按其大小、形状、沟纹粗细不同而有许多型号;金刚石钻头基本为圆形,但大小型号不一。

1. 使用方法　术者以握笔方式紧紧握执手柄,将钻头侧面,而非尖部接触骨面,磨骨时稍用力使钻头轻压于骨面,继续磨削之,同时用流水不断地冲洗所磨骨面,一方面避免局部温度过高,灼伤骨质,或在近面神经管处,不至于损伤面神经。另一方面可完全冲去磨下的骨屑,以免使其堆积在局部,以致日后有新骨形成。磨大块骨质时,一般选用粗纹圆形或圆锥形切削钻头;欲磨光骨面则用细纹切削钻头;在精细结构或接近精细结构时(如面神经)需改用金刚石钻头。小号钻头虽适宜于磨去细小骨质,但亦容易在局部过度深入,损伤组织,所以一般尽可能选用相对较大的钻头操作。当然,耳科电钻一般均用于磨去乳突骨皮质和坚硬的气房间隔,但如气房隔因炎症而脱钙,变得疏松时,则可应用刮匙刮除病变骨质。

2. 保养与维护　每次钻头使用后,应将其沟纹内的骨质洗刷尽净,待下一次使用。手术结束后,护理人员必须用专用清洁剂彻底清洗手柄,妥善保存。

四、耳鼻咽喉科常用检查器械的消毒与保养

1. 任何器械在消毒灭菌前均应充分清洗干净。清洗采用流动水冲洗,先用洗涤剂溶液浸泡擦洗,去除器械上的血垢等污物,有关节、缝隙、齿槽的器械,应尽量张开或拆卸,进行彻底刷洗,然后用流水冲净,擦干或晾干,并尽快打包,以免再受污染。

2. 清除污染前后的器械盛器和运送工具,必须严格区分,并有明显标志,不得混用。盛器和运送工具应每天清洗消毒,遇污染应立即清洗消毒。

3. 消毒灭菌后的器械必须保持干燥,封闭保存,避免保存过程中再受污染,一旦发现有污染应再次根据需要进行消毒或灭菌。消毒灭菌后的物品超过有效期,即应重新消毒灭菌。

4. 接触未破损黏膜的器具,如鼻镜、开口器、压舌板、舌钳等器具,使用后应先清洗去污,擦干,耐高温的器具可选择压力蒸汽灭菌后清洁干燥保存备用。

5. 有条件的医院可由消毒供应室统一清洗、上油保养、消毒灭菌,临床科室使用后只需用清水初步清洗黏附于器械上的血迹即可。

五、耳鼻咽喉科软式内镜的消毒与保养

根据内镜在人体内使用部位的不同,要求对其进行消毒或灭菌处理。凡进入人体自然通道与管腔黏膜接触的内镜及其附件,如喉镜、气管镜、支气管镜等,用前应达到高水平消毒。软式内镜的消毒通常采用 2% 戊二醛浸泡,即将洁净干燥后的内镜置于 2% 戊二醛消毒液中浸泡 20 分钟,如灭菌需浸泡 10 小时。有条件的科室可采用内镜自动清洗消毒器,具体操作按使用说明,注意

用该法消毒前,内镜应先用手工彻底清洗。

软式内镜在每次使用前应用 2% 戊二醛浸泡消毒 20 分钟,用水充分冲洗后使用,用完后应反复抽吸清水冲洗各个管腔,擦干后垂直悬吊于专用器械柜中存放。使用时镜身弯曲直径不可小于 20cm,否则易折断导光纤维。当天检查结束后彻底消毒(如 2% 戊二醛浸泡消毒 30 分钟),也可根据国家有关规定执行。

六、耳鼻咽喉科硬管内镜的消毒与保养

硬管鼻内镜内部为导光玻璃柱,操作时要轻拿轻放,持镜要稳,谨防碰撞和滑落。内镜的镜面、摄像镜头、相机镜头等系精密光学玻璃,易受潮霉变。放置处应干燥、阴凉通风。通常应置入干燥器内,并定期更换吸湿剂。能耐受压力蒸汽灭菌的,首选压力蒸汽灭菌;不能承受压力蒸汽灭菌的内镜或其余部分,可用 2% 戊二醛浸泡 10 小时或者用低温过氧化氢灭菌。

(陶　荣　周昔红　夏春芳)

第三章
测试题

第四章

耳科患者的护理

第一节　先天性耳畸形疾病的护理

一、先天性耳前瘘管患者的护理

【概述】

先天性耳前瘘管是一种最常见的先天性耳畸形。瘘管是一种有分支而弯曲的盲管,多为单侧性,也可为双侧。瘘口多位于耳轮脚前,另一端为盲管。可因各种原因引起继发感染。

【病因】

因胚胎时期形成耳郭的第一、二鳃弓的 6 个小丘样结节融合不良或第一鳃沟封闭不全所致。是一种常染色体显性遗传疾病,但存在不规则显性遗传及表现的差异,目前尚未发现其致病基因。

【临床表现】

先天性耳前瘘管出生时即存在,主要表现为盲端小管开口于外耳皮肤上,多见于耳轮脚前,少数可开口于耳轮的后上边缘、耳屏及耳垂。挤压时可排出少量白色黏稠性或干酪样分泌物从瘘口溢出。平时无自觉症状,感染时,局部出现红肿、疼痛、溢脓。反复感染者,可形成脓肿,瘘管周围或其远端皮肤发生溃烂,局部形成脓瘘或瘢痕。

【辅助检查】

根据病情进行常规检查:

1. 血常规、尿常规。

2. 电解质、凝血及肝肾功能。

3. 感染性疾病筛查(乙肝、丙肝、梅毒、艾滋病等)。

4. 心电图、影像学等检查。

【治疗原则】

无症状者可暂不予以处理。如有感染溢脓需用抗生素控制感染；如有脓肿形成需切开排脓，局部换药治疗。待感染控制、局部愈合后再行瘘管切除术。行瘘管切除术时，术前应注入少许亚甲蓝注射液于瘘管内便于术中识别，并以探针为引导，将瘘管及其分支彻底切除。术后加压包扎，防止形成空腔。

【护理评估】

1. 健康史　评估患者近期是否有急性感染等情况，是否有其他先天性疾病及瘘管反复感染史。

2. 身体状况　评估患者耳周有无白色黏稠性或干酪样分泌物从瘘管口溢出，局部有无红肿疼痛或化脓，有无形成囊肿或脓肿、脓瘘或瘢痕。

3. 心理 - 社会状况　评估患者的年龄、性别、职业、文化水平、工作环境、饮食习惯、性格特点以及家庭支持系统状态等，了解其对本疾病的认知程度及心理状态。

【常见护理诊断 / 问题】

1. 有感染的危险　与抵抗力下降或细菌入侵引起感染化脓有关。

2. 知识缺乏：缺乏先天性耳前瘘管日常及手术后的自我护理知识。

【护理措施】

1. 术前护理

(1)一般护理：急性感染时，遵医嘱使用抗生素。观察患者体温情况，若患者体温较高，可适当予以物理降温或药物降温。

(2)脓肿切开护理：瘘管脓肿形成时，配合医生切开排脓。剃除脓肿周围毛发并清洗干净，常规消毒，局部麻醉，选择脓肿波动感最明显处下方或体位引流最低部位，经皮纹方向切开。可先用过氧化氢溶液冲洗，再用生理盐水、甲硝唑溶液或生理盐水加庆大霉素 8 万 U 彻底清洗脓腔及瘘管。留置引流后加压包扎。每日换药，换药时观察脓腔大小、瘘管周围皮肤有无溢脓形成，观察脓液颜色、量，为脓肿切开后选择手术方式和手术时机提供依据。

(3)心理护理：做好疾病的健康教育，说明本疾病的特点与手术的相关注意事项，并告知治疗效果，消除患者焦虑与恐惧情绪，积极配合手术。

2. 术后护理

(1)体位护理：手术在全身麻醉或局部麻醉下进行，术后患者清醒后即可选择健侧卧位或平卧位，以减少对局部伤口的刺激。

(2)局部伤口护理：术后 24~48 小时后予以换药，保持伤口清洁、干燥。

(3)出血的护理：术后局部加压包扎以达到止血的目的。观察局部敷料是否清洁、干燥，若渗血较多，应告知医生，协助医生查明出血原因，排除因手术原因导致的出血。

3. 健康教育

(1)指导患者及家属出院后进行正确的伤口护理,保持伤口清洁、干燥,注意观察伤口有无红、肿、痛、渗液等情况。术后出现局部疼痛、红肿、有分泌物等情况应及时到医院复诊。

(2)日常应保持外耳清洁,勿用手自行挤压瘘管,避免污水进入瘘管。

(3)注意休息,防止感冒。加强锻炼,增强机体抵抗力。

二、先天性外耳及中耳畸形患者的护理

【概述】

先天性外耳及中耳畸形常同时发生,前者系第一、二鳃弓发育不良以及第一鳃沟发育障碍所致。后者伴有第一咽囊发育不全,可导致鼓室内结构、咽鼓管甚至乳突发育畸形等。临床上习惯统称为"先天性小耳畸形"。

【病因】

在胚胎 3 个月内受遗传因素、药物损害或病毒感染,均可影响耳郭发育出现畸形,可发生在单侧或双侧。

【临床表现】

根据畸形程度可将小耳畸形分为四型。①Ⅰ型:轻度畸形,耳郭形体较小、但各结构清晰可辨;②Ⅱ型:中度畸形,耳郭稍小结构部分保留;③Ⅲ型:重度畸形,在原耳郭部位仅存部分耳郭软骨和耳垂;④Ⅳ型:完全无耳。

【辅助检查】

1. 听功能检查

(1)音叉试验:包括韦伯试验和林纳试验。韦伯试验:内耳功能正常偏患侧,内耳功能异常可偏健侧;林纳试验:内耳功能正常为阴性,内耳功能异常可为阳性。

(2)电测听:纯音气骨导测试,内耳功能正常者呈传导性聋曲线,内耳功能异常者呈感音神经性聋曲线。

2. 影像检查 耳部 X 线、CT、MRI 检查,可以确定耳畸形的程度和类型。

【治疗原则】

因耳郭形态异常影响外观而要求治疗者,可根据病情和年龄安排行整形手术矫正。手术时机如下:

1. 单耳畸形而另耳听力正常者,手术一般在 6~8 岁进行。

2. 单侧外耳道闭锁伴有感染性瘘管或胆脂瘤形成者,可视具体情况提前手术。

3. 双耳畸形伴中度以上传导性聋者应及早对畸形较轻的耳手术(一般在

2 岁以后),以提高听力,促使患儿言语智力的发育,亦可佩戴软带骨导式助听器直至手术。

【护理评估】

1. 健康史　评估患者是否出生时就有耳部的畸形。患者母亲怀孕时有无感染或服药史。了解患者的生活习惯、性格状况、健康状况、药物过敏史、手术史、家族遗传史等。

2. 身体状况　评估患者耳郭畸形分型、有无听力减退、有无耳鸣、有无眩晕等。

3. 心理 - 社会状况　评估患者的年龄、性别、文化层次、对此疾病的认知程度,以及听力下降对患者日常生活的影响程度。了解其心理状态,评估有无因耳郭畸形导致外观形象改变而产生的自卑、焦虑、悲观情绪。

【常见护理诊断 / 问题】

1. 疼痛　与手术切口有关。

2. 有感染的可能　与耳郭成形术有关。

3. 焦虑　与担心术后耳朵的外形能否恢复正常有关。

4. 知识缺乏:缺乏先天性小耳畸形成形术后自我护理的相关知识。

【护理措施】

1. 术前护理措施

(1)术前准备

1)患者准备:①遵医嘱给予术区备皮、行药物过敏试验等;②全麻患者按手术常规要求禁食禁饮。

2)物品准备:准备术中用物,如心电图、X 线胸片、CT、MRI 等各种检查。

(2)术前指导:向患者详细讲解手术的基本过程和手术中的配合方法,呼吸训练、床上使用便器等。

(3)心理护理:建立良好关系,耐心与患者进行沟通交流,给予必要的情感支持,提高适应能力,使患者能正确面对自身形象的改变,并能采取应对措施恢复自身形象。介绍成功案例,帮助患者建立合理的期望值,取得患者与家属的理解,达成共识,同时增强手术信心。

2. 术后护理措施

(1)一般护理:遵医嘱严密观察并记录生命体征的变化,包括体温、脉搏、呼吸、血压。全麻清醒后取平卧位或健侧卧位,避免患耳受压。护士应加强巡视,发现问题及时处理。

(2)伤口护理:观察伤口有无渗血及血肿,观察皮瓣血供情况并记录,如有异常及时报告医生。胸部取肋软骨的患者,注意胸部伤口的护理:①胸带加压包扎伤口,防止伤口出血;②观察伤口处敷料有无渗血;③鼓励患者咳嗽、咳痰,定时雾化吸入,尽早下地活动,防止肺部感染;④观察呼吸,有无气胸。

(3)管道护理:负压引流管一般持续引流 7 天,观察引流液的颜色、性状及量,及时记录;保持引流管通畅,防止引流管脱落,如有异常,及时更换或通知医生。

(4)疼痛护理:及时评估疼痛的部位、性质和持续时间,必要时遵医嘱给予镇痛剂;咳嗽时,用双手护住胸部伤口,同时收缩腹部肌肉,使胸部轻轻振动,促进痰液排出。

(5)并发症的护理:术后严密观察患者的呼吸,若出现呼吸困难或呼吸急促,需警惕气胸的发生。

(6)饮食护理:指导患者进食营养、易消化、清淡食物,保证蛋白质、维生素的摄入,避免坚硬、辛辣等刺激性食物,增强机体抵抗力,促进伤口愈合。

(7)心理护理:给予患者更多的关心及照顾,主动与患者进行沟通交流,使其有社会归属感。鼓励同病室患者与其交流,消除自卑感。

3. 健康教育

(1)耳郭再造手术后患者腿部或胸部有伤口,活动不便时应多加小心,需要家属陪同,避免跌倒。

(2)术侧耳部避免受到外力撞击,睡觉时避免受压。防止皮肤破损或受伤,预防冻伤和暴晒等。注意清洁卫生,待创面完全愈合后方可洗澡。

(3)按时复查,若伤口出现红肿、感染、再造耳支架外露等情况应及时就诊。

三、先天性内耳畸形患者的护理

【概述】

先天性内耳畸形种类繁多,随着高分辨率 CT 和磁共振的应用,目前诊断率不断提高。根据畸形的部位和严重程度将畸形分为耳蜗畸形、前庭畸形、半规管畸形、内听道畸形及前庭导水管和耳蜗导水管畸形。临床上常见的有大前庭水管综合征和不完全分割 II 型。

【病因】

先天性遗传性内耳畸形,此类有家族遗传病史;先天性感染性畸形是由于胚胎早期母体感染疾病所致,如风疹病毒、麻疹病毒等;理化因素损伤性畸形,由于胚胎时期受药物、X 射线影响所致。

【临床表现】

主要表现为患耳听力障碍,有波动性听力障碍、重度听力障碍或者全聋。有些患者出生时即无听力,有些则发病晚。也有患者可伴随眩晕、脑脊液耳鼻漏等症状。

【辅助检查】

1. 听功能检查

(1)音叉试验:韦伯试验示内耳功能异常可偏健侧;林纳试验示内耳功能异常可为阳性。

(2)电测听:纯音气骨导测试,内耳功能异常者呈感音神经性聋曲线。

2. 影像学检查 根据听功能情况选择 X 线、CT 或 MRI 检查,协助确定病变部位、范围及程度等。

【治疗原则】

根据耳聋的程度,可采用不同的治疗方式:

1. 听力下降早期可用 20% 甘露醇静脉快速滴注。

2. 有残余听力者可佩戴助听器。

3. 重度及以上聋患者可行人工耳蜗植入术。

【护理评估】

1. 健康史 询问患者家属,母体在妊娠时有无病毒感染或服用致畸药物、频繁接触放射线及电磁波等物理因素史。了解患者的生活习惯、健康状况、药物过敏史、手术史、家族遗传史等。

2. 身体状况 患者一般有严重的听力障碍,了解其是否有发作性眩晕,是否有其他肢体及内脏畸形。

3. 心理 - 社会状况 评估患者的年龄、性别、职业、文化水平、交流能力、智力发育、饮食习惯、性格特点以及家庭支持系统状态等,了解其对本疾病的认知程度及心理状态,以及听力下降对患者日常生活的影响程度。

【常见护理诊断 / 问题】

1. 语言沟通障碍 与听力严重障碍不能有效沟通有关。

2. 疼痛 与手术切口有关。

3. 有感染的可能 与机体对植入的异物发生排斥反应有关。

4. 皮肤完整性受损 与术后伤口部位有瘢痕或突起有关。

5. 知识缺乏:缺乏有关手术的配合知识和自我保健知识。

6. 潜在并发症:颅内感染、出血、面瘫等。

【护理措施】

1. 术前护理措施

术前准备

1)患者准备:①遵医嘱给予术区备皮、行药物过敏试验等;②全麻患者按手术常规要求禁食禁饮;③完善相关术前检查。

2)心理护理:建立良好关系,耐心与患者进行沟通交流,利用各种方式(手语、口形、书面文字)与患者沟通,或向其家属说明手术的目的、讲解手术的基本过程和手术中的配合方法。

2. 术后护理措施

（1）一般护理：行人工耳蜗植入的患者术后 6 小时内应平卧，6 小时后可头部略抬高 15°~30° 或取半坐卧位，避免患耳受压。护士应加强巡视，发现问题及时处理。

（2）病情观察：遵医嘱严密观察并记录生命体征的变化，包括体温、脉搏、呼吸、血压、神志、瞳孔，有无面瘫、恶心呕吐、高热、寒战、头痛、嗜睡等颅内外并发症，如有异常及时报告医生，配合抢救工作。

（3）伤口护理：观察伤口有无渗血及血肿，伤口敷料是否松动，如有异常报告医生及时更换。

（4）用药护理：遵医嘱使用抗生素预防感染，若术后出现面瘫，遵医嘱使用糖皮质激素或营养神经的药物，观察用药效果，注意用药后的不良反应。

（5）疼痛护理：及时评估疼痛的部位、性质和持续时间，必要时遵医嘱给予镇痛剂。

3. 健康教育

（1）注意保暖，防止感冒，并掌握正确的擤鼻方式，勿用力擤鼻。

（2）嘱患者或患儿家属勿让患儿行剧烈运动，以免电极脱落。

（3）人工耳蜗术后患者 1 个月后到医院调试开机，患儿尽早去进行语言培训，训练说话能力。

第二节　耳外伤疾病的护理

一、耳郭外伤患者的护理

【概述】

耳郭外伤是指各种外力因素造成的耳郭损伤。常见的耳郭外伤有挫伤、撕裂伤、切割伤、枪击伤和烧伤等。临床以前两者为多见，可单独发生，亦可伴发头面部损伤。

【病因】

因耳郭外露于头两侧，易遭受外力损伤。挫伤多由钝器撞击所致；撕裂伤多由钝器或锐器撞击以及外力撕扯等原因所致；天气寒冷，外耳保暖不足可造成耳郭冻伤；开水、某些化学药品等可灼伤耳郭。

【临床表现】

1. 耳郭挫伤　轻者仅耳郭皮肤擦伤或局部红肿，多可自愈。重者软骨膜下或皮下积血形成血肿,血肿可波及外耳道,表现为耳郭周围青紫或软骨膜下血肿。

2. 耳郭撕裂伤 轻者仅为一裂口,少量出血。重者有组织缺损,甚至耳郭部分或完全断离,创缘多不整齐。

3. 耳郭切割伤 创缘多较整齐。

4. 耳郭枪击伤 组织多缺失。

5. 耳郭烧伤 依其烧伤程度可见局部红肿、水肿、溃烂、皮肤和软骨坏死,晚期瘢痕组织增生,耳郭发生粘连或畸形。

【辅助检查】

1. 耳部检查 咽鼓管检查、中耳和乳突检查、听力检查、前庭功能检查。

2. CT 和 MRI 检查 明确耳部病变组织的性质。

3. 外耳检查 主要检查外耳道、耳郭、鼓膜有无异常。

4. 耳郭检查 主要以望诊和触诊为主,观察耳郭有无畸形、红肿、损伤。

【治疗原则】

1. 挫伤引起的小的软骨膜下血肿,以注射器将积血抽出后加压包扎即可;大块的血肿或已凝成血凝块者,则需切开取出凝血块,缝合后加压包扎。处理时需严格无菌操作,防止继发感染。

2. 对有创面的损伤,应彻底清洗伤口,止血、清创、缝合,注意软骨膜不应缝合。清创时应尽可能地保存组织,以免导致严重畸形。

3. 预防感染 术后应用抗生素防止感染,对于有创面的不洁损伤,还应注意破伤风抗毒素注射前应做 TAT 皮肤试验,以免发生过敏性休克。

【护理评估】

1. 健康史 询问患者外伤史,了解受伤的时间、场所、致伤物和外力大小,以及是否采取应急处理措施等。评估患者有无合并头面部损伤等。了解患者耳部既往状况。

2. 身体状况 评估耳郭有无血肿、出血、断裂、缺损或畸形。

3. 心理 - 社会状况 评估患者年龄、性别、文化水平、职业及家庭经济状况等,了解其对耳外伤危害性的认知程度。患者有无因局部畸形导致外观形象改变而产生焦虑、悲观情绪。

【常见护理诊断 / 问题】

1. 急性疼痛 与耳郭机械性损伤有关。

2. 有感染的危险 与耳郭完整性受损、污染有关。

3. 焦虑 与局部症状较重、担心疾病预后有关。

4. 自我形象紊乱 与耳郭完整性受损、耳郭畸形有关。

【护理措施】

1. 告知患者疼痛的原因和可能持续的时间,积极协助医生处理伤口,必要时遵医嘱给予镇痛剂。

2. 观察耳郭的温度和颜色,注意生命体征变化,发现异常及时通知医生。

3. 遵医嘱应用抗生素,观察用药后反应。

4. 与患者沟通交流,帮助患者减轻心理压力,让患者有适当的期望值。

5. 健康教育

(1)讲解疾病相关知识,指导患者注意保护外耳,避免外力碰撞。

(2)冬季注意耳部保暖,防止耳郭冻伤。

(3)指导患者改善身体外观的方法,如女性患者可留长发遮挡耳郭的畸形。鼓励患者参加正常的社交活动。

二、鼓膜外伤患者的护理

【概述】

鼓膜外伤是指各种外力因素造成间接或直接的外力损伤。常见的有器械伤、医源性损伤和压力伤等。

【病因】

鼓膜位于外耳道深处,结构菲薄,在传音过程中起重要作用。鼓膜外伤多因直接或间接的外力所致,有以下几种原因:

1. 器械伤 如用火柴梗、牙签等挖耳刺伤鼓膜。

2. 医源性损伤 如取耵聍、外耳道异物等。

3. 烧伤 如矿渣、火花等烧伤。

4. 压力伤 如掌击耳部、爆破、炮震、放鞭炮、高台跳水及潜水等。

5. 其他 颞骨纵行骨折、火花溅入、小虫飞入亦可造成鼓膜损伤。

【临床表现】

鼓膜破裂后,患者可突感耳痛、听力下降伴耳鸣,外耳道少量出血和耳内闷塞感。单纯的鼓膜破裂,听力损失较轻。压力伤除引起鼓膜破裂外,还可由于镫骨剧烈运动致内耳受损,出现眩晕、恶心及混合性聋。

【辅助检查】

1. 耳镜检查。

2. 听力检查 为传导性聋或混合性聋。

【治疗原则】

1. 清除外耳道内存留的异物、血凝块和脓液等。保持耳内干燥,如无继发感染,局部禁止滴入任何滴耳液。

2. 预防上呼吸道感染,嘱患者勿用力擤鼻涕,以防来自鼻咽部的感染。如无感染征象,不必应用抗生素。

3. 如无继发感染,禁用外耳道冲洗或滴药。穿孔愈合前,禁游泳或任何水液入耳。

4. 大多数外伤性穿孔 3~4 周内可自行愈合,较大且经久不愈的穿孔可行鼓膜修补术。

【护理评估】

1. 健康史　评估患者外伤史,了解患者受伤原因、经过、有无听力减退、突发耳聋等情况。了解患者有无用硬物挖耳等不良习惯。

2. 身体状况　评估患者有无突发性耳痛、听力减退、耳鸣、耳闷、耳出血、合并颞骨骨折时有无脑脊液耳漏的表现。

3. 心理 - 社会状况　评估患者的年龄、性别、职业、文化水平、工作环境、饮食习惯、性格特点以及家庭支持系统状态等,了解其对本疾病的认知程度及心理状态。

【常见护理诊断 / 问题】

1. 急性疼痛　与外力冲击、鼓膜外伤有关。

2. 自我认同紊乱　与鼓膜穿孔或内耳受损有关。

3. 有感染的危险　与鼓膜穿孔处理不当有关。

4. 焦虑　与听力减退有关。

5. 知识缺乏 : 缺乏预防鼓膜外伤的相关知识。

【护理措施】

1. 一般护理　眩晕患者,嘱其卧床休息,注意活动安全,给予清淡、半流质饮食,症状缓解后可进普食。禁止洗耳、滴耳。可用小棉签小心清除外耳道异物或血迹,在外耳道口可放置一个消毒酒精棉球,防止外界污物进入中耳。

2. 病情观察　单纯鼓膜穿孔,多在伤后 3~4 周自然愈合。重点观察耳道内是否有脓性分泌物。注意了解听力下降、耳鸣等症状是否改善,如有异常应及时通知医生。鼓膜穿孔 4 周内未自行愈合的患者,需行鼓室成形术、鼓膜修补术。

3. 伤口护理　禁止洗耳、滴耳。可用小棉签小心清除外耳道异物或血迹,防止外界污物进入中耳。

4. 疼痛护理　耳痛特别剧烈时,及时给予疼痛评估,按照评分予以疼痛阶梯治疗。

5. 并发症的护理

(1)遵医嘱给予广谱抗生素 3~7 天,防止继发感染。

(2)出现眩晕、呕吐时,遵医嘱给予口服改善眩晕及呕吐的药物,严重者给予静脉滴注。

(3)若合并颞骨骨折伴有脑脊液耳漏者,禁止堵塞外耳道,防止脑脊液逆流引起颅内感染。

6. 心理护理　向患者讲解疾病相关知识和预后,适当分散注意力,消除患者焦虑不安的心理,积极配合治疗。

7. 健康教育

(1)告知患者外伤后 3 周内外耳道不可进水或滴药,勿用力擤鼻、打喷嚏等,避免继发中耳感染影响鼓膜愈合。

(2)养成良好的卫生习惯,不可用发夹、木签等硬物挖耳,取耵聍时应选择恰当的用具,手法要小心适度,避免伤及鼓膜。

(3)遇到爆破情况或进行跳水、潜水时,可以使用耳塞保护双耳。在强气压环境中工作时要戴防护耳罩。

三、脑脊液耳漏患者的护理

【概述】

脑脊液耳漏是指由于各种原因使脑脊液循环系统特别是蛛网膜下腔与中耳相通,以致脑脊液流入中耳,流出外耳道,称为脑脊液耳漏。

【病因】

常因颅脑外伤引起颅底骨折、先天性畸形、中耳和颞骨破坏性病变、中耳手术不当引起。

【临床表现】

脑脊液经外耳道流出,初期因混有血液呈浅红色,以后则逐渐变为清亮液体。可能存在头痛头晕、耳鸣、听力下降、耳内闭塞感等症状。

【辅助检查】

1. 对漏出液做糖定性和定量检查。

2. 影像学检查　CT/MRI 检查帮助其明确诊断。

【治疗原则】

外伤性脑脊液耳漏患者经保守治疗多可自愈,采取平卧位,予以抗生素预防感染。若保守治疗无效者,则需行手术治疗。化脓性中耳炎并发脑脊液耳漏时,应行乳突探查术,彻底清除病变组织,查找漏口,及时修补。同时给予足量抗生素预防或控制感染,并给予脱水剂治疗。

【护理评估】

1. 健康史　询问并了解患者耳内流水持续的时间、颜色、性质及量,有无外伤史或耳手术史,有无耳内和颅内其他病变。

2. 身体状况　评估患者是否有耳鸣、听力下降、耳内闭塞感,是否有头痛头晕,平卧时减轻的症状。

3. 心理 - 社会状况　评估患者的年龄、性别、职业、文化水平、工作环境、饮食习惯、性格特点以及家庭支持系统状态等,了解其对本疾病的认知程度及心理状态。

【常见护理诊断／问题】

1. 急性疼痛 与外力冲击引起颅脑外伤有关。

2. 有感染的危险 与脑脊液耳漏处理不当导致颅内逆行感染有关。

3. 焦虑 与突发外伤或病程时间长,担心预后有关。

4. 知识缺乏:缺乏脑脊液耳漏的疾病治疗相关知识。

【护理措施】

1. 一般护理 患者应予以平卧位,保持外耳道清洁,禁止耳内滴药或进水;限制水和盐的摄入,避免低头、用力、屏气等动作;预防感冒,防止咳嗽、打喷嚏;注意营养摄入,提高机体抵抗力,多吃高纤维食物,预防便秘,保持大便通畅。

2. 病情观察 严密观察患者生命体征、神志和瞳孔,有无恶心呕吐、头痛头晕、寒战、高热、嗜睡、颅内感染等并发症;观察有无清亮液体自耳部流出,随患者低头、用力、咳嗽、打喷嚏时增多,平卧时减轻等现象;颅脑外伤患者应注意耳部伤口有无渗血和出血。

3. 用药护理 遵医嘱使用抗生素,预防和控制感染。遵医嘱使用降颅内压药物,预防头痛。

4. 对于保守治疗 4~6 周未好转的患者,则需行手术治疗,做好患者心理护理,向患者说明手术目的、方式、术后可能存在的不适及如何与医生配合。根据手术方式予以耳部的术后护理常规。手术后应特别注意适当卧位,注意观察有无脑脊液漏再次发生和颅内感染等并发症。

5. 健康教育

(1)注意保暖,预防感冒,指导患者掌握正确的擤鼻方法,勿用力擤鼻。

(2)注意保持外耳道清洁干燥,洗头、沐浴时应用棉球堵塞外耳道口,防止污水进入耳内。

(3)有严重眩晕的患者应继续卧床休息 2~3 周。继续按医嘱服药,定期随访。

(4)注意营养摄入,增强机体抵抗力。日常生活中做好自身防护。

第三节 外耳疾病的护理

一、耳郭假囊肿的护理

【概述】

耳郭假囊肿又名耳郭非化脓性软骨膜炎、耳郭浆液性软骨膜炎、耳郭软骨间积液等。是指耳郭软骨夹层内的非化脓性浆液性积液所形成的囊肿。多发生于一侧耳郭的外侧前面上半部,内为浆液性渗出液,形成囊肿样隆起。男性发病多于女性,多发于 20~50 岁成年人,常发生于单侧耳郭。

【病因】

病因尚未明确,可能与某些机械性刺激有关,如碰撞、挤压等,引起局部循环障碍、组织间出现反应性渗出液聚积所致。也有学者认为是先天性发育不良,即胚胎第一、二鳃弓的 6 个耳丘融合异常遗留潜在的组织腔隙,留下了发生该病的组织基础。

【临床表现】

1. 症状　患者常偶然发现耳郭前上方局限性隆起,逐渐增大。小者可无任何症状,大的可有胀感、波动感、灼热感或痒感,常无痛感或仅感微痛。

2. 体征　囊性隆起多位于舟状窝、三角窝,偶可波及耳甲腔,但不侵及耳郭后面。囊肿边界清楚,皮肤色泽正常。透照时透光度良好,可与血肿区别。穿刺抽吸时,可抽出淡黄色清亮液体,培养无细菌生长。

【辅助检查】

1. 常规检查

(1)血、尿、便常规检查。

(2)穿刺液细菌培养为阴性。

(3)胆红素总量、直接胆红素、总蛋白的球蛋白检查。

2. 病理检查　确定囊肿的性质。

【治疗原则】

1. 理疗　起病初期或为小囊肿,可用紫外线照射、超短波、冷敷等理疗方法以促进渗液吸收并控制继续渗出。

2. 穿刺抽液、局部压迫法　在严格无菌条件下将囊液抽出,然后用石膏固定压迫局部或用细纱条等物压迫局部后,以纱布、绷带进行包扎。也可用两片圆形(直径约 1.5cm)的磁铁置于囊肿部位的耳郭前后,用磁铁吸力压迫局部。

3. 手术　久治不愈者可行手术治疗,切除部分囊壁,清除积液后加压包扎。

【护理评估】

1. 健康史　评估患者睡眠时的习惯卧姿,有无挤压耳郭的情况发生,是否有经常触摸耳郭的习惯以及有无明显诱因等。

2. 身体状况　评估耳郭外侧面有无局限性隆起,囊肿有无胀感、痒感、波动感。

3. 心理 - 社会状况　评估患者的年龄、性别、职业、文化水平、工作环境、饮食习惯、性格特点以及家庭支持系统状态等,了解其对本疾病的认知程度及心理状态。

【常见护理诊断 / 问题】

1. 舒适度减弱　与耳郭软骨间积液有关。

2. 知识缺乏：缺乏耳郭假囊肿的预防和护理知识。

【护理措施】

1. 观察病情，询问患者有无不适感，做好心理护理。

2. 协助医生在严格无菌状态下行局部穿刺抽液，并给予加压包扎，避免牵拉患耳，引起不适。

3. 对行物理疗法的患者，应认真执行操作规程，并告知患者治疗目的和相关注意事项。手术治疗的患者，按耳部手术前、后常规护理，见第三章第二节。

4. 健康教育

(1)保持耳郭囊肿部位清洁，勿乱敷药物，以免继发感染引起化脓性软骨膜炎而导致耳郭畸形。

(2)注意避免对耳郭的机械性刺激，如指导患者睡觉时使用软枕头，勿经常触摸或挤压耳郭等，防止造成局部微循环障碍。

二、外耳道耵聍栓塞患者的护理

【概述】

外耳道软骨部皮肤具有耵聍腺，其分泌物称耵聍。耵聍分泌过多或排除受阻时，逐渐形成团块，阻塞外耳道，称外耳道耵聍栓塞。

【病因】

正常情况下，耵聍可随着张口、咀嚼等下颌运动自行脱落排出。可导致耵聍排出受阻的几种因素如下：

1. 外耳道肿物、异物、瘢痕、狭窄、畸形等。

2. 外耳道因炎症等刺激导致耵聍分泌过多。

3. 油性耵聍或耵聍变质。

4. 老年人肌肉松弛，下颌关节运动无力，外耳道口塌陷，且老年人耵聍腺萎缩，耵聍变干燥，不易脱落。

【临床表现】

1. 根据耵聍大小、阻塞部位及阻塞程度的不同，症状也会有所不同。

(1)耵聍小、未完全阻塞耳道时，仅有局部瘙痒感。

(2)耵聍大、完全阻塞耳道时，可有听力减退、耳闷塞感，并伴耳痛、眩晕。

(3)耵聍阻塞外耳道后壁时，可有咳嗽症状。

2. 如有感染，外耳道皮肤红肿可致耳痛加剧，有脓液。

【辅助检查】

1. 耳镜检查　外耳道可见黄色、棕黑色或黄褐色块状物堵塞外耳道。

2. 听力检查 为传导性听力损失。

【治疗原则】

取出耵聍是唯一的治疗方法,操作时应耐心、细致,动作轻柔,避免损伤外耳道及鼓膜。

1. 对可活动、未完全阻塞外耳道的耵聍可用膝状镊或耵聍钩取出。较软的耵聍可将其与外耳道壁分离后分次取出。较硬者用耵聍钩从外耳道后上壁将耵聍与外耳道壁分离出缝隙后,将耵聍钩扎入耵聍团块中间,慢慢钩出,尽量完整取出。

2. 耵聍干硬难以取出者,可先滴入 5% 碳酸氢钠溶液,每天滴 4~6 次,待耵聍软化后用生理盐水冲洗外耳道清除。已有外耳道炎者,给予抗生素控制炎症。

3. 耵聍较深难以取出或儿童等配合欠佳者,可在充分软化耵聍后在耳内镜辅助下清理,以便充分清理外耳道耵聍,操作时避免损伤外耳道及鼓膜。

【护理评估】

1. 健康史 评估患者耳部不适、闷胀感持续时间。了解患者有无挖耳、异物飞入耳内,外耳道有无瘢痕、狭窄、外伤史、外耳道炎症等。

2. 身体状况 评估患者有无耳内局部瘙痒、听力减退、耳鸣、耳痛、眩晕、反射性咳嗽或外耳道炎等症状。

3. 心理 - 社会状况 评估患者的年龄、性别、职业、文化水平、工作环境、饮食习惯、性格特点以及家庭支持系统状态等,了解其对本疾病的认知程度及心理状态。

【常见护理诊断 / 问题】

1. 自我认同紊乱 与听力减退有关。

2. 舒适度减弱:耳闷、耳痛、眩晕 与耵聍遇水膨胀有关。

3. 有感染的危险 与外耳道进水或皮肤破损有关。

4. 有继发损伤鼓膜和外耳道的危险 与耵聍性质和操作不当有关。

5. 知识缺乏:缺乏预防和处理耵聍栓塞的相关知识和技能。

【护理措施】

1. 观察患者有无听力下降等症状,合并外耳道感染者,遵医嘱给予抗生素治疗,待感染控制后再取出耵聍。

2. 对耵聍坚硬难以取出的患者,遵医嘱按时滴药,并观察耵聍软化情况,防止皮肤破损引起感染;合并外耳道感染者,遵医嘱用药控制感染。

3. 配合医生取耵聍时,操作要轻柔,注意保持周围环境安全,避免他人撞击,以免伤及外耳道及鼓膜。

4. 健康教育

（1）对耵聍腺分泌过盛或耵聍排出受阻的患者，嘱其定期清除，防止耵聍堆积成团而阻塞外耳道。

（2）减少脂肪类食品的摄入，以减少油性耵聍的产生。

（3）改掉经常挖耳的不良习惯，减少外耳道因各种刺激致耵聍分泌过多。

（4）避免外耳道进水，积极治疗外耳道炎，改善工作和生活环境等。

（5）教会患者正确取耵聍的方法，避免伤及鼓膜。

三、外耳道疖患者的护理

【概述】

外耳道疖是外耳道皮肤毛囊或皮脂腺的局限性化脓性炎症。好发于外耳道软骨部。

【病因】

糖尿病和身体衰弱者易患本疾病。病原菌主要为金黄色葡萄球菌，有时为白色葡萄球菌。

【临床表现】

1. 症状 早期为剧烈跳动性耳痛，张口、咀嚼时加重，可放射至同侧头部。多感全身不适，体温可微升，甚至影响睡眠和工作。疖肿堵塞外耳道时，可有耳鸣及耳闷。疖肿溃破后则症状减轻。

2. 体征 检查有耳郭牵拉痛及耳屏压痛，外耳道软骨部可见皮肤疖肿。脓肿成熟破溃后，外耳道有浓稠脓液流出耳外，可混有血液，此时耳痛减轻。外耳道后壁疖肿可有耳后沟及乳突区红肿，易误诊为乳突炎。应注意与急性乳突炎鉴别。

【辅助检查】

1. 实验室检查可有白细胞计数升高。

2. 脓液做细菌培养和药敏试验。

3. 耳镜检查可见外耳道软骨部局限性红肿隆起，中央有白色脓栓，触之有波动感，脓液黏稠。

【治疗原则】

1. 局部治疗 根据疖的不同阶段采取不同的治疗方法。

（1）早期可局部热敷或行超短波透热等理疗，可起到消炎消肿、缓解疼痛的作用。

（2）局部尚未化脓者用 1%~3% 酚甘油或 10% 鱼石脂甘油滴耳，或用前两种药液纱条敷于患处，每天更换纱条 2 次。

（3）疖肿成熟后及时挑破脓头或切开引流。用 3% 过氧化氢溶液清洁外耳道脓液及分泌物。

2. 全身治疗 应用抗生素控制感染,必要时使用镇静剂、镇痛剂。

【护理评估】

1. 健康史 评估患者耳部疼痛、脓液流出发生和持续时间、既往身体情况,有无糖尿病以及有无明显诱因。

2. 身体状况 评估患者有无耳痛、体温升高、耳鸣及耳闷,外耳道有无隆起的疖肿,有无牵拉痛,耳前或耳后淋巴结有无肿大。

3. 心理-社会评估 评估患者的年龄、性别、职业、文化水平、工作环境、饮食习惯、性格特点以及家庭支持系统状态等,了解其对本疾病的认知程度及心理状态。

【常见护理诊断 / 问题】

1. 急性疼痛 与外耳道疖引起的炎症反应有关。

2. 体温升高 与炎症引起的全身反应有关。

【护理措施】

1. 遵医嘱口服或注射抗生素控制感染,多选用青霉素类或头孢菌素类抗生素,注意观察药物的不良反应。剧烈疼痛者可给予镇痛药,注意镇痛效果的评价。

2. 疖肿成熟后及时挑破脓头或切开引流。用 3% 过氧化氢清洁外耳道脓液及分泌物。可放置无菌纱条引流,每天换药,注意观察引流情况。

3. 遵医嘱使用滴耳液,观察患者用药后有无眩晕等症状。

4. 健康教育

(1)指导患者纠正不良挖耳习惯。

(2)游泳或洗头时戴耳塞,污水入内时应立即拭干,保持外耳道清洁、干燥。急性期和治疗恢复期均应禁止游泳。

四、外耳道异物患者的护理

【概述】

外耳道异物是指体积小的物体或虫类等进入外耳道,多见于儿童。异物种类可分为动物性异物(如昆虫等)、植物性异物(如豆类、谷类、小果核等)和非生物性异物(如小玩具、铁屑、石子、玻璃珠等)三类。

【病因】

1. 常为小儿玩耍时将小物体塞入耳内所致。

2. 成人则多为挖耳或外伤时遗留小物体或昆虫侵入耳内等。

3. 飞蛾、牛虱、蚂蟥、蚊虫等误入外耳道耳内。

4. 工作中意外事故发生,小石块、木屑、铁屑等飞入耳内造成异物的发生。

【临床表现】

成人一般可以感知耳内异物,儿童则通常在耳鼻咽喉科就诊时被发现。

临床表现因异物的大小、种类而异。

1. 小而无刺激性的非生物性异物可不引起症状。一般异物愈大、愈接近鼓膜,症状愈明显。

2. 活昆虫等动物性异物可爬行骚动,引起剧烈耳痛、噪声,使患者惊恐不安,甚至损伤鼓膜。

3. 豆类等植物性异物如遇水膨胀,阻塞外耳道,可引起耳闷胀感、耳痛及听力减退,并可继发外耳道炎。

4. 遇水不改变形状的异物,停留在外耳道可无症状。久之可合并感染,或被耵聍包裹形成耵聍栓塞。

5. 锐利坚硬的异物可损伤鼓膜。异物刺激外耳道、鼓膜偶可引起反射性咳嗽或眩晕。

【辅助检查】

耳镜检查可见明显异物。如外耳道肿胀或异物细小并有异物史者检查时应小心仔细。

【治疗原则】

根据异物的种类、大小和形状,选择合适的器械和正确的方法取出。

1. 异物位置未越过外耳道峡部、未嵌顿于外耳道时,可用耵聍钩直接钩出。

2. 活动性昆虫类异物,因多数昆虫不能倒退爬行或在外耳道内旋转,导致昆虫不间断向鼓膜爬行,因此宜先用油类、乙醇等滴入耳内,或用浸有乙醚(或其他挥发性麻醉剂)的棉球置于外耳道数分钟,将昆虫黏附、麻醉或杀死后用镊子取出或冲洗排出。

3. 对于坚硬的球形异物比如玻璃球、圆珠子等,可能因不易抓牢而难以取出,常用直角弯钩越过异物或用大吸管吸住异物将其取出。如异物较大且于外耳道深部嵌顿较紧,需在局麻或全身麻醉下取出异物。幼儿患者宜在短暂全麻下取出异物,以免因术中不合作造成损伤或将异物推向深处。

4. 外耳道异物继发感染者,可先行抗感染治疗,待炎症消退后再取异物,或取出异物后积极治疗外耳道炎。

【护理评估】

1. 健康史　评估患者异物进入耳内发生时间以及异物的种类;评估患者耳道有无肿胀、畸形等;询问患者休息环境是否有土栽植物,有无挖耳习惯或耳外伤史等。

2. 身体状况　评估患者有无耳闷胀感、耳痛、耳内痒感、轰鸣声、反射性咳嗽等症状及鼓膜有无损伤。

3. 心理 - 社会状况　评估患者的年龄、性别、职业、文化水平、工作环境、饮食习惯、性格特点以及家庭支持系统状态等,了解其对本疾病的认知程度及心理状态。

【常见护理诊断 / 问题】

1. 急性疼痛 与外耳道异物刺激或感染有关。

2. 有鼓膜损伤的危险 与异物性质或操作不当有关。

3. 有感染的危险 与异物停留时间过长或损伤外耳道有关。

4. 知识缺乏:缺乏相关外耳道异物的预防和处理知识。

【护理措施】

1. 告知患者疼痛的原因,转移患者注意力,减轻患者的焦虑、恐惧,积极协助医生处理伤口。

2. 观察患者症状,遵医嘱应用抗生素,预防和控制外耳道感染。

3. 配合医生取出异物时,保持周围环境安全,避免他人撞击。

4. 健康教育

(1)教育儿童不要将小玩物塞入耳内,成人应改掉用棉签棒、火柴棍等坚硬物体挖耳的习惯,以防异物残留耳内。

(2)卧室内消灭蟑螂,尽量不要放置土栽植物等,野外露宿时要加强防护,防止昆虫进入耳内。

(3)告知患者一旦异物入耳,应及时就医,切勿盲目自行取出物,以免将异物推入甚至损伤鼓膜。

(4)特殊工作环境应注意保护耳朵,防止小石子、铁屑、木屑等飞入耳内。

第四节 中耳疾病的护理

一、分泌性中耳炎患者的护理

【概述】

分泌性中耳炎是以传导性聋及鼓室积液为主要特征的中耳非化脓性炎性疾病。冬春季多发,是儿童和成人常见的听力下降原因之一。中耳积液可为浆液性分泌液或渗出液,亦可为黏液。该疾病可分为急性和慢性两种。急性分泌性中耳炎病程延续 8 周,若 8 周后未愈者即可称为慢性分泌性中耳炎。慢性分泌性中耳炎多由急性分泌性中耳炎迁延转化而来,亦可缓慢起病而没有急性中耳炎经历。

【病因】

分泌性中耳炎多由上呼吸道感染所致,亦可由头颈部肿瘤放疗后而产生,目前认为咽鼓管功能障碍、中耳局部感染和变态反应等为其主要病因。任何原因导致的全身或局部免疫功能低下,如老年人、儿童、劳累过度、烟酒过度均可诱发分泌性中耳炎的发生。

1. 咽鼓管功能障碍

(1)机械性阻塞:如儿童腺样体肥大、肥厚性鼻炎、鼻咽部肿瘤或淋巴组织增生、长期的后鼻孔及鼻咽部填塞等。

(2)功能障碍:因咽鼓管开闭的肌肉收缩无力,咽鼓管软骨弹性较差,咽鼓管软骨段的管壁容易发生塌陷,导致功能障碍。儿童咽鼓管短而宽,近于水平,易使鼻部和咽部的感染扩散至中耳,此为儿童分泌性中耳炎发病率高的解剖生理学基础之一。腭裂患者由于腭部肌肉无中线附着点,收缩功能不良,致使咽鼓管不能主动开放而易患此病。

2. 中耳局部感染　现代研究发现,中耳积液中细菌培养阳性者高达1/3~1/2,其中主要致病菌为流感嗜血杆菌和肺炎链球菌。分泌性中耳炎可能是中耳的一种轻型的或低毒性的细菌感染。

3. 变态反应　儿童免疫系统尚未完全发育成熟,这可能也是儿童分泌性中耳炎发病率较高的原因之一。慢性分泌性中耳炎可能属于一种由抗感染免疫介导的病理过程。

4. 气压损伤　飞行、潜水的急速升降亦可引发此病,临床上称为气压性中耳炎。

【临床表现】

1. 症状

(1)听力减退:听力下降、自听增强感。头位前倾或偏向健侧时,因积液离开蜗窗而听力改善(变位性听力改善)。小儿常因对声音反应迟钝,注意力不集中而就医。

(2)耳痛:急性者可有隐隐耳痛,可为持续性,亦可为阵痛。慢性者耳痛不明显。

(3)耳闷:耳内闭塞或闷胀感,反复按压耳屏后可暂时减轻。

(4)耳鸣:多为低调间歇性,如"噼啪"声、嗡嗡声及流水声等。当头部运动或打呵欠、捏鼻鼓气时,耳内可出现气过水声。

2. 体征

(1)急性者鼓膜松弛部或全鼓膜充血内陷,表现为光锥缩短、变形或消失,锤骨柄向后上移位,锤骨短突明显外突。鼓室积液时鼓膜无正常光泽,呈淡黄、橙红油亮或琥珀色。

(2)慢性者鼓膜可呈灰蓝或乳白色,鼓膜紧张部有扩张的微血管。若液体未充满鼓室,可透过鼓膜见到液平面。

【辅助检查】

1. 听力检查

(1)音叉试验及纯音听阈测试:结果示传导性聋。听力损失程度不一,重者可达 40dBHL 左右。因积液量常有变化,故听阈可有一定波动。听力损失一般以低频为主,但由于中耳传声结构及两窗的阻抗变化,高频气导及骨导听力亦可下降,积液排出后听力即可改善。

(2)声导抗测试:声导抗图对诊断有重要价值,平坦型(B 型)为分泌性中耳炎的典型曲线;负压型(C 型)示咽鼓管功能不良,部分有鼓室积液。

2. 鼓气耳镜检查　鼓膜活动受限。

3. 影像学检查　CT 扫描可见中耳腔有不同程度密度增高。小儿可做头部 X 线侧位片,了解腺样体是否增生。

【治疗原则】

病因治疗,改善中耳通气引流和清除积液为本疾病的治疗原则。

1. 非手术治疗

(1)急性期可根据病变严重程度选用合适的抗生素。

(2)可用 1% 麻黄碱和含有激素的抗生素滴鼻液交替滴鼻,每天 3~4 次,以保持鼻腔及咽鼓管引流通畅。注意应采取仰卧头低位的滴鼻体位。

(3)使用稀化黏素类药物有利于纤毛的排泄功能,降低咽鼓管黏膜的表面张力和咽鼓管开放的压力。

(4)使用糖皮质激素类药物作为辅助治疗,如地塞米松或泼尼松等。

(5)咽鼓管吹张:慢性期可采用捏鼻鼓气法、波氏球法或导管法。

2. 手术治疗　可根据病情行鼓膜穿刺抽液、鼓膜切开术、鼓室置管术等。积极治疗鼻腔及鼻咽部疾病,如鼻息肉切除术、鼻中隔矫正术、腺样体切除术等。

【护理评估】

1. 健康史　评估患者发病前是否有上呼吸道感染史,是否过度劳累,既往有无急慢性鼻炎、鼻窦炎、腺样体肥大等病史。近期有无乘坐飞机等。

2. 身体状况　评估患者有无听力下降、耳痛、耳鸣或耳闷胀感等症状。

3. 心理 - 社会状况　评估患者的年龄、性别、职业、文化水平、工作环境、饮食习惯、性格特点以及家庭支持系统状态等,了解其对本疾病的认知程度及心理状态。

【常见护理诊断 / 问题】

1. 感知改变:听力下降　与中耳积液有关。

2. 舒适度减弱　与鼓室积液引起耳鸣、耳痛、耳闷塞感有关。

3. 知识缺乏:缺乏分泌性中耳炎的预防及手术后的自我护理知识。

【护理措施】

1. 术前护理

(1)患者准备：遵医嘱给予术区备皮、行药物过敏试验等。局麻患者术晨进少量饮食，全麻患者按手术常规要求禁食禁饮。

(2)物品准备：准备术中用物，如心电图、X线胸片、CT等各种检查结果。

(3)术前指导：教会患者正确的滴鼻和擤鼻方法，保持鼻腔及咽鼓管通畅。

2. 术后护理

(1)病情观察：观察外耳道有无血性液体流出以及液体颜色、量，如有活动性出血应立即报告医生。注意观察有无面瘫头晕、恶心等并发症；术后预防感冒，防止术耳进水，以免引起中耳感染。

(2)鼓膜置管患者头部不可过度活动和摇晃。

(3)遵医嘱使用抗生素、类固醇激素类药物控制感染，注意观察用药后反应。使用1%麻黄碱滴鼻，嘱咐患者连续使用不得超过一周。

3. 心理护理　向患者及家属讲解本疾病的病因及治疗措施，使其积极配合治疗，帮助患者建立自信，回归家庭社会。

4. 健康教育

(1)指导患者正确使用滴/喷鼻剂、抗生素、促进纤毛运动的药物及糖皮质激素类药物等。

(2)有规律作息，注意劳逸结合，忌烟、酒、辛辣刺激性食物。

(3)加强锻炼，增强机体抵抗力，防止感冒。

(4)儿童患本疾病时易被忽视，如一耳患病，另一耳听力正常，可长期不被察觉，家长及老师应提高对本疾病的认识。10岁以下儿童可酌情行筛选性声导抗测试。

(5)进行鼓膜穿刺、置管的患者要防止污水进入术耳。鼓膜置管未脱落者禁游泳。

(6)积极治疗鼻、咽部疾病，成人慢性分泌性中耳炎应注意排除鼻咽癌，尽早行鼻咽镜检查和鼻咽部活检。

二、急性化脓性中耳炎患者的护理

【概述】

急性化脓性中耳炎是中耳黏膜的急性化脓性炎症，病变主要位于鼓室，好发于儿童，冬、春季多见，常继发于上呼吸道感染。

【病因】

主要致病菌为肺炎球菌、流感嗜血杆菌、葡萄球菌、溶血性链球菌等。较常见的感染途径有以下：

1. 咽鼓管途径

(1)急性上呼吸道感染：细菌经咽鼓管侵入中耳，引起感染。

(2)急性传染病：如猩红热、麻疹、百日咳等，可通过咽鼓管途径并发本疾病；急性化脓性中耳炎亦可为上述传染病的局部表现。此型病变常累及骨质，破坏听骨，酿成严重的坏死性病变。

(3)不当的捏鼻鼓气或擤鼻涕，游泳或跳水，不当的咽鼓管吹张或鼻腔治疗等，细菌循咽鼓管侵入中耳。

(4)婴幼儿咽鼓管解剖特点：管腔短、内径宽、鼓室口位置低，咽部细菌或分泌物易经此途径侵入鼓室。例如平卧哺乳时，乳汁及胃内容物可经咽鼓管逆流入中耳。

2. 外耳道鼓膜途径 鼓膜穿刺、鼓室置管、鼓膜外伤，致病菌由外耳道直接进入中耳。

3. 血行感染 极少见。

【临床表现】

1. 症状

(1)耳痛：多数患者鼓膜穿孔前疼痛剧烈，搏动性跳痛或刺痛可向同侧头部或牙齿放射，鼓膜穿孔流脓后耳痛减轻。

(2)听力减退及耳鸣：病程初期常有明显耳闷、低调耳鸣和听力减退。鼓膜穿孔排脓后耳聋反而减轻，原因是影响鼓膜及听骨链活动的脓液已排出。耳痛剧烈者，听觉障碍常被忽略。有的患者可伴眩晕。

(3)流脓：鼓膜穿孔后耳内有液体流出，初为脓血样，以后变为黏脓性分泌物。

(4)全身症状：轻重不一。可有畏寒、发热、倦怠、食欲减退。小儿全身症状较重，常伴呕吐、腹泻等类似消化道中毒症状。一旦鼓膜穿孔，体温很快恢复正常，全身症状明显减轻。

2. 体征

(1)耳镜检查：起病早期，鼓膜松弛部充血，锤骨柄及紧张部周边可见放射状扩张的血管。继之鼓膜弥漫性充血、肿胀、向外膨出，正常标志消失，局部可见小黄点。如炎症不能得到及时控制可发展为鼓膜穿孔。坏死型者鼓膜迅速融溃，形成大穿孔。

(2)耳部触诊：乳突部可有轻微压痛，鼓窦区较明显。

【辅助检查】

1. 听力检查 多为传导性聋，少数患者可因耳蜗受累出现感音神经性聋或混合性聋。

2. 血象 白细胞总数增多,中性粒细胞增加,鼓膜穿孔后血象逐渐正常。

【治疗原则】

控制感染,通畅引流,去除病因为本疾病的治疗原则。

1. 全身治疗 及早应用足量抗生素控制感染。一般可用青霉素类、头孢菌素类等药物。如早期治疗及时得当,可防止鼓膜穿孔。鼓膜穿孔后取脓液作细菌培养及药敏试验,参照其结果改用敏感抗生素。全身症状重者给予补液等支持疗法。

2. 局部治疗

(1)鼓膜穿孔前:可用 1% 酚甘油滴耳,消炎止痛,用鼻减充血剂滴鼻液滴鼻(仰卧悬头位),可改善咽鼓管通畅度,减轻局部炎症。如全身及局部症状较重,鼓膜明显膨出,经一般治疗后无明显减轻,可在无菌操作下行鼓膜切开术,以利通畅引流。对有耳郭后上区红肿压痛,怀疑并发急性乳突炎者,行 CT 扫描证实后应考虑行乳突切开引流术。

(2)鼓膜穿孔后:先用 3% 过氧化氢彻底清洗并拭净外耳道脓液或用吸引器将脓液吸净。局部用抗生素水溶液滴耳,禁止使用粉剂,以免与脓液结块影响引流。脓液减少、炎症逐渐消退时,可用乙醇制剂,如 3% 硼酸乙醇甘油、3% 硼酸乙醇、5% 氯霉素甘油等滴耳。感染完全控制、炎症彻底消退后,部分患者的鼓膜穿孔可自行愈合。

3. 病因治疗 积极治疗鼻腔、鼻窦、咽部与鼻咽部慢性疾病,如肥厚性鼻炎、慢性鼻窦炎、腺样体肥大等,有助于防止中耳炎复发。

【护理评估】

1. 健康史 评估患者是否有上呼吸道感染、传染病史;了解患者近期是否进行过鼓膜穿刺、置管、咽鼓管吹张等治疗;了解患者擤鼻习惯、游泳呛水或婴儿呛奶等。

2. 身体状况 评估患者有无耳痛、听力下降、耳鸣、耳流脓及畏寒、发热等全身症状。

3. 心理 - 社会状况 评估患者的年龄、性别、职业、文化水平、工作环境、饮食习惯、性格特点以及家庭支持系统状态等,了解其对本疾病的认知程度及心理状态。

【常见护理诊断 / 问题】

1. 急性疼痛 与炎症刺激有关。

2. 体温过高 与炎症引起全身反应有关。

3. 潜在并发症:急性乳突炎、耳源性脑脓肿等。

4. 知识缺乏:缺乏急性化脓性中耳炎的治疗和防护知识。

【护理措施】

1. 基础护理

(1)减少患者的活动量,注意休息,多饮水。

(2)给予易消化富含营养的清淡饮食,保持大便畅通。

(3)鼓膜穿孔后,每天用 3% 过氧化氢溶液清洁外耳道 2~3 次,清除积脓后,拭干,再用 0.3% 氧氟沙星滴耳液滴耳。

2. 病情观察　注意观察使用抗生素后的效果及可能出现的不良反应,观察患者体温变化和耳流脓是否逐渐减少、消失,同时还要观察外耳道分泌物的颜色、性质、量及气味。长时间抗生素滴耳液滴耳,应注意有无合并真菌感染。

3. 对症护理

(1)疼痛严重者,遵医嘱给予镇痛药。当疼痛缓解,注意观察患者外耳道是否有分泌物。

(2)持续高热者,观察体温变化,遵医嘱给予物理降温或药物降温,指导患者多饮水,增加液体摄入,以维持体液平衡。

(3)遵医嘱使用 0.5% 或 1% 的麻黄碱滴鼻液滴鼻,疏通咽鼓管,加快中耳分泌物的引流。

4. 并发症的护理

(1)若患者高热不退,注意观察耳后上方乳突部位有无红肿、压痛,并观察有无恶心、呕吐、剧烈疼痛等症状。

(2)遵医嘱给予广谱、敏感的抗生素。早期可加用少量糖皮质激素,尽快控制炎症。症状消退后仍需继续用药 3~5 天,力求彻底治愈。

5. 心理护理　患者及家属做好解释工作,减轻患者的焦虑、恐惧,积极配合治疗,帮助患者建立自信,回归家庭社会。

6. 健康教育

(1)对于小儿患者,应指导其母亲采取正确的哺乳姿势,哺乳时应将婴儿抱起,使头部竖直,人工喂养所用奶嘴的大小要合适,防止因乳汁经鼻腔反流进入中耳腔。

(2)及时清理外耳道脓液,指导正确的滴鼻、滴耳、擤鼻方法。嘱患者坚持治疗,定期随访。

(3)有规律作息,注意劳逸结合,忌烟、酒、辛辣刺激性食物。

(4)加强锻炼,增强机体抵抗力,防止感冒,患上呼吸道感染疾病时应积极治疗。

(5)行鼓膜修补术者避免用力擤鼻、咳嗽等;鼓膜穿孔未愈合者不宜游泳,防止污水进入耳内引起感染。

三、慢性化脓性中耳炎患者的护理

【概述】

慢性化脓性中耳炎是中耳黏膜、骨膜或深达骨质的慢性化脓性炎症,以间断流脓、鼓膜紧张部穿孔和听力下降为特点,常因急性中耳炎延误治疗或治疗不当,迁延而来。慢性化脓性中耳炎是耳科常见病,严重者可导致耳源性颅内、外并发症。

【病因】

1. 急性化脓性中耳炎未及时治疗或治疗不当、全身抵抗力低下、病菌毒力过强及耐药菌感染可能使急性化脓性中耳炎迁延为慢性。

2. 鼻腔、鼻窦及咽部的慢性疾病可导致中耳炎反复发作,经久不愈。

3. 常见致病菌为金黄色葡萄球菌、变形杆菌、铜绿假单胞菌、大肠埃希菌等。

【临床表现】

1. 症状

(1) 反复流脓:流脓可反复发作,随着感染的控制,脓液可消失,也可因机体抵抗力下降等诱因再次流脓,甚至持续流脓。分泌物为黏脓性,如有肉芽组织生长偶可混有血迹。

(2) 听力下降:多为传导性聋,轻者可无自觉症状,当组织粘连或听小骨破坏等病变严重时,气骨导差可至 40dB 以上,甚至出现混合性聋。

(3) 耳鸣:部分患者可有低调耳鸣,病史较长并有高调耳鸣提示内耳损伤。

2. 体征

(1) 鼓膜紧张部穿孔,大小不一,多为单发。残余鼓膜可有钙化,亦可伴有穿孔缘周围的溃疡和肉芽组织生长。部分愈合的鼓膜则显菲薄,若有感染存在可明显增厚充血,失去正常半透明状态。

(2) 鼓室内壁黏膜可充血,甚至肿胀增厚,亦可形成肉芽、息肉由穿孔处凸入外耳道。外耳道与鼓室内可有脓性分泌物,应注意观察有无真菌感染。

【辅助检查】

1. 听力检查　纯音听力测试为传导性聋或混合性聋,程度不一。

2. 耳镜检查　可见鼓膜穿孔大小不等,分为中央型和边缘型两种。穿孔处可见鼓室内壁黏膜充血、肿胀或有肉芽、息肉沿穿孔伸展于外耳道。鼓室内或肉芽周围及外耳道有脓性分泌物。

3. 颞骨 CT　轻者可无异常改变,严重者中耳内充满低密度影像,提示伴有黏膜增厚或肉芽形成。

【治疗原则】

治疗原则为消除病因,控制感染,清除病灶,通畅引流,尽可能恢复听力。

1. 药物治疗 引流通畅者以局部药物为主,急性发作时应全身应用抗生素。

(1)局部用药:鼓室黏膜充血、水肿,分泌物较多时给予抗生素溶液或抗生素与糖皮质激素混合液滴耳。鼓室黏膜湿润、脓液较少时,可用乙醇或甘油制剂等。

(2)局部用药注意事项:清除鼓室内分泌物是慢性化脓性中耳炎治疗成功的关键之一。用药前通常可先用 3% 过氧化氢溶液洗耳,洗净后再点药。忌用氨基糖苷类抗生素等耳毒性药物滴耳,以免引起听力下降。忌用粉剂,因其可能堵塞穿孔妨碍引流。尽量不用有色药物,以防影响局部观察。中耳腔内忌用含酚类、砷类腐蚀剂。

2. 手术治疗 慢性化脓性中耳炎待流脓停止、耳内干燥后,鼓膜穿孔不愈合应及时行鼓室成形术,根治中耳慢性病变以保留或改善听力。

3. 病因治疗 及时治愈急性化脓性中耳炎,积极治疗鼻咽部慢性疾病,如慢性化脓性鼻窦炎、慢性扁桃体炎、腺样体肥大等。

【护理评估】

1. 健康史 评估患者是否曾患急性化脓性中耳炎,是否有鼻咽部慢性疾患,是否有免疫力低下等情况。

2. 身体状况 评估患者有无听力减退、耳鸣、耳痛、耳内闭塞或闷胀感症状。

3. 心理 - 社会状况 评估患者的年龄、性别、职业、文化水平、工作环境、饮食习惯、性格特点以及家庭支持系统状态等,了解其对本疾病的认知程度及心理状态。

【常见护理诊断／问题】

1. 自我认同紊乱 与鼓膜穿孔、听小骨破坏有关。

2. 舒适度减弱:耳流脓、疼痛 与中耳慢性炎症、耳源性并发症有关。

3. 焦虑 与担心慢性炎症久治不愈和手术治疗效果有关。

4. 知识缺乏:缺乏慢性化脓性中耳炎的防治知识,对其危害性认识不足。

5. 潜在并发症:硬脑膜外脓肿、耳源性脑脓肿、耳后骨膜下脓肿。

【护理措施】

1. 病情观察 密切观察患者神志、瞳孔、体温、呼吸、脉搏和血压的变化,发现异常及时报告医生并协助处理。

2. 手术护理

(1)术前护理

1)患者准备:①遵医嘱给予术区备皮、行药物过敏试验等,剃除术耳周围

5~6cm 范围的头发。女性患者应将余发结成小辫或用发贴固定。耳源性颅内感染手术者,应剃成光头;②遵医嘱完善术前各项检查;③全麻患者按手术常规要求禁食禁饮。

2)物品准备:准备术中用物以及心电图、X 线胸片、CT 等各种检查结果。

3)心理护理:耐心讲解手术的目的及意义,术中可能出现的情况,如何配合术后的注意事项,使患者有充分的思想准备,减轻焦虑,并使其认识到本疾病潜在的危害性,积极配合治疗。

(2)术后护理

1)基础护理:嘱患者卧床休息,患耳朝上或健侧卧位。术后有眩晕的患者应静卧,待眩晕消失后方可起床,卧床患者注意预防静脉血栓栓塞症(venous thrombo embolism,VTE)。照料其日常生活,注意行动安全。

2)饮食护理:给予丰富营养的半流质饮食。避免咀嚼坚硬食物,勿食辛辣、刺激性食物,忌烟酒,注意合理饮食。恶心、呕吐剧烈者,可给予鼻饲饮食或静脉营养。

3)病情观察:观察体温、脉搏、呼吸、血压、瞳孔、意识、肢体运动及局部渗出情况;注意有无面瘫、眩晕、呕吐和眼震出现;如发现异常,应立即通知医生,并协助处理。

4)伤口护理:告知患者术后 1 周内避免打喷嚏和用力擤鼻,防止鼓膜重新裂开。注意保持伤口清洁、干燥,避免洗澡时污水入耳,以免术后感染。

5)并发症的护理:遵医嘱使用抗生素防止感染,及时清除局部渗出物,随时更换伤口敷料,保持术区清洁干燥。严密观察有无头痛、恶心、呕吐、发热及耳后红肿、明显压痛等症状,防止发生颅内、颅外并发症。对疑有颅内并发症者,禁止使用止痛、镇静类药物,以免掩盖症状。及时、准确使用降压药物,全身使用足量抗生素,保持大便通畅。

6)心理护理:术后患者多因恶心呕吐、眩晕等感到焦虑、恐惧,护士应及时做好心理疏导。

3. 健康教育

(1)休养环境宜安静、舒适,减少外界刺激,保证患者睡眠。

(2)常使用耳机者,收听时间不宜过长,耳机音量不宜过大,尽量减少耳机的使用频次。

(3)增强体质,提高机体抵抗力,积极预防和治疗上呼吸道感染;指导并协助患者正确清洁外耳道、使用滴耳药、捏鼻鼓气法等操作,保持外耳道局部清洁,尽早控制伤口感染。

(4)告知患者尤其要注意对患耳的卫生保健。出院后,半年内禁游泳,3 个月内禁乘飞机,1 个月内禁用患侧咀嚼坚硬食物,勿食辛辣、刺激性食物,忌烟酒,注意合理饮食。

(5)定期复诊,病情有变化时及时就诊。

四、中耳胆脂瘤患者的护理

【概述】

中耳胆脂瘤为非真性肿瘤,是指角化的鳞状上皮在中耳内形成,呈囊性结构,囊内除充满角化物和脱落上皮外,中间堆积了白色脱落的上皮组织或含胆固醇结晶,并逐渐扩大后形成胆脂瘤,且有破坏骨壁的趋势。从胆脂瘤的来源可将其分为先天性和后天性两种。先天性胆脂瘤系胚胎期外胚层组织迷走于颞骨形成的囊肿,孤立存在于岩尖部、鼓室和乳突。后天性胆脂瘤是鼓膜或外耳道上皮陷入鼓室形成,大多与感染有关。

【病因】

胆脂瘤形成的确切机制尚不明确。一般认为后天性胆脂瘤的发病机制多由鼓室内负压伴咽鼓管功能不良、鼓膜穿孔边缘处上皮向鼓室翻入形成、炎症刺激使鼓室黏膜上皮化生以及外耳道深部和鼓室上皮具有活跃的增殖能力,炎症刺激形成胆脂瘤。后天性胆脂瘤常继发于慢性化脓性中耳炎。

【临床表现】

1. 耳流脓 因脱落上皮易被厌氧菌感染使脓液有恶臭,量多少不等。当肉芽组织生长时,可有血性分泌物。脓液的多少则与袋口的引流状况和感染程度有关。

2. 听力下降 听力检查有不同程度的传导性聋,传导性耳聋听力下降的程度与听骨链受累程度以及鼓膜形态是否正常有关。因破坏的听骨链被胆脂瘤代替连接,听力可接近正常。当炎症累及内耳则可引起骨导阈值上升和耳鸣。

3. 面神经麻痹 当胆脂瘤感染累及面神经或压迫到面神经时,可能发生面神经麻痹的症状,可于发病初期行面神经减压术,预后良好。

4. 眩晕 当迷路骨壁被破坏会形成迷路瘘孔,而细菌毒素导致迷路炎症时可产生眩晕;耳道压力改变时也发生眩晕。

5. 其他颅内并发症 因抗生素普遍应用,颅内并发症发病率明显降低,但仍有发生。因预后严重,需紧急处理,必须引起重视。

【辅助检查】

1. 耳镜检查 耳镜下可见鼓膜穿孔的大小不一,鼓膜紧张部后上方或松弛部边缘性穿孔,从鼓膜穿孔处可见鼓室内有豆渣样或灰白色鳞片状无定形物质,不易取尽,且有恶臭。有时可见上鼓室外壁骨质破坏,内黏膜壁有红色肉芽或息肉组织。

2. 听力检查　听力损失可轻可重，一般为传导性聋，病变后期可为混合性聋或感音神经性聋。

3. 影像学检查　颞骨 CT 扫描示上鼓室、鼓窦和乳突区有骨质破坏，边缘浓密整齐。对评价乳突气化程度、病变范围、听小骨破坏程度、面神经管状况、有无迷路瘘孔以及颈静脉球高度等有重要意义。

【治疗原则】

应尽早手术治疗。治疗原则为彻底清除胆脂瘤及其他肉芽和炎性病变，努力保存和改善听觉功能，尽量保持外耳道的生理结构和功能。

【护理评估】

1. 健康史　评估患者既往有无鼻咽部慢性疾病，机体抵抗力情况以及是否有急性化脓性中耳炎病史。

2. 身体状况　评估患者鼓膜穿孔处是否有痂皮覆盖，脓液有无有恶臭及有无颅内、颅外并发症。

3. 心理 - 社会状况　评估患者的年龄、性别、职业、文化水平、工作环境、饮食习惯、性格特点以及家庭支持系统状态等，了解其对本疾病的认知程度及心理状态。

【常见护理诊断 / 问题】

1. 焦虑　与担心手术风险及预后有关。

2. 自我认同紊乱：听力下降　与胆脂瘤导致听骨链破坏、鼓膜穿孔有关。

3. 舒适度减弱　与耳部长期流脓、耳鸣有关。

4. 知识缺乏：缺乏中耳胆脂瘤术后及日常的自我护理知识。

5. 潜在并发症：面瘫、耳源性脑脓肿、硬脑膜下和硬脑膜外脓肿等。

【护理措施】

1. 病情观察　注意观察患者有无各种颅内、外并发症，其中最凶险的是颅内并发症。

(1) 生命体征监测：注意观察体温、脉搏、呼吸、血压的变化，如有异常，及时通知医生。

(2) 观察患者有无剧烈头痛、呕吐、血压上升、神志有无异常、瞳孔是否等大等圆，对光反射是否正常。

(3) 观察患者有无面瘫、眩晕，如发现患者口角下垂歪斜、额纹变浅或消失，不能皱眉、闭目时，应及时通知医生。

(4) 观察患者有无耳后、颈部红肿、脓肿、压痛明显等情况，及时通知医生处理。

2. 手术护理

(1) 术前护理

1) 患者准备：①遵医嘱予以术区备皮、行药物过敏试验等，剃除术耳周围

5~6cm 范围的头发,有颅内并发症时可剃光头。女性患者应将余发结成小辫或用发贴固定;②遵医嘱完善术前各项检查;③全麻患者按手术常规要求禁食禁饮。

2)物品准备:准备术中用物以及心电图、X 线胸片、CT 等各种检查结果。

3)心理护理:耐心讲解手术的目的及意义,术中可能出现的情况,如何配合术后的注意事项,使患者有充分的思想准备,减轻焦虑,并使其认识到本疾病潜在的危害性,积极配合治疗。

(2)术后护理

1)基础护理:嘱患者卧床休息,患耳朝上或健侧卧位。术后有眩晕的患者应静卧,待眩晕消失后方可起床,卧床患者注意预防静脉血栓栓塞症,指导患者在床上行踝泵运动。照料其日常生活,注意行动安全。

2)饮食护理:给予丰富营养的半流质饮食。恶心、呕吐剧烈者,可给予鼻饲饮食或静脉营养。

3)病情观察:观察体温、脉搏、呼吸、血压、瞳孔、意识、肢体运动及局部渗出情况;注意有无面瘫、眩晕、呕吐和眼震出现;如发现异常,应立即通知医生,并协助处理。

4)伤口护理:术后 24~48 小时后予以换药,同时应保持伤口清洁、干燥。避免洗澡时污水入耳,以免术后感染。

5)并发症的护理:遵医嘱使用抗生素防止感染,及时清除局部渗出物,随时更换伤口敷料,保持术区清洁干燥。严密观察有无头痛、恶心、呕吐、发热及耳后红肿、明显压痛等症状,防止发生颅内、颅外并发症。对疑有颅内并发症者,禁止使用止痛、镇静类药物,以免掩盖症状。及时、准确使用降压药物,全身使用足量抗生素,保持大便通畅,以防止脑疝发生。

6)心理护理:术后患者多因恶心呕吐、眩晕等感到焦虑、恐惧,应耐心解释疏导。

3. 健康教育

(1)休养环境宜安静、舒适,减少外界刺激,保证患者睡眠。

(2)指导患者及家属出院后进行正确的伤口护理,保持伤口清洁、干燥。定时随访,病情发生变化应及时就医。

(3)增强体质,提高机体抵抗力,积极预防和治疗上呼吸道感染;指导并协助患者正确清洁外耳道、使用滴耳药、捏鼻鼓气法等操作,保持局部清洁,尽早控制伤口感染。

(4)定期复诊,病情有变化时及时就诊。

第五节 耳硬化症患者的护理

【概述】

耳硬化症是内耳骨迷路之密质骨出现灶性疏松导致镫骨足板的活动受限为病理特征,临床上表现为传导性聋的一种中耳疾病。局限性骨质吸收后,代之以血管丰富的海绵状变性及骨质增生。女性发病率约为男性的 2.5 倍,发病年龄以中青年人偏多。

【病因】

尚不明确,可能与遗传、种族、内分泌代谢障碍等因素有关。

1. 遗传性因素 部分患者有家族史,半数以上病例可以检测出异常基因。

2. 发育因素 在发育和骨化过程中,在前庭窗前边缘内生软骨层遗留有一裂缝,为窗前裂,正常人儿童时期窗前裂骨化封闭。而有一些人成年后,窗前裂周围的残余的胚胎期软骨残体又发生骨质再生,从而导致耳硬化症发生。

3. 内分泌紊乱因素 女性发病率高,多于妊娠分娩后出现症状或者使病情加重,推测与雌性激素水平改变有关。

4. 免疫因素 病理学研究发现,活动性硬化病灶中有黏多糖聚合改变、组织纤维及胶原纤维减少和断裂现象,提出了自体免疫疾病假说。

5. 酶代谢紊乱 研究发现,酶代谢紊乱也是导致镫骨活动受限的原因。

【临床表现】

1. 进行性听力减退 双耳同时或先后出现缓慢进行性听力减退。

2. 耳鸣 多数患者伴有"嗡嗡"声低声调耳鸣。

3. 眩晕 部分病例可有眩晕。

4. 自听增强 自语声小,吐字清晰,因为有自听增强现象。

5. 韦氏误听现象 患者在嘈杂环境中,反而自觉听力有改善。实际上是由于在嘈杂环境中,讲话者主动加大音量,而由于传导性聋使嘈杂的背景噪声被屏蔽,而自觉听力提高,此称为韦氏误听。

6. 女性妊娠、分娩期病情进展加快。

【辅助检查】

1. 耳镜检查 鼓膜完整,活动良好,早期可在后上象限透见淡红色区域,乃活动性病灶表面黏膜充血的反映,称 Schwartze 征阳性。

2. 听功能检查

(1)音叉检查:Weber 试验偏向听力较差的一侧;Rinne 试验阴性,骨导大于气导(B.C.>A.C.);Schwabach 试验骨导延长;Gelle 试验阴性。

（2）纯音听阈测定：为单纯传导性聋或者由于涉及耳蜗损伤造成伴不同程度的混合性聋。

3. 鼓室功能检查　鼓室图为 A 型或 As 型曲线，有鼓膜萎缩的患者可表现为 AD 型曲线。声顺值：正常。镫骨肌反射：后期镫骨固定，镫骨肌反射不能引出。咽鼓管功能：呈现正常鼓室压曲线。

4. 影像检查　高分辨率螺旋薄层 CT 扫描示乳突气房良好，听小骨及内耳发育无畸形。高分辨率计算机断层扫描可定位耳硬化症的病灶：如镫骨板局限增厚、前庭窗、蜗窗及半规管有异常改变，迷路骨密度不均匀等改变。

【治疗原则】

1. 手术治疗　镫骨切除术是治疗耳硬化症的主要方法，以期改善患者听力，控制病情继续发展。

2. 药物治疗　用于不适宜手术的患者，稳定病情，延缓进展。药物治疗疗效不确定，如口服氟化钠等，关于维生素 D 及补钙疗法，目前尚有争议。

3. 选配助听器　用于不适宜或不愿意接受手术或药物治疗的患者，也可用于术后听力提高不佳者。酌情选配合适的助听器。

【护理评估】

1. 健康史　评估患者是否有代谢紊乱、内分泌障碍等疾病。已婚女性，应了解妊娠期听力的情况。了解患者既往病史、家族史等。

2. 身体状况　评估患者有无进行性听力减退、耳鸣、韦氏误听或眩晕等症状。

3. 心理 - 社会状况　评估患者的年龄、性别、职业、文化水平、工作环境、饮食习惯、性格特点以及家庭支持系统状态等，了解其对本疾病的认知程度及心理状态。

【常见护理诊断 / 问题】

1. 感知改变　与听力进行性减退有关。

2. 焦虑　与听力减退和担心手术后效果有关。

3. 有受伤的危险　与双侧听力减退有关。

4. 潜在并发症：面瘫。

5. 知识缺乏：缺乏耳硬化症的相关知识。

【护理措施】

1. 术前护理

（1）患者准备：①遵医嘱给予术区备皮、行药物过敏试验等；②遵医嘱完善术前各项检查，如 CT、纯音测听、声导抗、耳蜗电图、耳声发射检查等；③全麻患者按手术常规要求禁食禁饮。

（2）物品准备：准备术中用物以及心电图、X 线胸片、CT 等各种检查结果。

（3）心理护理：多与患者接触，鼓励其说出心理感受，向患者讲解疾病知识、手术方法、术后效果，介绍同种成功病例，帮助其解除顾虑、增强信心，配合治疗。

2. 术后护理

（1）基础护理：植入听小骨的患者，保持患者头部制动 48~72 小时，避免头部快速运动和外力碰撞，防止听骨移位；指导卧床期间床上翻身，避免压力性损伤；起床当日循序渐进活动，在可能出现危险的地方均应设置警示牌，并有人陪同，预防跌倒发生。

（2）饮食护理：进食营养、高蛋白、易咀嚼、易消化的食物。

（3）病情观察：观察体温、脉搏、呼吸、血压、肢体运动等情况。如发现异常，应立即通知医生，并协助处理。

（4）并发症的护理

1）注意观察有无面瘫的症状，如面肌无力、抬眉困难、眼睑闭合不全等。

2）遵医嘱给予改善循环及营养神经等药物治疗，促进面神经的恢复。

3）眼睑闭合不全的患者给予滴眼液、涂眼膏、睡眠时加盖眼罩等护理措施。

3. 健康教育

（1）加强营养，增强体质，预防感冒，提高机体抵抗力。鼻塞时可使用药物滴鼻以保持鼻腔通畅，并告知患者正确的擤鼻方法。

（2）注意保护头部，避免患耳受到外力碰撞。伤口未愈合不宜洗头，防止污水进入耳内。手术后半年内禁止游泳、乘坐飞机。

第六节　耳源性眩晕患者的护理

一、梅尼埃病患者的护理

【概述】

梅尼埃病是一种特发性膜迷路积水的内耳病，表现为反复发作的旋转性眩晕，波动性感音神经性听力损失，耳鸣和 / 或耳胀满感。发病年龄 4~90 岁，多发于青壮年，发病高峰为 40~60 岁。男女发病率为 1：1~1：1.3。患者一般单耳发病，也可累及双耳。

【病因】

迄今不明。基本病理改变是膜迷路积水。正常状况下内淋巴由耳蜗血管纹及前庭暗细胞产生后，通过局部环流及纵流方式达内淋巴囊而被吸收，借以维持其容量的恒定。故梅尼埃病发生机制主要是内淋巴产生和吸收失衡。主要学说如下：

1. 内淋巴管机械阻塞与内淋巴吸收障碍　在内淋巴纵流中任何部位的狭窄或梗阻,如先天性狭窄、内淋巴囊发育不良、炎性纤维变性增厚等,都可能引起内淋巴管机械性阻塞或内淋巴吸收障碍,是膜迷路积水的主要原因。

2. 免疫反应学说　内耳抗原抗体反应导致内耳毛细血管扩张,通透性增加,体液渗入膜迷路,加上血管纹等分泌亢进,特别是内淋巴囊因抗原抗体复合物沉积而吸收功能障碍,可引起膜迷路积水。

3. 内耳缺血学说　自主神经功能紊乱、内耳小血管痉挛可致内耳及内淋巴囊微循环障碍,引起组织缺氧、代谢紊乱、内淋巴液理化特性改变,渗透压增高,外淋巴及血液中的液体移入,形成膜迷路积水。

4. 其他学说　如内淋巴囊功能紊乱学说、病毒感染学说、遗传学说、多因素学说等。

【临床表现】

1. 症状

(1)眩晕:多呈突发旋转性眩晕,患者感到自身或周围物体沿一定的方向与平面旋转,或感摇晃、升降或漂浮。并伴有恶心、呕吐、面色苍白、出冷汗、脉搏迟缓、血压下降等自主神经反射症状。上述症状在睁眼转头时加剧,闭目静卧时减轻。患者神志清醒,眩晕持续短暂,多为数十分钟或数小时,持续超过24 小时者较少见。在缓解期可有不平衡或不稳感,可持续数天。眩晕常反复发作,复发次数越多,持续时间越长,间歇越短。

(2)听力下降:患病初期可无自觉听力下降,多次发作后始感明显。一般为单侧,发作期加重,间歇期减轻,呈明显波动性听力下降。听力丧失轻微或极度严重时无波动。听力丧失的程度随发作次数的增加而每况愈下,但极少全聋。患者听高频强声时常感刺耳难忍。患者可有复听现象。

(3)耳鸣:多出现在眩晕发作之前。初为持续性低音调吹风声或流水声,后转为高音调蝉鸣声、哨声或汽笛声。耳鸣在眩晕发作时加剧,间歇期可减轻,但常不消失。

(4)耳胀满感:发作期患侧耳内或头部有胀满、沉重或压迫感,有时感耳周灼痛。

2. 体征　患者呈强迫体位,自发性眼震,意识清楚,鼓膜完整。

【辅助检查】

1. 耳镜检查　鼓膜正常,声导抗测试正常,咽鼓管功能良好。

2. 听力学检查　呈感音性耳聋。多年长期反复发作者可能呈感音神经性聋表现。纯音听力图早期为上升型或峰型,晚期可呈平坦型或下降型。

3. 前庭功能检查　发作期可观察到或用眼震电图描记到节律整齐强度不同、初向患侧继而转向健侧的水平或旋转水平性自发性眼震，或位置性眼震，在恢复期眼震转向患侧。动静平衡功能检查结果异常。间歇期自发性眼震和各种诱发试验结果可能正常，多次复发者患耳前庭功能可能减退或丧失。

4. 脱水剂试验　目的是通过减少异常增加的内淋巴而检测听觉功能的变化，协助诊断。临床常用甘油试验：按 1.2~1.5g/kg 的甘油加等量生理盐水或果汁空腹饮下，服用前与服用后 3 小时内，每隔 1 小时做 1 次纯音测听。若患耳在服甘油后平均听阈提高 15dB 或以上，或言语识别率提高 16% 以上者为阳性。本病患者甘油试验常为阳性，但在间歇期、脱水等药物治疗期可为阴性。而听力损害轻微或重度无波动者，结果也可能为阴性，服用甘油后耳蜗电图中 -SP 幅值减小、耳声发射由无到有，均可作为阳性结果的客观依据。

5. 影像学检查　患者颞骨 CT 偶显前庭导水管周围气化差，导水管短而直。部分患者可显示前庭导水管变直变细。

【治疗原则】

由于病因及发病机制不明，目前多采用以调节自主神经功能、改善内耳微循环以及解除迷路积水为主的药物综合治疗或手术治疗。

1. 一般治疗　发作期应卧床休息，选用高蛋白、高维生素、低脂肪、低盐饮食。症状缓解后宜尽早逐渐下床活动。心理精神治疗的作用不容忽视，特别是对久病频繁发作、伴神经衰弱者要耐心解释，消除其思想负担。卧床时注意预防压力性损伤。

2. 药物治疗　急性期可给予前庭神经抑制剂如地西泮、地芬尼多等，利尿脱水药尽快缓解眩晕、恶心症状。还可以应用抗胆碱能药、血管扩张药及钙离子拮抗剂等。

3. 中耳压力治疗　常用的方法有 Meniett 低压脉冲治疗，可短期及长期内控制眩晕症状。

4. 手术治疗　凡眩晕发作频繁、剧烈，长期保守治疗无效，耳鸣且耳聋下降加剧者可考虑手术治疗。手术方法较多，宜先选用破坏性较小又能保存听力的术式。手术类型包括内淋巴囊减压术、球囊造瘘术、迷路切除术、前庭神经切断术等。

5. 前庭和听力康复治疗

(1)前庭康复训练：是一种物理治疗方法，适应证为稳定、无波动性前庭功能损伤的梅尼埃病患者，可缓解头晕，改善平衡功能，提高生活质量。前庭康复训练的方法包括一般性前庭康复治疗、个体化前庭康复治疗以及基于虚拟现实的平衡康复训练等。

(2)听力康复：对于病情稳定的三期及四期梅尼埃病患者，可根据听力损失情况酌情考虑验配助听器或植入人工耳蜗。

【护理评估】

1. 健康史　评估患者有无家族史，既往有无耳部疾患、有无自身免疫性疾病等。

2. 身体状况　评估患者眩晕及耳鸣发作的特点，评估患者发作时有无听力下降及下降的程度。

3. 心理 - 社会状况　评估患者的年龄、性别、职业、文化水平、工作环境、饮食习惯、性格特点以及家庭支持系统状态等，了解其对本疾病的认知程度及心理状态。

【常见护理诊断 / 问题】

1. 自我认同紊乱　与眩晕、听力下降有关。

2. 舒适度减弱　与眩晕、耳鸣、耳闷胀感及恶心、呕吐有关。

3. 有受伤的危险　与眩晕发作时平衡失调有关。

4. 恐惧　与剧烈眩晕、呕吐、听力下降有关。

5. 知识缺乏：缺乏梅尼埃病的防治及自我保健知识。

【护理措施】

1. 基础护理　发作期应卧床休息，并加床栏保护；室内温湿度适宜、光线柔和，保持环境舒适、安静；宜进清淡、低盐饮食，适当控制进水量。

2. 病情观察　观察发作时患者的神志、面色、生命体征等，注意眩晕发作的次数、持续时间及伴发症状。

3. 用药护理　遵医嘱给予镇静剂、利尿脱水剂以及改善微循环药物等，注意观察用药后反应。对长期应用利尿剂者，注意适当补钾，避免水电解质紊乱；使用镇静药期间，活动时注意看护，防止患者发生意外。

4. 手术护理　对手术治疗的患者，按耳科手术前、后常规护理，见第三章第二节。

5. 心理护理　向患者讲解疾病相关知识，消除疑虑，使其能够积极配合治疗。对眩晕发作频繁的患者多做解释工作，帮助其树立战胜疾病的信心，回归社会与家庭。

6. 健康教育

（1）介绍梅尼埃病的发病特点及相关知识，对眩晕发作频繁者，要注意安全，尽量减少单独外出，骑车或登高，不可从事高空、驾驶等职业。

（2）指导患者养成良好的作息习惯和保持良好的心态，适当锻炼身体，尽量缓解心理压力，减少复发。

（3）忌食刺激性食物，宜低盐饮食，减少咖啡因的摄入，戒烟酒，发作时少饮水。

（4）避免使用有耳毒性的药物，以免加重对耳的损害。

（5）在医护人员指导下进行前庭康复训练。眩晕较轻时鼓励下床运动及康复训练，加快疾病康复。

（6）疾病发生后，应及时到医院诊治，切忌乱服药。

二、良性阵发性位置性眩晕患者的护理

【概述】

良性阵发性位置性眩晕（benign paroxysmal positional vertigo，BPPV），又称"耳石症"，是由体位变化而引起短暂性眩晕和特征性眼球震颤为表现的外周前庭病变。该疾病常具有自限性，因而又称为"良性眩晕"，是由多种疾病引起的一种综合征，多见于老年人及女性患者。

【病因】

该疾病约半数患者病因不明确。可能与下列因素有关：如与耳石退化加速、吸收能力下降及耳石的稳定性降低有关，钙代谢紊乱、骨质疏松及激素水平改变也可能是易患因素。BPPV也常常继发于耳科和全身性疾病，如头部外伤、前庭神经炎等。此外，慢性化脓性中耳炎、耳硬化症、药物性耳中毒、内耳血循环障碍、高血压、偏头痛和高血脂等也可致眩晕发生。

【临床表现】

典型表现为患者头位改变时突然出现旋转性眩晕（不超过1分钟），并伴有眼球震颤，少数患者可有漂浮感，伴有恶心、呕吐等自主神经症状。眩晕发作时，患者一般无耳鸣、耳闷、听力下降，单次发作通常为数秒至数十秒，较少超过1分钟，患者可于再次变换头位时症状再出现。发病时整个病程可持续数小时或数日，严重者更可长达数月甚至数年。

【辅助检查】

1. 变位性眼震试验 显示眼震为旋转性、有潜伏期、持续时间短，眼震由强减弱。

2. 正旋转实验 呈阳性反应。

3. 听力学检查 一般听力学无异常改变。

4. 前庭功能检查和影像学检查 可用于疾病的病因诊断或鉴别检查。

【治疗原则】

由于BPPV是一种自限性疾病，其中发病者中约有50%在发病1个月内可自愈，但可以反复发生。最有效的方法是耳石复位。

1. 耳石复位治疗 目前治疗BPPV最常用的手法。该方法是通过外力作用依次改变患者头位，使耳石在重力作用下从半规管排出。

2. 药物治疗 当患者出现其他合并症时，如有头晕、呕吐、平衡功能障碍

时,可适当地给予改善内耳循环的药物,如倍他司汀、前列地尔等。

3. 前庭功能康复训练　该训练是利用中枢的可塑性及代偿功能,通过一系列眼、颈、头部及躯体运动来改善 BPPV 引起的眩晕症状及提高平衡能力。

4. 手术治疗　主要适用于上述治疗方式无效,且一定程度影响到患者生活质量,可考虑行半规管阻塞术或后壶腹神经切断术。

【护理评估】

1. 健康史　评估患者是否存在头部外伤史,是否有其他耳病;详细询问患者眩晕发作的特点。

2. 身体状况　评估患者在发病时,是否有出现强烈旋转性眩晕,是否伴有眼震、恶心和呕吐等症状。

3. 心理 - 社会状况　评估患者的年龄、性别、职业、文化水平、工作环境、饮食习惯、性格特点以及家庭支持系统状态等,了解其对本疾病的认知程度及心理状态。患者是否因眩晕反复发作而焦虑,或因影响正常的生活和工作而产生负面情绪等。

【常见护理诊断 / 问题】

1. 有受伤的危险　与突发眩晕有关。

2. 舒适度减弱　与发病期间需卧床休息有关。

3. 焦虑　与眩晕影响工作和生活有关。

4. 知识缺乏:缺乏疾病的治疗和护理知识。

【护理措施】

1. 基础护理　发作期嘱患者卧床休息,室内保持适宜的温湿度,保持环境的安静、整洁,光线柔和,避免对患者的刺激。卧床时加床栏保护,防止眩晕发作时坠床。

2. 针对患者的心理特点,及时给予心理疏导,让患者保持情绪稳定,积极配合治疗。

3. 病情观察　密切观察患者的病情变化,对于发作频繁的患者,告知其尽量不要单独外出及剧烈运动,防止意外的发生。

4. 饮食护理　给予患者低盐、低脂、高蛋白、高维生素、清淡的饮食。发作时少饮水,减少内耳膜迷路积水。多食新鲜的水果、蔬菜,戒烟、酒、咖啡等刺激性食物。

5. 指导患者进行前庭康复训练,包括视觉稳定性、习服训练及平衡功能等方面的练习,训练时宜循序渐进,患者选择合适体位,宜餐后 2 小时或餐前进行,训练过程中注意保护患者安全,防跌倒。

6. 需手术的患者,按耳部手术护理常规护理。

7. 健康教育

(1)指导患者保持情绪稳定,心情舒畅,避免暴躁、易怒的情绪。

(2)生活规律,加强营养,适当锻炼,提高抵抗力,避免过度疲劳,提高自身的代偿适应能力。

(3)避免使用耳毒性药物,出门常备抗眩晕等药物,以防止眩晕突然发作发生意外。

(4)提高患者自救意识,独自一人眩晕发作时,应立即扶住身边物体,停止移动,缓慢蹲下,防止意外跌倒而受伤。

第七节　耳聋疾病的护理

一、传导性聋患者的护理

【概述】

传导性聋是指经空气路径传导的声波,受外耳道或中耳病变的影响,使进入内耳的声能减弱,导致不同程度的听力减退。

【病因】

1. 耳郭畸形　先天畸形或后天缺损,使耳郭集声功能降低,对听力有轻微的影响。

2. 鼓膜病变　鼓膜炎症、粘连或穿孔破裂时,受声波刺激后,其振动面积减少、振幅降低,造成声能损失。

3. 外耳道疾患　异物、炎症、畸形、外伤等原因可致外耳道狭窄甚至闭塞,以致影响鼓膜运动。

4. 中耳疾患　听骨链中断可使声能传导障碍;咽鼓管阻塞、感染等引起的急、慢性中耳炎可使鼓膜内陷、鼓室渗液,致听力下降,在临床较为多见。

【临床表现】

1. 症状　患者主诉有不同程度的听力下降,伴随症状有耳鸣、耳闷胀感、耳压迫感、耳痛等症状。

2. 体征　外耳道和/或鼓膜异常,如异物、骨膜充血、穿孔、肿块、畸形等。

【辅助检查】

1. 听功能检查

(1)音叉试验:Rinne 试验阴性;Weber 试验偏向患侧;Schwabach 试验受试耳骨导延长。为传导性聋的重要特征。

(2)纯音测听:气导听阈提高 >25~60dB,骨导听阈基本正常。有气 - 骨导差。

（3）声导抗检查：判断鼓室气压功能和听骨链的完整性。

2. 影像学检查　　根据听功能情况选定 X 线、CT 或 MRI 检查，协助确定病变部位、范围及程度等。

【治疗原则】

1. 手术治疗　　耳外伤、畸形，各种压迫咽鼓管疾病等可采取不同的手术方法使听力恢复。

2. 保守治疗　　各种炎症所致的传导性聋，可应用抗生素使炎症消退，也可应用激素和抗组胺药物，减少渗出，使听力尽快恢复。

3. 选配适宜的助听器　　根据听力下降程度及患者具体情况选择合适的助听器。

【护理评估】

1. 健康史　　询问患者既往病史，是否患过耳病；了解其用药史、家族史及工作和居住环境等。

2. 身体状况　　评估患者耳聋的程度、持续时间等。

3. 心理 - 社会状况　　评估患者的年龄、性别、职业、文化水平、工作环境、饮食习惯、性格特点以及家庭支持系统状态等，了解其对本疾病的认知程度及心理状态。

【常见护理诊断 / 问题】

1. 感知改变　与听力减退有关。

2. 语言交流障碍　　与听力明显下降或丧失有关。

3. 焦虑　　与耳聋程度加重有关。

4. 知识缺乏：缺乏疾病预防及治疗相关知识。

【护理措施】

1. 需要行手术的患者，应积极做好术前准备，加强与医生的沟通，了解手术方式，按耳部手术护理常规护理。

2. 用药护理　　遵医嘱给予药物治疗，及时观察药物的疗效及副作用。定期进行听力学检查，观察听力的改善情况，禁止使用有耳毒性的药物，积极治疗高血压、糖尿病等全身性疾病。

3. 心理护理

（1）了解患者对疾病的认知程度，告知其治疗方法及配合要点，鼓励患者勇于面对，积极配合治疗与护理。

（2）多与患者接触，掌握患者的生活习惯及交谈方式，教会患者通过其他方式沟通，如手势、书写等，提高患者的沟通交流能力。

（3）向患者及家属讲解疾病的预后情况，了解患者对听力现状的接受程度,提高听力的期望值,为患者推荐、选择合适的助听器。

(4)对生活自理能力差或依赖性强的患者,加强与家属的沟通,寻求其家人及亲友的支持,提高社会适应能力。

4. 健康教育

(1)向患者讲解预防耳聋的有关知识,避免引发耳病的各种因素,如不用发夹等物挖耳,学会正确的擤鼻方法,噪声环境下注意护耳,鼓膜穿孔未愈不能游泳,不滥用耳毒性药物,妇女妊娠期间、婴幼儿禁用耳毒性药物。

(2)积极治疗各种耳部疾病,如各种原因发生鼓膜穿孔或已发生急性中耳炎,应及时就医,防止形成慢性中耳炎,损害听力。

(3)指导患者使用和保管助听器的方法。

知识拓展:

助听器的选配

1. 选配前的评估和准备　助听器选配前必需的步骤是耳科医生的评估。耳科的检查可以帮助确定外耳道、鼓膜、中耳和咽鼓管病变导致的听损。音叉试验可区分传导性或感音神经性听力损失。外耳道的大小及通畅度在确定合适的助听器时尤为重要。听力测试和声导抗检测帮助确定听力损失类型、程度和听力损失涉及的频率。在应用助听器之前,发作期的内耳疾病和外耳道、鼓膜、中耳、咽鼓管病变需要先进行治疗。患者医学治疗结束后,就可转而向听力师咨询助听器的问题。

2. 选配适应证　凡期望改善言语交流能力的有残余听力的听障患者,经过了前述的评估和准备,病情稳定后均可选配助听器。

(1)中度听力损失者使用助听器后获益最大

1)单侧耳聋一般可不用助听器。

2)双侧耳聋者,若两耳损失程度大体相同,可配戴双耳助听器,或将单耳助听器轮换戴在左、右耳;若两耳听力损失程度差别较大,但都未超过50dB者,宜给听力较差耳配用;若有一耳听力损失超过50dB,则应给听力较好耳配戴。

此外,还应考虑听力损害的特点,例如助听器应该用于言语识别率较高,听力曲线较平坦,气骨导间距较大或动态听力范围较宽之耳。

(2)听力损失在60dB左右的耳聋患者使用助听器获益最大

1)传导性聋者气导、骨导助听器均可使用。

2)外耳道狭窄或长期有炎症者宜使用骨导助听器。

3）感音性聋伴有重振者需采用具备自动增益控制的助听器。

4）合并屈光不正者可用眼镜式助听器。

5）耳背式或耳内式助听器要根据患者的要求和耳聋的情况选用。

二、感音神经性聋患者的护理

【概述】

耳蜗（如听毛细胞、血管纹、螺旋神经节）、听神经或听觉中枢器质性病变或代谢障碍均可阻碍声音的感受与分析，或影响声信息传递，由此引起的听力减退或听力丧失称为感音神经性聋。

【病因】

1. 先天性聋 为出生时或出生后不久即发现有听力障碍。由于基因或染色体异常所致的耳聋为遗传性聋；因妊娠早期母体病毒感染，或大量应用耳毒性药物，或产伤等因素所致的耳聋为非遗传性聋。

2. 非遗传性获得性感音神经性聋 发病率为 90% 以上。常见的有老年性聋、药物性聋、突发性耳聋、创伤性聋、全身系统疾病性聋及自身免疫性聋等。

【临床表现】

1. 突发性耳聋 指突然发生的重度感音性聋。患者多能准确提供发病时间、地点与情形。临床上以单侧发病多见，仍有两耳或先后受累。一般耳聋前先有高调耳鸣，约半数患者有眩晕、恶心、呕吐及耳周沉重感、麻木感。听力损害多较严重，曲线呈高频陡降型或水平型，甚至全聋。

2. 耳毒性聋 指滥用某些药物或长期接触某些化学制品所致的耳聋。临床上常耳聋、耳鸣与眩晕共存，耳聋呈双侧对称性感音神经性，多由高频向中、低频发展。前庭受累程度两侧可有差异，与耳聋的程度亦不平行。症状多在用药中始发，更多在用药后出现，停药并不一定能制止其进行。前庭症状多可逐渐被代偿而缓解。耳聋与耳鸣除少数早发现、早治疗外，多难完全恢复。化学物质中毒临床上均有耳聋、耳鸣与眩晕。一般为暂时性，少数为永久性。

3. 老年性聋 是人体老化过程在听觉器官中的表现。听觉器官的老化退行性改变涉及听觉系统的所有部分，唯以内耳最明显。

4. 创伤性聋 头部外伤、内耳冲击伤、气压伤、急性声损伤等，多来势急骤，不但可引起疼痛同时可损害中耳和耳蜗。

5. 自身免疫性聋 为多发于青壮年的双侧同时或先后出现的、非对称性进行性感音神经性聋。耳聋可在数周或数月达到严重程度,有时可有波动,前庭功能多相继逐渐受累。患者自觉头晕、不稳而无眼震。

6. 全身系统疾病性聋　常见高血压与动脉硬化,临床表现为双侧对称性高频感音性聋伴持续性高调耳鸣。糖尿病引起的听觉减退的临床表现差异较大,可能与患者的年龄、病程长短、病情控制状况、有无并发症等因素有关。

【辅助检查】

1. 听功能检查

(1)音叉试验:Rinne 试验(±);Weber 试验偏向健侧;Schwabach 试验受试耳骨导缩短。

(2)纯音测听:气、骨导曲线下降,无气、骨导差。一般高频听力损失较重,少数以低频听力损失为主。

2. 影像学检查　根据听功能情况选定 X 线、CT 或 MRI 检查,协助确定病变部位范围和程度等。

【治疗原则】

早期发现、早期诊治。适时进行听觉言语训练。适当应用人工听觉。目前尚无特效药物或手术疗法能使感音神经性聋患者完全恢复听力。

1. 药物治疗　根据病因及类型用药,如细菌或病毒感染所致耳聋给予抗生素或抗病毒药物治疗;自身免疫性聋可应用类固醇激素或免疫抑制剂。还可应用扩血管药物、降低血液黏稠度药物、能量制剂和神经营养药物等。

2. 手术治疗　对双耳重度或极重度聋的患者可行手术治疗,以改善局部血液循环,促进内耳可逆损害恢复。人工耳蜗植入,配合言语训练,可使全聋者恢复部分言语功能。

3. 选配助听器　药物治疗无效可配助听器。

【护理评估】

1. 健康史　评估患者的家族史、出生史、疾病史、用药史等。

2. 身体状况　由于不同原因导致内耳器质性病变,出现不同程度的听力下降及耳鸣等症状。

3. 心理 - 社会状况　评估患者的年龄、性别、职业、文化水平、工作环境、饮食习惯、性格特点以及家庭支持系统状态等,了解其对本疾病的认知程度及心理状态。

【常见护理诊断 / 问题】

1. 感知改变　与听力减退有关。

2. 焦虑　与耳聋程度加重有关。

3. 语言沟通障碍　与听力减退有关。

4. 知识缺乏:缺乏有关耳聋的防护知识。

【护理措施】

1. 需要行手术的患者,应积极做好术前准备,加强与医生的沟通,了解手术方式,按耳部手术护理常规护理。

2. 用药护理 遵医嘱给予药物治疗,及时观察药物的疗效及副作用。定期进行听力学检查,观察听力的改善情况,禁止使用有耳毒性的药物,积极治疗高血压、糖尿病等全身性疾病。

3. 心理护理

(1)了解患者对疾病的认知程度,告知其治疗方法及配合要点,鼓励患者勇于面对,积极配合治疗与护理。

(2)多与患者接触,掌握患者的生活习惯及交谈方式,教会患者通过其他方式沟通,如手势、书写等,提高患者的沟通交流能力。

(3)向患者及家属讲解疾病的预后情况,了解患者对听力现状的接受程度,提高听力的期望值,为患者推荐、选择合适的助听器。

(4)对生活自理能力差或依赖性强的患者,加强与家属的沟通,寻求其家人及亲友的支持,提高社会适应能力。

4. 健康教育

(1)休养环境宜安静、舒适,尽量减少与强噪声等有害物理因素及化学物质接触;在强噪声环境中工作要注重自我保护,如戴耳塞等。

(2)恢复期选择富含蛋白质、维生素的饮食,增强机体抵抗力,促进疾病康复。

(3)积极进行体育锻炼,增强体质,老年患者要积极治疗高血压、糖尿病等全身疾病,延缓老年性耳聋的发生。

(4)预防上呼吸道感染,积极治疗原发疾病,如耳部的急慢性炎症。

(5)保持良好的心理状态,避免紧张、激动等情绪,有利于疾病康复。

(6)避免使用可能损害听力的药物,加强用药期间的听力检测,一旦出现听力受损的征兆立即停药并积极治疗。

知识拓展:

人工耳蜗植入相关知识

人工耳蜗植入全过程包括术前评估、植入手术以及术后训练与语言康复,需要患者、手术医师、听力师、语言康复教师和患者家属的协作与配合。

(一)适应证

1. 双耳重度或极重度感音神经性聋。

2. 年龄 1 岁及以上,语前聋患者最好小于 6 岁,语后聋年龄不限。

3. 借助助听器或其他助听装置无法改善听力和言语理解能力者。

4. 患者具有改善听力的强烈愿望,植入者本人和 / 或监护人对人工耳蜗植入有正确的认识和适当的期望值。

5. 术后有条件进行言语康复计划者,尤其是儿童需一套完整的教育设施以帮助其术后进行听觉言语训练。

6. 植入对象应无手术禁忌证。

(二)听觉言语康复

术后的听觉言语康复训练非常重要,主要着眼于帮助术后患者听觉言语康复,并有效消除或减轻患者因听觉言语缺陷而导致的心理障碍。语前聋儿童通常需要在专业的听觉语言康复中心进行 2 年以上的训练。对语前聋患者来说,不管实际年龄大小,人工耳蜗植入术后的听觉年龄是从零岁开始,因此术后听觉训练要循序渐进。

第八节 耳鸣患者的护理

【概述】

耳鸣是耳科最常见的症状之一,分为主观性耳鸣和客观性耳鸣。临床上以主观性耳鸣为多见,是指在无外界声源或外界刺激的情况下,主观上感觉耳内或颅内有响声。耳鸣对患者的影响程度不一,轻者可忽略其存在,重者可引起严重的精神心理紊乱。

【病因】

(一)听觉系统内病变

1. 外耳病变 当耳郭、外耳道软骨部或骨部发生病变阻塞外耳道时,可妨碍声波传入中耳,此时外周环境中的噪声也被隔绝,致使体内产生的生理性杂音因失去外界噪声的掩蔽而相对增强造成。

2. 中耳病变 可引起不同程度的传导性聋,削弱环境噪声对体内生理性杂音的掩蔽作用而导致耳鸣。

3. 耳蜗病变 其所致耳鸣的发病机制尚不明确,大多数学者认为与病变部位的自发性放电活动有关。

4. 蜗后病变 该部位病变如听神经瘤、脑膜瘤、胆脂瘤或局部炎症、血管异常等,压迫听神经可刺激产生异常的神经冲动而出现耳鸣。

5. 中枢听觉径路病变　该部位病变如多发性硬化、肿瘤等可对听觉传导径路反射弧造成干扰而产生耳鸣。

（二）听觉系统外病变

1. 血管源性病变　颈动脉或椎动脉系统的血管病变均可引起耳鸣,如动静脉瘘可产生与脉搏同步的吹风样杂音。

2. 咽鼓管病变　咽鼓管异常开放可听到与呼吸节律同步的耳鸣声。

3. 肌源性病变　腭肌阵挛可听到与软腭痉挛性收缩节律同步的不规则的咯咯声,多由精神因素引起,也可由神经系统病变引起,是客观性耳鸣常见原因。中耳肌的痉挛性收缩也可产生典型节律的咔嗒声。

4. 颞颌关节病　如牙齿咬合错乱或颞颌关节炎等,可在张口闭口时听到外耳道附近有咔嗒声。

5. 其他疾病　如甲状腺功能异常、颈椎病、高血压、糖尿病等也可引起耳鸣;精神心理疾病患者可出现幻听,如听见被责骂的语言样耳鸣声,或者出现听像,即耳鸣声由于心理学原因被想象转换成愉快的歌声、乐声等。

【临床表现】

常被患者描述为电铃声、蝉鸣声、嘶嘶声或其他杂音。传导性聋患者的耳鸣为低音调如机器轰鸣,感音神经性聋患者的耳鸣多为高音调如蝉鸣。

【辅助检查】

1. 体格检查　除了常规的耳鼻喉检查外,还应注意做颈部检查(包括甲状腺查体)及颞颌关节功能检查。若为搏动性耳鸣,还需进行颈部及耳周听诊并进行颈部血管按压,了解耳鸣节律情况,按压颈动、静脉对耳鸣的影响等。

2. 其他检查　包括耳鸣测试、听功能检查、前庭功能检查、神经系统检查以及 CT、MRI 等影像学检查。

【护理评估】

1. 健康史　评估患者有无外耳、中耳病变等耳源性疾病史,有无高血压、神经官能症、甲状腺功能异常等全身性疾病病史,有无耳毒性药物史及家族史。了解耳鸣发生的影响因素,如失眠、疲劳、体位变化、心理状态等,及患者的工作和居住环境等。

2. 身体状况　评估患者耳鸣的感知特征(音调、音高、响度)、时间特性(搏动与否、持续、间歇或波动)、位置(单耳或双耳,或头部)和严重程度。

3. 心理 - 社会状况　评估患者的年龄、性别、职业、文化水平、工作环境、饮食习惯、性格特点以及家庭支持系统状态等,了解其对本疾病的认知程度及心理状态。

【治疗原则】

对耳鸣患者应该行个体化治疗。病因明确的,对因治疗;病因难以确定的,则根据患者的具体情况进行药物治疗、声治疗等。有研究表明,耳鸣和精神心理紊乱互为因果,相互促进。

1. 病因治疗　对于原发病变明确且可有效治疗的患者,通过对因治疗或手术治疗耳鸣大多可减轻或消失。如外耳道耵聍栓塞、中耳积液、耳硬化症等引起的耳鸣。

2. 耳鸣习服疗法　通过长期训练使神经系统重新整合,努力重建听觉系统的过滤功能,降低中枢兴奋性,增加中枢抑制,终止对耳鸣的听觉感受,促使患者适应耳鸣。

3. 佩戴助听器　伴听力下降的持续恼人耳鸣患者,建议接受助听器评估。

4. 认知行为疗法　对于持续恼人的耳鸣患者推荐认知行为疗法。认知行为疗法已被证实有助于缓解耳鸣带来的痛苦。

5. 药物治疗　研究表明,对于 3 个月以内的耳鸣患者药物治疗有效。常用的药物有抗焦虑药、抗抑郁药、抗惊厥药、血管扩张剂、局部麻醉药。

6. 其他疗法　如掩蔽疗法、生物反馈疗法、电刺激疗法、重复经颅磁刺激(rTMS)等。

【常见护理诊断 / 问题】

1. 舒适度减弱　与耳鸣有关。

2. 自我认同紊乱　与听力下降有关。

3. 焦虑　与耳鸣程度加重及担心预后不佳有关。

4. 知识缺乏:缺乏疾病预防及治疗相关知识。

【护理措施】

1. 保持安静、舒适的休息环境,尽量减少或避免噪声的干扰。眩晕发作时,协助患者卧床休息,并拉好床栏,防止意外事故发生。

2. 遵医嘱准确、按时用药,观察药物的疗效及副作用。避免使用耳毒性药物,如庆大霉素、链霉素等。避免耳部神经损伤,保护听力。

3. 定期进行听力学检查,观察听力的改善情况。

4. 心理护理　安慰患者,鼓励其说出内心感受,予以心理疏导。指导患者可适当听音乐等,选择适合自己的休闲方式放松心情,保证休息和睡眠,以帮助缓解其焦虑情绪。通过耐心解答患者的困惑,解除其担忧和顾虑,从而建立克服耳鸣的信心,消除耳鸣引发的消极情绪,阻断恶性循环。

5. 健康教育

(1)向患者讲解预防耳鸣的有关知识和防护措施,帮助患者正确认识和理解疾病,提高防护意识。

(2)避免接触强烈的噪声,如遇噪声环境可佩戴防护耳塞、耳罩等。

(3)积极治疗各种耳部疾病及高血压、糖尿病等全身性疾病。

(4)培养良好的生活习惯,适当调整工作节奏,注意休息和放松心情。

(5)做好患者习服治疗等其他疗法的相关指导。

第九节　面神经疾病患者的护理

一、贝尔面瘫

【概述】

贝尔面瘫是以面部表情肌群麻痹为主要特征的一种疾病,表现为不伴有其他体征或症状的单纯性周围性面瘫。国外报道其发病率为(11.5~53.3)/10万,可发生于任何年龄,男女发病率无明显差别。

【病因】

1. 免疫学说　由机体免疫力下降引起。

2. 病毒感染学说　有研究表明,可能与单纯疱疹病毒(HSV)感染有关。

3. 神经缺血学说　受疲劳影响或冷风刺激后,面神经的营养血管痉挛导致其缺血性改变。

4. 发病风险因素　包括怀孕、严重先兆子痫、糖尿病、上呼吸道感染、高血压及肥胖。

【临床表现】

1. 症状

(1)口角歪斜和闭眼障碍。

(2)泪腺分泌异常:溢泪、无泪。

(3)味觉异常:患侧鼓索神经受累致舌部味觉异常。

(4)听觉过敏:镫骨肌受累可致患者对强声刺激难以耐受,称为听觉过敏。

2. 体征

(1)静态:患侧额纹消失,鼻唇沟浅或者消失,睑裂变大。

(2)动态:患侧眉毛不能上抬;患侧眼睑不能闭合,当患者闭眼时,眼球不自主向外上方运动,巩膜外露,称为"贝尔现象";笑露齿时,口角向健侧移动。

【辅助检查】

行面神经兴奋试验和面神经电图检查,可提示面神经为可逆病变或不可逆病变。

【治疗原则】

1. 非手术治疗　用于完全性面瘫但面神经可逆病变和不完全性面瘫的

患者。

（1）药物治疗：糖皮质激素类药物、抗病毒药物、血管扩张剂等。

（2）高压氧治疗。

（3）物理疗法：按摩、面肌功能锻炼等。

2. 手术治疗　对于完全面瘫、面神经不可逆病变的患者，可行面神经减压术。

3. 神经康复治疗　对于急性期面瘫，国外文献不主张早期康复治疗，对于面瘫持续存在，治疗效果欠佳的患者，可以开展面部肌肉康复治疗。

【护理评估】

1. 健康史　评估患者近期有无上呼吸道感染、带状疱疹等病毒感染史，是否有身体疲劳感或有受凉情况，有无家族史等。

2. 身体状况　评估发病时间及病情进展情况。评估患者是否能皱眉，有无饮水漏水、鼓腮漏气、流涎、不能吹气等功能障碍，有无结膜炎、口角下垂、外耳道疱疹、耳鸣眩晕等症状。

3. 心理 - 社会状况　评估患者的年龄、性别、职业、文化水平、工作环境、饮食习惯、性格特点以及家庭支持系统状态等，了解其对本疾病的认知程度及心理状态。

【常见护理诊断 / 问题】

1. 有感染的危险　与结膜外露、口唇闭合不紧有关。

2. 焦虑　与面部形象、担心治疗效果及预后有关。

3. 知识缺乏：缺乏疾病治疗相关知识。

【护理措施】

1. 做好口腔护理，餐后注意清除口腔内残留食物，防止口腔感染。

2. 遵医嘱正确应用滴眼液，嘱患者减少用眼，睡前涂眼膏，睡眠时可覆盖纱布或眼罩保护，防止结膜炎、角膜炎发生。

3. 指导患者外出可佩戴口罩、墨镜。公共场合进食时尽量选择固体、易咀嚼食物。

4. 指导患者进行患侧面肌锻炼、局部按摩等，忌用冷水洗脸，促进面肌康复。

5. 向患者讲解面神经麻痹的有关知识和康复措施，帮助患者正确认识和理解疾病。

6. 向患者讲解治疗成功的案例，鼓励患者说出内心感受，予以心理疏导，帮助患者树立信心，积极配合治疗。

7. 健康教育

（1）避免上呼吸道感染，适当参加体育锻炼，增强机体抵抗力。4~6 周内应尽量避免重体力劳动及剧烈运动。

（2）恢复期应忌刺激性食物，选择富含维生素、蛋白质的饮食，促进疾病康复。部分患者术后出现吞咽发音、咀嚼障碍，遵医嘱给予患者流质饮食，禁食坚硬难以消化的食物。

（3）保持良好的心理状态，避免紧张、激动等不良情绪。

（4）指导患者进行面肌康复训练，指导患者进行睁闭眼动作、鼓腮、吹气训练、眼眶周围及上下眼睑组织按摩，促进眼轮匝肌、面神经的功能恢复。忌冷水洗脸。

（5）告知患者按时复诊的重要性，出院后按医嘱继续服药，期间如出现其他不适及时就诊。

二、半面痉挛

【概述】

半面痉挛是以一侧面部肌肉反复、阵发性不自主抽搐为主要临床表现的疾病，根据病因分为特发性与继发性半面痉挛两种。好发于 40 岁以上中老年人，青年、儿童亦可发病。

【病因】

病因无明确定论，主要有微血管压迫学说和核团学说。

1. 微血管压迫学说　占主导地位，认为面神经出桥小脑角处被伴行的小动脉或静脉压迫导致半面痉挛。主要责任血管有小脑前下动脉，也可能与小脑后下动脉、基底动脉以及曲张的粗大静脉等有关，面神经在责任血管长久压迫下发生髓鞘变性，神经轴索间异常电位蓄积和发放，进而引起面肌痉挛；另外，由于血管的搏动直接刺激面神经，使面神经产生的节律性面肌痉挛。

2. 核团学说　是指脑桥的面神经运动核由于各种因素（如炎症等）的影响而致神经节细胞出现异常突触联系，继而容易产生局灶性癫痫样放电。

【临床表现】

1. 眼睑痉挛　初起发病常表现为一侧眼睑痉挛，继而可出现双侧面肌痉挛。

2. 不自主的面部肌肉痉挛　病情轻者表现为间歇性发作，分散注意力，可无痉挛发作，而病情重者，发作频繁，且不受意识控制。

3. 可能合并其他脑神经症状　如三叉神经痛等。

【辅助检查】

1. 常规检查　行脑电图、肌电图检查。

2. 影像学检查　必要时行中耳乳突 X 线、头颅 CT 或 MRI 检查，以鉴别是否为听神经瘤等引起的半面痉挛。

【治疗原则】

1. 药物治疗 发病初期和症状轻微的患者,可选用镇静剂、抗癫痫药物。

2. 化学性面神经阻滞 肉毒毒素是由肉毒梭菌产生的神经毒素,它作用于神经肌肉接头处,能阻断胆碱能神经末梢乙酰胆碱的释放,导致暂时性的去神经支配作用,这种神经阻断作用是可逆的。注射后暂时性的神经麻痹,维持3~6个月,是常用的半面痉挛的对症疗法。

3. 手术治疗 症状严重的患者可考虑手术治疗,如微血管减压术。

【护理评估】

1. 健康史 评估患者年龄、性别、精神状态,既往身体状况、有无三叉神经痛等情况。

2. 身体状况 评估患者眼睑阵发性抽搐的轻重程度,评估面部痉挛发作频率、持续时间及伴随症状。

3. 心理 - 社会状况 评估患者的年龄、性别、职业、文化水平、工作环境、饮食习惯、性格特点以及家庭支持系统状态等,了解其对本疾病的认知程度及心理状态。

【常见护理诊断 / 问题】

1. 舒适度减弱 与面部抽搐有关。

2. 焦虑 与面部形象、担心治疗效果及预后有关。

3. 知识缺乏:缺乏疾病治疗相关知识。

【护理措施】

1. 遵医嘱正确给药,配合医生进行面神经阻滞治疗。如需手术治疗,遵医嘱行术前准备。

2. 向患者讲解面肌痉挛的有关知识和康复措施,帮助患者正确认识和理解疾病。

3. 向患者讲解治疗成功的案例,鼓励患者说出内心感受,予以心理疏导,帮助患者树立信心,积极配合治疗。

4. 健康教育

(1)避免上呼吸道感染,适当参加体育锻炼,劳逸结合,增强机体抵抗力。

(2)调节饮食,营养均衡,忌刺激性食物,促进疾病康复。

(3)保持良好的心态,避免紧张、激动等情绪。

(4)不要用力擤鼻涕、打喷嚏、咳嗽,保持大便通畅。

(5)定期门诊随访。

知识拓展：

House-Brackmann 面神经评级系统

分级	评价标准
I	面部功能正常
II	静态：双侧基本对称。动态：抬眉中度以下减弱；轻微用力可闭眼；口角轻度不对称
III	静态：双侧基本对称。动态：不能抬眉；用力仍眼睑闭合不全；口角用力时患侧明显肌力减弱
IV	静态：双侧基本对称。动态：不能抬眉；用力仍眼睑闭合不全；口角用力时患侧明显肌力减弱，两侧明显不对称，有明显联动现象
V	静态：明显不对称。动态：不能抬眉；用力仍眼睑闭合不全；仅存轻度的口角运动
VI	静态：明显不对称。动态：患侧面肌无运动

第十节 耳肿瘤患者的护理

一、听神经瘤患者的护理

【概述】

听神经瘤是指原发于第Ⅷ对脑神经的良性肿瘤。因肿瘤大多来自前庭神经鞘膜，又称前庭神经鞘瘤。听神经瘤发病率为 10~30/100 万，占颅内肿瘤的 6%~10%，占脑桥小脑角区肿瘤的 80%~90%。多见于成年人，好发年龄 30~50 岁。单侧多发，偶见双侧。

【病因】

病因尚不明确。听神经瘤多来源于前庭下神经，其次为前庭上神经。其发展缓慢，早期较小时可引起耳部症状；后期可因肿瘤增大突出内耳道，累及面神经、三叉神经、听神经或压迫小脑及脑干，出现相应的症状。

【临床表现】

临床症状与肿瘤的位置和大小直接相关。肿瘤位于内听道内时主要表现为听力下降、耳鸣和前庭功能障碍；进入桥小脑角后，听力下降加重，压迫小脑可出现平衡失调，压迫三叉神经时可出现同侧面部麻木或神经痛。肿瘤进一步生长可压迫脑干,出现脑积水、头痛和恶心呕吐等不适。

1. 单侧渐进性听力下降是听神经瘤最常见的早期症状,有部分患者可表现为突发性耳聋。

2. 单侧耳鸣较常见,通常为持续高调耳鸣,可出现于听力下降之前。

3. 前庭功能障碍通常仅表现为轻度头晕、步态不稳,在数天到数周内消退。较大肿瘤导致小脑受压时则表现为协调运动障碍、步态不稳、向患侧倾倒等。

4. 除听神经外,三叉神经受累最为常见,表现为角膜异物感,面部麻木、疼痛或感觉异常。

5. 头痛开始时多为枕部刺痛或隐痛,当出现脑积水、颅内高压时可出现剧烈头痛、恶心呕吐,严重时可因脑疝而死亡。

【辅助检查】

1. 听力学检查

(1)典型的纯音测听表现为感音神经性聋,通常高频听力下降最明显,可为缓慢下降型或陡降型。

(2)言语测试的典型表现为与纯音听阈不成比例的言语识别率下降。

(3)听性脑干反应是目前检测听神经瘤最敏感的听力学检查方法。

2. 前庭功能试验 70%~90% 的听神经瘤患者可有异常眼震电图,典型表现为冷热试验时患侧反应变弱或完全消失。

3. 影像学检查 包括颞骨高分辨率 CT 和强化 MRI。

(1)颞骨高分辨率 CT 检查阳性率为 60%~70%,可发现桥小脑角区域等密度或低密度团块影,瘤体内一般无钙化,骨窗位 CT 可显示内听道增宽和侵蚀现象。

(2)MRI 是目前诊断听神经瘤最敏感、最有效的方法。

【治疗原则】

治疗策略 听神经瘤的治疗要综合考虑肿瘤的大小、位置、术前听力和平衡的情况,以及患者的年龄、一般健康状况等。主要有三种治疗方法。

(1)显微手术:彻底手术切除是首选。肿瘤生长明显,患者有明显的听力下降、眩晕等症状,肿瘤较大出现头痛、共济失调等压迫表现,放疗未能控制肿瘤生长者等建议手术。

(2)影像学随访观察:适用于肿瘤局限于内听道内的小肿瘤、生长不明显,且听力尚好者;以及无明显症状的 70 岁以上高龄患者等。患者需要定期接受 MRI 检查。

(3)立体定向放射手术和放疗:仅适用于年龄较大,全身条件不适合外科手术者,或肿瘤 <3cm,瘤体持续增大或症状持续加重的非囊性肿瘤拒绝手

术者。

【护理评估】

1. 健康史　评估患者有无家族遗传病史,详细询问其既往史、用药史等。

2. 身体状况　患者早期症状比较隐匿,随着肿瘤的增长,出现相应症状。

(1)早期症状:肿瘤体积较小时,为单侧高音调耳鸣、渐进性听力减退、眩晕及步态不稳等。

(2)中晚期症状:肿瘤继续增大时,可出现患侧面部麻木、进食呛咳、肢体麻木、手足精细运动障碍及颅高压症状等,严重者可因脑疝而死亡。

3. 心理 - 社会状况　评估患者的年龄、性别、职业、文化水平、工作环境、饮食习惯、性格特点以及家庭支持系统状态等,了解其对本疾病的认知程度及心理状态。

【常见护理诊断 / 问题】

1. 自我认同紊乱　与耳鸣及听力下降有关。

2. 焦虑　与病情加重、担心预后效果或经济负担加重等有关。

3. 有受伤的危险　与小脑共济失调步态不稳有关。

4. 有误吸的危险　与吞咽反射减弱有关。

5. 有感染的危险　与术后出血、脑脊液漏等有关。

6. 知识缺乏:缺乏疾病相关知识。

7. 自我形象紊乱　与手术后出现面瘫有关。

【护理措施】

1. 术前护理

(1)患者准备:①遵医嘱给予术区备皮、行药物过敏试验、术前使用抗生素等,剃除术耳周围至少 10cm 范围的头发,男患者可剃光头。②完善术前相关检查。③全麻患者按手术常规要求禁食禁饮。

(2)物品准备:准备术中用物,如抗生素、X 线胸片、CT、MRI 等各种检查结果等。

(3)术前指导:讲解疾病相关知识,使患者对疾病有正确的认识。说明手术治疗的必要性。介绍手术医生的临床经验及技术水平。介绍手术的大致过程及配合方法。应协助患者进行床上使用便器排便训练。

(4)心理护理:向患者介绍成功的手术案例,帮助其树立战胜疾病的信心;鼓励其说出内心感受,予以疏导,帮助其克服焦虑心理,配合治疗。

2. 术后护理

(1)病情观察:严密监测生命体征变化,重点观察患者神志、瞳孔、生命体征、伤口引流及渗血情况。告知患者术后如果出现头晕、恶心、呕吐等不适症状应及时报告护士。

（2）基础护理

1）手术清醒后，若血压平稳，可将床头抬高 15°~30°，以降低颅内压，同时减轻腹部张力，减少出血，利于分泌物引流。术后 3 天应卧床休息。

2）卧床期间保持床单位整洁和卧位舒适，定时翻身、按摩骨突处，防止皮肤发生压力性损伤。严格轴线翻身，搬动患者时动作轻柔，避免头部震荡。

3）加强口腔护理，保持口腔清洁，遵医嘱给予雾化吸入，协助患者叩背排痰，适当的床上活动，防止肺部感染的发生。

4）教会患者咳嗽时减轻伤口疼痛的方法，切口疼痛剧烈，可遵医嘱给予镇痛泵。

5）咳嗽无力者协助患者叩背并及时吸痰，保持呼吸道通畅。

6）可下床活动时要缓慢，勿做低头、弯腰捡东西、勿用力排便等使颅压增高的动作，指导头部运动避免加重头晕，如厕要有人搀扶，防止跌倒。

（3）伤口护理：观察头部敷料的情况，保持伤口敷料清洁，如有渗出及时通知医生更换。

（4）管道护理：保持引流管通畅，避免反折、受压、扭曲、脱出等；观察耳部引流管的颜色、性质及量，发现异常及时通知医生处理。留置胃管者，做好可口腔护理，防止口腔感染。留置导尿管者，注意会阴部护理，观察尿量，并做好记录。

（5）饮食护理：鼓励进食清淡、易消化、高蛋白质饮食，忌坚硬食物，以免牵拉伤口引起不适和疼痛，影响伤口愈合。恶心、呕吐的患者鼓励少量多餐。对面瘫、进食呛咳的患者应指导进食方法，必要时予以鼻饲或加强静脉营养的补充。

（6）并发症的护理

1）监测颅内压，遵医嘱使用脱水剂，减轻术后脑水肿。注意降压药物的滴速及补液量，准确记录出入水量，保持电解质平衡。

2）重点观察神志、瞳孔和呼吸的改变以及有无颅高压症状，警惕术后出血而导致脑疝发生。

3）监测体温变化，遵医嘱使用抗生素，预防或控制感染。

4）对周围性面瘫造成眼睑闭合不全的患者，每日按时滴眼药水，睡眠时涂眼膏并用湿纱布覆盖，保护角膜防止角膜溃疡。

5）有面部麻木、饮食呛咳等神经麻痹症状的患者，进食宜缓慢，并注意饮食、饮水的温度适宜，防止误吸、烫伤发生。

6）注意观察有无脑脊液鼻漏、耳漏或伤口漏，表现为漏出液或引流液为淡黄色澄清液体。少量脑脊液漏可通过抬高床头卧床、降低颅内压、禁止擤鼻和合理使用抗生素等促其自愈。

7) 严密预防 VTE 的发生,做好评估,及时采取措施干预,鼓励患者在家属的协助下下床活动,发现患者肺部异常表现和下肢疼痛应引起重视,进行相关检查,预防静脉血栓栓塞症的发生。

(7) 心理护理:及时评估患者的心理状态并给予对症处理,协助患者减轻不适感,鼓励患者增强战胜疾病的信心。同时做好其家属的心理辅导工作,给予鼓励和支持。

3. 健康教育

(1) 均衡营养,多食用富含纤维、维生素、蛋白质的食物,增强机体抵抗力。

(2) 注意休养,术后至少半年内,应避免剧烈运动和重体力劳动。

(3) 预防上呼吸道感染,房间内定期通风,保持周围环境清洁。

(4) 保持良好的心理状态,避免紧张、激动等情绪,有利于疾病康复。

(5) 有面瘫者,指导其进行主动面肌锻炼,配合按摩、理疗等,促进面瘫恢复。

(6) 告知术后定期复查的重要性,不适随诊。

二、颈静脉球体瘤患者的护理

【概述】

颈静脉球体瘤是位于颈静脉孔区的副神经节瘤,起源于颈静脉球体化学感受器的副神经节细胞,也称为颈静脉孔副神经节瘤。肿瘤含血管,生长较缓,具有侵袭性,易由颈静脉球向周围生长侵犯中耳、乳突、面神经等。发病率较低,以女性发病较多,发病年龄一般为 30~50 岁。

【病因】

发病原因尚不明确。来源于颈静脉球体顶端,是一层厚 0.25~0.55mm 的特殊组织,由上皮细胞和毛细血管组成。

【临床表现】

早期无明显症状,临床上最常见的症状为患侧可出现搏动性耳鸣;肿瘤侵入外耳道可引起耳道内血性耳漏;肿瘤入侵鼓室可引起传导性耳聋;肿瘤入侵内耳可引起混合性、神经性耳聋、眩晕等症状;肿瘤压迫脑神经时可出现呛咳、声嘶、误吸等症状;肿瘤入侵颅内时可出现头痛、恶心呕吐等颅高压表现及其他脑神经受累症状。

【辅助检查】

1. 视诊　查体见鼓膜呈深红色,或伴有外耳道血性耳漏,尤其是出现触之极易出血的肉芽组织时,均应怀疑本病。

2. 颞骨 CT 和 MRI 检查　可了解瘤体的位置、大小以及和周围组织的关系。

3. 数字减影血管造影（digital subtractive angiography，DSA）检查　可明确肿瘤的供血动脉、肿瘤与颈内动脉的关系、患侧乙状窦 - 颈内静脉回流情况，还可借此做血管栓塞治疗。

【治疗原则】

首选方法为手术切除治疗。对于年老患者且肿瘤已危及重要神经功能者，可采取观察并定期 MRI 检查或放射治疗（或立体定向放射治疗）。

【护理评估】

1. 健康史　评估患者发病时的情况，有无吞咽困难、声音嘶哑、听力下降和搏动性耳鸣等症状，是否有累及其他组织器官的表现。

2. 身体状况　查看患者是否有颈静脉球体瘤相应的临床症状。

3. 心理 - 社会状况　评估患者的年龄、性别、职业、文化水平、工作环境、饮食习惯、性格特点以及家庭支持系统状态等，了解其对本疾病的认知程度及心理状态。

【常见护理诊断 / 问题】

1. 焦虑　与担心手术及疾病治疗预后有关。

2. 急性疼痛　与手术后创伤有关。

3. 有压疮的危险　与患者术后身体虚弱需长期卧床有关。

4. 潜在并发症：出血、颅内高压、脑脊液耳漏、面瘫、静脉血栓栓塞症等。

5. 知识缺乏：缺乏该疾病的治疗和护理知识。

【护理措施】

1. 术前护理

（1）病情观察：由于瘤体分泌儿茶酚胺使机体处于高血压状态，故需遵医嘱给患者术前服用硝苯地平等降压药，因此需严密监测患者血压的变化，及时汇报给医生。全麻患者按全麻术前护理常规。

（2）按手术要求做好头部皮肤准备，凡术中需取腹壁脂肪者，按医嘱做好腹部皮肤准备。

（3）心理护理：该病属于少见病症，病情较复杂，手术风险大，需根据患者心理状况进行心理疏导，针对一些检查、治疗需做到耐心解释，说明手术的必要性，同时详细介绍手术后可能出现的并发症及预防措施，以获得患者的充分理解与配合。

（4）DSA 检查或选择性血管栓塞治疗的患者，应做好检查前的解释工作及皮肤准备、碘过敏试验等。检查或治疗后予卧床 24 小时，股动脉穿刺处予以沙袋压迫 8 小时，保持插管侧大腿伸直位，禁屈髋关节和膝关节。严密观察生命体征变化，穿刺处有无渗血、足背动脉搏动情况、末梢循环状况，肢体肌张力以及运动功能变化等。同时注意有无偏瘫、失语、头痛等脑或心血管栓塞症状及过敏反应,发现异常及时报告医生处理。

2. 术后护理

(1)全麻患者按全麻常规护理。

(2)体位护理:全麻未清醒者取平卧位,患者清醒后可抬高床头30°~45°,同时限制头部突然大幅度运动。以利于头部血液回流,减轻脑水肿,降低颅内压。卧床期间协助患者更换体位,鼓励患者做双足踝的屈伸和股四头肌收缩等活动,防止压力性损伤和下肢深静脉血栓形成。

(3)饮食护理:患者手术6小时后鼓励其进流食,再慢慢过渡至流食、软食,以高热量、高维生素、易消化的饮食为主。若患者出现面瘫,进食时取半卧位,由健侧进食,每日少食多餐,饮食不宜过冷、过热,保证蛋白质、维生素、热量的摄入。

(4)疼痛护理:评估患者疼痛的原因和程度,安慰患者,减轻患者焦虑,视情况使用镇痛泵。

(5)管道护理:保持负压引流管的通畅和固定,观察记录引流液的颜色、量,引流液突然增多或者引流液澄清无色,应立即报告医生,以排除出血或脑脊液漏的可能。留置尿管的患者需行会阴护理,密切观察尿液颜色、性质,尿液是否混浊、是否有沉淀和结晶,必要时行膀胱冲洗,并且记录24小时尿量。

(6)用药护理:遵医嘱使用抗感染、降颅压药物、加强静脉营养对症治疗药物。使用降颅压药物如静脉滴注甘露醇时需注意补液的滴速,防止因输注过快导致输入液体过多。定期检查各项生化指标,保持水电解质平衡。

(7)病情观察

1)手术当天密切观察患者脉搏、血压、神志和瞳孔,每小时监测一次,术后第一天起,可遵医嘱酌情减少测量次数。密切观察患者呼吸状态及血氧饱和度监测变化,病情平稳后给予翻身、拍背、雾化吸入,保持呼吸道的通畅。

2)患者若出现剧烈头痛、颈项强直、频繁呕吐、寒战高热及神志淡漠、嗜睡等症状,则可能是出现了颅内并发症,需及时通知医生。遵医嘱给予脱水剂,但要注意降颅内压药物使用的剂量、时间及速度,防止反跳现象发生。

3)注意观察患者有无面瘫、耳鸣、眩晕,有无舌体运动功能障碍等并发症的发生。若患者有面瘫,应教会患者进行面部康复训练,如局部按摩及热敷。对眼睑闭合不全的患者加强眼部护理,白天戴眼镜或眼罩,防止阳光和异物的伤害,夜晚用无菌湿纱布覆盖。同时遵医嘱使用糖皮质激素或营养神经的药物。

4)注意观察患者耳内有无淡黄色液体流出,以防脑脊液耳漏。若发生脑脊液耳漏应嘱患者抬高头部,患侧卧位。注意保持鼻腔和外耳道清洁,禁止进行外耳道堵塞、冲洗、滴药。避免用力咳嗽及屏气等动作,保持大便通畅,警惕脑脊液逆流引起颅内感染。

5）术后严密观察伤口敷料渗血、术区有无皮下血肿、患者呼吸有无憋闷的情况，及时观察和记录引流液颜色和量的变化，引流量突然增多考虑有出血可能，应及时告知医生并配合处理。若取腹壁脂肪的患者，应遵医嘱给予腹部沙袋压迫或腹带加压包扎，以防止术后出现血肿。

6）病情危重及消瘦患者卧床时间较长易出现压力性损伤，可使用气垫床、帮助患者翻身、受压部位使用减压贴等措施防止出现压力性损伤。

7）为预防静脉血栓栓塞症，可以根据患者自身情况帮助其制订个体化功能锻炼方案，遵循循序渐进的原则，频率、幅度和强度应由小到大、由弱到强。

（8）心理护理：应持续动态观察患者心理状况，做好患者的安抚作用，减少对患者的心理刺激和影响。鼓励患者树立信心，早日回归社会。

3. 健康教育

（1）术后 1 个月内以休息为主，需避免剧烈运动和负重。适当活动，促进血运，锻炼咀嚼肌、咽缩肌、食管平滑肌的功能。嘱患者避免剧烈咳嗽及用力排便，以免增加颅内压。

（2）避免受凉，预防感冒。

（3）饮食清淡，宜进食高蛋白、高热量、维生素丰富的富含纤维素的食品，保持大便通畅。

（4）遵医嘱服药，定期复查，有异常情况随时就诊。一般出院后每隔 1 个月复诊 1 次，连续 3 次；随后每隔 3 个月复诊 1 次，连续 3 次；以后每隔半年、1 年来院复诊 1 次。

（5）注意保持心情舒畅，在良好的心理状态下接受康复治疗。

三、中耳癌患者的护理

【概述】

中耳癌是一种原发于中耳或邻近器官（如外耳道、耳郭、鼻咽等）侵犯或远处转移到中耳的少见的恶性肿瘤。以鳞状细胞癌最为多见，好发于 40~60 岁，不同性别的发病率无明显差异。占耳部肿瘤的 1.5%。

【病因】

1. 与耳部炎症有关 80% 患者有慢性化脓性中耳炎病史且病程一般在 10 年以上。炎症长期反复刺激出现血性分泌物，应考虑中耳癌的可能。

2. 其他因素 如电离辐射等理化刺激因素，也可继发于外耳道癌、鼻咽癌等癌肿对中耳的侵犯。

【临床表现】

1. 耳内出血或血性耳漏为最早和最常见的症状。外耳道深部或鼓室内有肉芽或息肉样新生物,生长迅速或触之易出血。

2. 出现耳深部胀痛、跳痛或刺痛,夜间痛明显,且不易缓解。

3. 听力障碍。

4. 当肿瘤侵犯面神经时,可出现周围性面瘫。

5. 当肿瘤晚期侵犯迷路时,可出现眩晕。

6. 当肿瘤晚期侵犯颞颌关节时,可出现张口困难。

7. 其他脑神经受累、颅内与远处转移症状。

【辅助检查】

1. 病理检查　取中耳腔或外耳道肉芽做病理检查可以明确诊断。

2. 影像学检查　行 CT/MRI 检查。CT 可显示中耳腔或乳突不规则的软组织病灶;MRI 可显示肿瘤是否向颅内或腮腺侵犯。

【治疗原则】

应尽早彻底手术切除,术后辅助放疗。手术应选择颞骨次全切除,根据病变侵犯范围需同时切除腮腺浅叶或全切腮腺,以及颈部淋巴结清扫。

【护理评估】

1. 健康史　评估患者既往有无慢性化脓性中耳炎或其他耳源性病史。了解患者慢性化脓性中耳炎的病程及发病情况。

2. 身体状况　询问患者是否有外耳道自发性出血或血性分泌物,了解其是否存在耳深部痛,是否有听力障碍、患侧周围性面瘫、眩晕、张口困难等。观察患者外耳道或中耳腔是否有红色肉芽新生物、触之是否出血,颈部淋巴结是否肿大。

3. 心理 - 社会状况　评估患者的年龄、性别、职业、文化水平、工作环境、饮食习惯、性格特点以及家庭支持系统状态等,了解其对本疾病的认知程度及心理状态。

【常见护理诊断 / 问题】

1. 急性疼痛　与耳部炎症刺激有关。

2. 焦虑　与担心手术风险及预后有关。

3. 自我认同紊乱　与耳内出血、肿瘤侵犯颞颌关节造成张口困难有关。

4. 语言沟通障碍　与听力障碍不能有效沟通有关。

5. 有受伤的危险　与肿瘤侵犯迷路引起眩晕有关。

6. 潜在并发症:感染、面瘫、脑水肿、脑出血、深静脉血栓等。

7. 知识缺乏:缺乏中耳癌日常及手术后的自我护理知识。

【护理措施】

1. 术前护理

(1)患者准备:①遵医嘱予以术区备皮、行药物过敏试验等,剃除术耳周围

5~6cm 范围的头发,颞骨切除术患者需剃除 10cm,男患者及有颅内并发症时可剃光头。女性患者应将余发结成小辫或用发贴固定。②遵医嘱完善术前各项检查。③全麻患者按手术常规要求禁食禁饮。

(2)心理护理:耐心讲解手术的目的及意义,术中可能出现的情况,如何配合、术后的注意事项,使患者有充分的思想准备,减轻焦虑,并使其认识到本疾病潜在的危害性,积极配合治疗。

2. 术后护理

(1)基础护理:嘱患者卧床休息,全麻清醒后,可抬高床头 15°~30°,患耳朝上或健侧卧位,以促进颅内静脉回流、减轻脑水肿。术后有眩晕的患者应静卧,待眩晕消失后方可起床。卧床患者注意预防静脉血栓栓塞症,指导患者在床上行踝泵运动。

(2)饮食护理:给予高蛋白、高热量、高维生素的食物,以促进伤口愈合,提高机体抵抗力。

(3)病情观察:观察患者体温、脉搏、呼吸、血压、瞳孔、神志、肢体运动及局部敷料渗血情况。注意患者有无眩晕、呕吐、头痛和眼震等颅内外并发症出现;神志是否有异常,瞳孔是否等大等圆、对光反射是否灵敏;注意观察患者是否有口角下垂歪斜、额纹变浅或消失,不能皱眉、闭目等面瘫症状;如发现异常,应立即通知医生,并协助处理。若患者已经出现眼睑闭合不全时,指导患者使用滴眼液,睡觉时涂抗生素眼膏,覆盖眼罩保护角膜,防止角膜溃疡。

(4)伤口护理:术后 24~48 小时后予以换药,同时应保持伤口清洁、干燥。还需要观察患者有无脑脊液漏,若有异常,立即通知医生。

(5)管道护理:观察引流液的颜色、性状及量,及时记录;保持引流管通畅,防止引流管脱落,如有异常,及时更换或通知医生。

(6)用药护理:遵医嘱使用抗生素,预防和控制感染;使用降颅内压药物,减轻脑水肿;使用糖皮质激素和营养神经的药物,减轻周围性面瘫的症状,注意观察用药后的不良反应。

(7)疼痛护理:及时评估疼痛的部位、性质和持续时间,必要时遵医嘱给予镇痛剂。但对疑有颅内并发症者,禁止使用止痛、镇静类药物,以免掩盖症状。

(8)心理护理:注意观察患者的心理变化,与患者沟通时应减慢语速,吐字清晰,提高音量,适时反馈患者的理解情况,做到同理心。帮助患者树立信心,早日回归社会。

3. 健康教育

(1)保持伤口清洁和干燥,1 个月内洗澡时耳内应塞棉球,以防止耳内进污水引起感染。

(2)术后需放疗的患者,告知患者放疗的目的及副作用,如有皮肤损害、皮肤颜色改变等,避免用肥皂等清洗皮肤。

(3)术后半年内避免重体力劳动,定期复诊,若病情发生变化应及时就医。

(4)戒除烟酒,避免进食辛辣刺激性及坚硬的食物。

(5)增强体质,提高机体抵抗力,树立抗癌信心。

第十一节　耳源性颅内、外并发症患者的护理

【概述】

急、慢性中耳乳突炎极易向邻近或远处扩散,由此引起的各种并发症,称为"耳源性并发症"。耳源性并发症分为颅内和颅外两大类,其中最危险的是颅内并发症,常常危及患者生命,是耳鼻咽喉头颈外科的危急重症之一。

【病因】

1. 骨质破坏　中耳乳突骨质破坏最多见于中耳胆脂瘤,导致相邻结构感染从而出现并发症,化脓性中耳炎少见。

2. 机体抵抗力差　严重的全身慢性疾病(糖尿病、结核病等)、长期营养不良、年老体弱或儿童等抵抗力较差者,中耳感染易扩散而出现并发症。

3. 致病菌毒力强　致病菌对常用抗生素不敏感或已产生抗药性,是引起中耳炎并发症的原因之一。

【分类】

1. 颅内并发症　硬脑膜外脓肿、耳源性脑膜炎、耳源性脑脓肿、乙状窦血栓性静脉炎等。

2. 颅外并发症　耳后骨膜下脓肿、颈部贝佐尔德脓肿、迷路炎、耳源性面瘫等。

【临床表现】

1. 颅内并发症

(1)硬脑膜外脓肿:取决于脓肿的大小和发展速度。

1)小脓肿多无特殊的症状和体征。

2)脓肿较大和发展较快时,可有患侧头痛,多为局限性和持续性剧烈跳痛,体温多不超过38℃。

3)若脓肿大、范围广,刺激局部脑膜、引起颅内压增高或压迫局部脑实质者,则可出现全头痛,以患侧更严重,并出现相应的脑膜刺激征或局灶性神经定位体征。

4)若脓肿位于岩尖,可有岩尖综合征(三叉神经和展神经受累)和轻度

面瘫。

(2)耳源性脑膜炎

1)全身中毒症状:高热、头痛、喷射状呕吐为主要症状,起病时可有寒战、发热,体温可高达 39~40℃,晚期体温调节中枢受累,体温可达 41℃。脉搏频速,与体温一致。

2)颅压增高征:剧烈头痛,部位不定,可为弥漫性全头痛,以后枕部为重。喷射状呕吐,与饮食无关。小儿可有腹泻、惊厥。可伴精神及神经症状如易激动、全身感觉过敏、烦躁不安、抽搐;重者嗜睡、谵妄、昏迷。发生脑疝时可出现相关的脑神经麻痹,晚期可出现潮式呼吸、大小便失禁。可因脑疝导致呼吸循环衰竭而死亡。

3)脑膜刺激征:颈有抵抗或颈项强直,甚者角弓反张。抬腿试验及划跖试验阳性。如锥体束受累可出现锥体束征,如浅反射(腹壁反射、提睾反射等)减弱,深反射(膝反射、跟腱反射等)亢进,并出现病理反射。

4)脑脊液改变:压力增高,混浊,细胞数增多,以多形核白细胞为主,蛋白含量增高,糖含量降低,氯化物减少。脑脊液细菌培养可为阳性,致病菌种类与耳内脓液细菌培养相同。

(3)耳源性脑脓肿:是化脓性中耳乳突炎并发脑白质内局限性积脓。脓肿占各种脑脓肿的 80%,多位于大脑颞叶,小脑次之,也可两者同时存在。脑脓肿的临床表现可分为以下四期:

1)初期(起病期):历时数天,数天后进入潜伏期。有轻度脑膜刺激征。脑脊液中细胞数及蛋白量轻度或中度增加。血象:中性粒细胞增多,核左移。此期可被误诊为慢性化脓性中耳炎急性发作,突然发生寒战、高热、头痛、恶心呕吐及轻微颈强直。

2)潜伏期(隐匿期):历时 10 天至数周,相当于病理过程的化脓局限阶段。此期症状不定,可有轻度不规则的头痛乏力、反应迟钝、食欲减退、不规则低热、精神抑郁、少语、嗜睡或易兴奋等。

3)显症期:历时长短不一。此期为脑脓肿扩大期,颅内压随之增高,出现下列症状:①一般症状:常以表情淡漠、反应迟钝、精神萎靡,甚至嗜睡为首发临床症状。可有午后低热或高热,部分患者有食欲减退或亢进,便秘。②颅内高压症状:头痛多始于患侧,多为持续性,常于夜间加剧而惨叫不止,可扩展到全头,前额或后枕部最为明显。喷射性呕吐,与饮食无关。脉搏迟缓,与体温不一致。可出现视盘水肿,不同程度的意识障碍,频繁打呵欠及无意识动作(挖鼻等),性格与行为改变。③局灶性症状:出现可早可晚,也可不明显。

4)终期:常因脑疝形成或脑室炎、暴发弥漫性脑膜炎而死亡。

(4)乙状窦血栓性静脉炎：为伴有血栓形成的乙状窦静脉炎。

1)全身症状：典型病例出现明显的脓毒血症，表现为寒战后高热(体温可达 40~41℃)、剧烈头痛、恶心和全身不适，2~3 小时后大汗淋漓，体温骤退，每天可发生 1~2 次，形似疟疾；少数患者发热持续在 38~39℃，甚至低热或不发热，但头痛普遍存在，如果颅内静脉回流障碍，可有颅内高压症。

2)局部症状及体征：出现患侧耳痛与剧烈头痛、枕后及颈部疼痛。感染波及乳突导血管、颈内静脉及其周围淋巴结时，乳突后方轻度水肿，同侧颈部可触及条索状物，压痛明显。

3)实验室检查：血白细胞明显增多，多形核白细胞增加；红细胞及血红蛋白减少。寒战及高热时抽血，可培养出致病菌。脑脊液常规检查多正常。

4)Tobey-Ayer 试验：腰椎穿刺测脑脊液压力，先压迫健侧颈内静脉，此时脑脊液压力迅速上升，可超出原来压力 1~2 倍。然后压迫患侧颈内静脉，若乙状窦内有闭塞性血栓，则脑脊液压力不升或仅升高 0.1~0.2kPa，此现象称 Tobey-Ayer 试验阳性。

5)眼底检查：可出现患侧视盘水肿，视网膜静脉扩张。

2. 颅外并发症

(1)耳后骨膜下脓肿：脓液通过破坏或缺损的骨壁或乳突尖部骨皮质，流入耳后骨膜下，形成耳后骨膜下脓肿。主要临床表现如下：

1)有中耳炎或中耳胆脂瘤病史。

2)有耳痛、高热和全身不适等症状，儿童尤为明显。

3)检查见耳后红肿，明显隆起，触之有波动，肿胀多位于耳郭后上方，耳郭向前下方耸起，耳后沟消失。

4)脓肿诊断性穿刺，可抽出脓液。脓肿穿破骨膜和皮肤，可形成窦道或瘘管。

(2)颈部贝佐尔德脓肿：乳突尖部气房发育良好时，乳突尖内侧骨壁一般较薄。若乳突蓄脓，可穿破该处骨壁，脓液循此溃破口流入胸锁乳突肌深面，在颈侧形成脓肿，称贝佐尔德脓肿。主要临床表现如下：

1)有中耳炎或中耳胆脂瘤病史。

2)同侧颈部疼痛，运动受限；颈部相当于乳突尖至下颌角水平处肿胀，压痛明显。由于脓肿位于胸锁乳突肌深面，故波动感不明显。

3)若穿刺抽出脓液，即可确诊。

4)感染向下蔓延，可引起纵隔炎或纵隔脓肿。

(3)迷路炎：是化脓性中耳乳突炎较常见的并发症。主要临床表现如下：

1)局限性迷路炎：又称迷路瘘管。多因胆脂瘤或肉芽组织腐蚀骨迷路形成瘘管。此型临床上较多见。多表现为阵发性眩晕，偶伴有恶心、呕吐。

眩晕多在头或体位变动、压迫耳屏或耳内操作(如挖耳)时发作。发作时患侧迷路处于刺激兴奋状态,眼震方向多向患侧。听力有不同程度的减退,多为传导性聋,如病变位于鼓岬处可呈混合性聋。瘘管试验诱发出眩晕和眼球偏斜,为瘘管试验阳性。若瘘管为病理组织堵塞可为阴性。前庭功能一般正常。

2)浆液性迷路炎:是以浆液或浆液纤维素渗出为主的内耳弥漫性非化脓性炎症疾病或炎性反应。表现为眩晕、恶心、呕吐、听力下降、平衡失调。早期眼震向患侧,晚期眼震向健侧。

3)化脓性迷路炎:是化脓菌侵入内耳,引起迷路弥漫性化脓病变称为化脓性迷路炎。表现为严重眩晕,呕吐频繁,病初听力完全丧失,可有耳深部疼痛。自发性眼震初期向患侧,迷路破坏后可转向健侧。

(4)耳源性面瘫:中耳炎、中耳胆脂瘤常可引起周围性面瘫,主要临床表现如下:

1)症状:①面部不对称,有口角歪斜、闭眼障碍;②泪腺功能障碍:溢泪、无泪(膝状神经节及以上部位损伤导致岩浅大神经受累所致)和鳄鱼泪(神经的错向生长及支配会造成鳄鱼泪);③味觉异常:鼓索神经受累致患侧舌部前侧味觉异常;④听觉过敏:面神经镫骨肌支功能障碍,使对强声刺激具有保护作用的镫骨肌反射消失,因而可导致患者对强声刺激难以耐受,称为听觉过敏。

2)体征:①静态:患侧额纹消失,鼻唇沟浅或者消失,睑裂变大;②动态:患侧眉毛不能上抬;患侧眼睑不能闭合,当患者闭眼时,眼球不自主向外上方运动,巩膜外露,称为"贝尔现象";笑、露齿时,口角向健侧移动;鼓腮漏气。部分患者可出现联动:当患侧面神经某分支支配面肌产生运动时,其他分支所支配的面肌会出现被动运动,称为联动。

【辅助检查】

眼底检查、脑血管造影、气脑或脑室造影有助于本疾病的诊断。脑部CT、MRI定位精确,可显示脑脓肿大小,诊断准确率高。

【治疗原则】

1. 颅内并发症

(1)硬脑膜外脓肿:一经确诊,应立即行乳突探查术,清除中耳乳突病变组织并详细检查鼓室盖、鼓窦盖、乳突盖及乙状窦骨板;循骨质破坏区向周围扩大暴露硬脑膜,排尽脓液,通畅引流。对硬脑膜增厚、表面有肉芽者,应扩大暴露范围,直至到达外观正常的硬脑膜。用双极电凝处理炎性肉芽后,再从脑膜及乙状窦壁上剥离切除。

(2)耳源性脑膜炎

1)抗感染:足量广谱抗生素控制感染,酌情应用糖皮质激素。

2）原发灶处理：在全身情况允许的前提下，急诊行乳突切开术，清除病灶，通畅引流。

3）支持疗法：保持水和电解质平衡，颅压高时应降颅压，控制液体输入量，必要时用高渗脱水药。

（3）耳源性脑脓肿

1）早期应用足量广谱抗生素：采用抗革兰氏阴性菌及厌氧菌的药物联合静脉滴注，待细菌学检查结果明确后，参照检查结果选用相应的抗生素。

2）手术治疗：脑脓肿诊断明确，可先做乳突根治术，经乳突腔穿刺引流脑脓肿。亦可先做脑脓肿手术，再择期乳突手术。

3）脓肿处理：包括穿刺抽脓、切开引流及脓肿摘除。①穿刺抽脓：可在严格消毒后经乳突术腔穿刺抽脓；②切开引流：适用于脓肿表浅，已形成硬脑膜脓瘘者；③脓肿摘除：脓肿包膜较厚，经反复穿刺抽脓无效或多房、多发性脓肿等，均应开颅予以摘除。

4）支持疗法及水和电解质平衡：患者因频繁的呕吐、长期静脉输入葡萄糖以及脱水疗法等，常可出现水和电解质紊乱。应根据病情及血电解质检查结果，及时补充液体，纠正酸中毒或碱中毒，预防低钾或低钠综合征。

5）处理颅内压增高：可用脱水疗法以降低颅内压，如用50%葡萄糖与20%甘露醇，静脉交替注射；糖皮质激素可减轻脑水肿，酌情适量静脉注射。

6）处理脑疝：出现脑疝或脑疝前期症状时，立即静脉推注20%甘露醇等脱水剂，行气管插管，予以氧气吸入及人工呼吸，并紧急作脑脓肿穿刺术，抽出脓液，必要时可先行侧脑室引流以降低颅内压，然后再做脓肿穿刺抽脓。

（4）乙状窦血栓性静脉炎：以手术治疗为主，辅以足量抗生素及支持疗法。

1）应尽早行乳突切开术，探查乙状窦，如乙状窦壁有周围脓肿和坏死穿刺无回血，应切开乙状窦壁，吸除感染血栓，通畅引流。

2）如乳突术中已将全部病灶彻底清除，而术后症状不见减轻，血中红细胞及血红蛋白继续下降，或患侧颈部压痛明显，或出现转移性脓肿时，应行患侧颈内静脉结扎术，以防感染继续播散。

3）对贫血患者予以输血等支持疗法。

2. 颅外并发症

（1）耳后骨膜下脓肿

1）并发于急性乳突炎者，行单纯乳突切开术。

2）并发于慢性化脓性中耳乳突炎者，应视具体情况，行乳突根治术或改良乳突根治术及鼓室成形手术。

3）应用适当的抗生素。

（2）颈部贝佐尔德脓肿

1）乳突探查术中注意彻底清除乳突尖部残余气房及病变组织。

2）及早经胸锁乳突肌前缘切口，行脓肿切开引流术。

（3）迷路炎：并发迷路炎者，患者宜自选体位静卧休息，低盐饮食。在抗生素控制感染的情况下，及早清除中耳病灶多可治愈，术中勿动迷路瘘管处肉芽组织。对于化脓性迷路炎，应在炎症控制、症状减轻后，再施行中耳乳突手术。

（4）耳源性面瘫

1）中耳炎症的急性期采用抗生素控制感染，同时使用激素减轻面神经水肿。

2）手术治疗：①清除中耳炎症及胆脂瘤；②面神经减压，开放面神经骨管，切开面神经外膜，缓解面神经肿胀。

3）术后处理：给予神经营养药物、面部按摩防止面肌萎缩。

【护理评估】

1. 健康史　询问近期有无高热、头痛、恶心、呕吐、眩晕、面瘫等症状的出现。了解患者有无急、慢性化脓性中耳炎病史。

2. 身体状况　评估患者有无耳痛、发热、头痛、嗜睡、恶心、呕吐，外耳道脓液的形状，鼓膜有无穿孔，有无脑膜刺激征、颅高压增高、脑神经麻痹等症状。

3. 心理 - 社会状况　评估患者的年龄、性别、职业、文化水平、工作环境、饮食习惯、性格特点以及家庭支持系统状态等，了解其对本疾病的认知程度及心理状态。

【常见护理诊断 / 问题】

1. 舒适度减弱：疼痛（剧烈的头痛）　与中耳病变、炎症向颅内外扩散、颅高压的存在有关。

2. 体温过高　与胆脂瘤侵蚀骨质，造成颅内、外组织的破坏继发感染及海绵窦细菌性血栓的形成有关。

3. 有体液不足的危险　与剧烈呕吐、高热、大量使用脱水剂等因素有关。

4. 有脑疝发生的危险　与颅内病灶的存在，颅内压升高、补液过快、脱水剂应用不当等因素有关。

5. 有窒息的危险　与意识不清，口内分泌物误吸入气道有关。

6. 焦虑　与严重的病情威胁有关。

7. 营养失调：低于机体需要量　与长期机体抵抗力差、营养不良有关。

8. 知识缺乏：缺乏对耳源性并发症发生、发展、预后和防治的相关知识。

【护理措施】

1. 基础护理

(1)嘱患者绝对卧床休息,保持病室安静整齐,光线宜暗。

(2)注意安全防护,床边加床档,要有家属陪护,卧床的患者要勤翻身、更换床单,防止压力性损伤的发生。

(3)便秘患者给予缓泻剂,保持大便通畅。

(4)高热患者做好降温处理,昏迷患者应专人护理,保持头侧位,防止呕吐物误吸入气道。

2. 病情观察

(1)注意观察患者神志、瞳孔、生命体征的变化及出入水量。尤其需注意观察双侧瞳孔大小、形状及对光反射的敏感度,呼吸的方式与频率。脑疝早期往往出现瞳孔和呼吸的改变。

(2)注意有无面瘫、眼球震颤情况,注意头痛、呕吐的程度和性质。若出现表情淡漠、嗜睡、全身不适时,应绝对卧床休息。一旦发生病情变化,立即通知医生。

3. 专科护理

(1)遵医嘱给予足量及时的抗生素全身治疗。

(2)准备好各类急救物品,如20%甘露醇、50%葡萄糖、呼吸兴奋剂、强心剂、气管切开用品及气管插管等设备。保证静脉液路畅通,以备急救。

(3)准确计算输液量,按时、正确地应用脱水剂,详细记录出入量,保持水、电解质的基本平衡。

(4)疑有耳源性并发症时,禁用镇静剂、镇痛剂、阿托品类药物,以免掩盖病情,延误治疗。

(5)需手术治疗者做好围手术期的护理。

(6)疑有耳源性脑脓肿患者需剃光头,以备紧急钻颅穿刺。

4. 饮食护理 根据病情需要给予高热量、高蛋白和高维生素的清淡流质或半流质饮食。进食困难者予以鼻饲或增加静脉营养的供给,保证机体需要量。

5. 心理护理 向患者及家属讲解疾病相关知识,鼓励患者说出内心感受,评估焦虑程度,予以疏导。鼓励患者树立信心,积极配合治疗。

6. 健康教育

(1)指导患者观察伤口、耳、鼻腔内有无无色透明液体流出,并监测体温。出现异常时及时就诊。

(2)注意营养均衡,多食用富含纤维、维生素、蛋白质的食物,适当锻炼,以增强机体抵抗力,促进疾病康复。

（3）保持耳道的清洁干燥，勿让液体及物体进入外耳道，防止逆行感染。

（4）预防上呼吸道感染，房间内定期通风，保持周围环境清洁。

（5）保持良好的心理状态，避免紧张、激动等情绪，有利于疾病康复。

（6）定期门诊复查，若出现发热、耳漏、头痛等不适应及时就诊。

（陶荣　潘雪迎）

第四章
测试题

第五章

鼻科患者的护理

第一节　鼻疖患者的护理

【概述】

鼻疖是鼻前庭、鼻尖和鼻翼部的毛囊、皮脂腺或汗腺的局限性急性化脓性炎症,以鼻前庭最常见。包括皮囊炎和皮脂腺炎。好发于鼻尖或鼻翼两侧,鼻疖若发生于鼻根至上唇的"危险三角区",挤压不当可导致最严重的颅内并发症——海绵窦栓塞。

【病因】

1. 金黄色葡萄球菌为主要致病菌。

2. 挖鼻、拔鼻毛导致鼻前庭皮肤受损,或鼻腔发生化脓性炎症时皮肤损伤,诱发感染。

3. 机体免疫力低下,如糖尿病患者。

【临床表现】

起病初期,鼻前庭、鼻尖或鼻翼处表现为红、肿、热、痛等化脓性炎症,一般局限在一侧,局部疼痛明显,可伴有低热和全身不适。疖肿成熟后,可见顶部中央有黄色脓栓,多在 1 周内自行破溃,流出脓液(偶可见多个脓头)后炎症逐渐消退结痂而愈。病重者可引起鼻翼或鼻尖部软骨炎,上唇和面颊部蜂窝织炎。由于面部静脉无瓣膜,血液可双向流动,鼻疖如被挤压,感染可由小静脉、面静脉、眼上、眼下静脉逆行向上直达海绵窦,形成海绵窦血栓性静脉炎,临床表现为畏寒、高热、剧烈头痛,患侧眼睑及结膜水肿、眼球固定突出、视盘水肿甚至失明,严重者可危及生命。另外还可并发眼眶蜂窝织炎、颅内感染。

【辅助检查】

1. 常规检查

（1）血常规：合并细菌感染者可出现白细胞升高。

（2）血糖监测、糖化血红蛋白检测：随机 BS>7.8mmol/L，次日空腹静脉抽血化验，糖化血红蛋白 ≥ 6.5%。

（3）感染性疾病筛查：乙肝、丙肝、梅毒、艾滋病等。

2. 特殊患者行血培养，局部穿刺脓液培养。

【治疗原则】

总的原则是严禁挤压，控制感染，局部治疗和全身治疗相结合，预防并发症。

1. 疖未成熟时，以消炎、止痛为主，可用 1% 氧化氨基汞软膏、10% 鱼石脂软膏或抗生素软膏涂抹患处，并配合局部热敷、超短波、红外线照射等物理治疗。

2. 疖已成熟出现脓点时，待其自然破溃或在无菌操作环境下使用无菌尖刀片挑破脓头，用镊子钳出脓栓，也可用小吸引头吸出脓液，严重者切开排脓。脓液送细菌培养与药敏试验。切开时注意不切及周围浸润部分，严禁挤压。

3. 疖肿破溃后，局部清洁消毒，促进引流，同时使用抗生素软膏保护伤口，促进愈合。

4. 合并海绵窦感染患者，应给予足量抗生素，并及时联合眼科和神经外科进行会诊，协助治疗。

【护理评估】

1. 健康史　评估患者是否有挖鼻或拔鼻毛等不良生活习惯，是否有急性感染；既往有无鼻疖疾病史，有无糖尿病及其他导致全身抵抗力低下的慢性疾病史，有无药物及食物过敏史。

2. 身体状况　评估患者局部是否出现充血、肿胀、硬结、疖肿隆起，顶部是否可见黄色脓点，有无破溃；评估患者是否伴有畏寒、发热、疼痛及其他全身不适症状；有无并发上唇及面颊部蜂窝织炎、海绵窦血栓性静脉炎。

3. 心理 - 社会状况　评估患者及家属对鼻疖相关知识的认知程度，是否出现紧张、焦虑等心理状况。

【常见护理诊断 / 问题】

1. 急性疼痛　与局部炎症刺激有关。

2. 体温过高　与感染有关。

3. 知识缺乏：缺乏疾病发生的预防及相关卫生保健知识。

4. 潜在并发症：上唇及面颊部蜂窝织炎、海绵窦血栓性静脉炎、颅内感染等。

【护理措施】

1. 一般护理

(1)保持室内温度适宜,空气流通。

(2)予以高热量、高蛋白、高维生素、易消化食物,嘱患者多饮水,忌辛辣刺激性食物。

(3)保持皮肤清洁,及时更换衣服、床单,预防压力性损伤。

2. 对症护理

(1)严密观察患者生命体征,若出现高热、寒战、剧烈头痛等症状,应考虑颅内感染,及时报告医生,配合紧急处理。

(2)观察鼻疖肿大小、红肿范围、脓点是否形成等变化,及时告知医生,遵医嘱给予相应处理。

(3)评估患者局部疼痛或头痛情况,疼痛评分 ≥ 4 分,通知医生采取止痛措施,遵医嘱实施疼痛治疗与护理。

3. 用药护理

(1)患鼻疖时,如果没有全身症状,一般只需要局部用药、理疗;合并有全身症状时,应在医生的指导下加用抗生素。

(2)局部用药时,不宜用于破损皮肤,避免接触眼睛和其他部位黏膜等。

(3)鱼石脂软膏、莫匹罗星软膏连续使用一般不超过 7 天,碘酊连续使用不超过 4 天。长期大量涂抹碘酊可引起皮肤"碘烧伤"导致脱皮。

(4)用药部位如有烧灼感、红肿等情况应停药,并将局部药物洗净。

(5)药物性状发生改变时禁止使用,发生皮疹等变态反应时应停药。

4. 健康教育

(1)生活指导:养成良好的生活习惯,清淡饮食,多喝水,劳逸结合,生活规律,增强机体抵抗力;摒弃挖鼻、拔鼻毛等不良习惯,以免鼻腔局部皮肤损伤诱发感染;保持颜面部皮肤清洁,尽量避免因面部三角区皮肤油腻导致粉刺和痤疮形成,同时避免针尖、竹木等刺伤皮肤。

(2)疾病知识指导:鼻部一旦出现粉刺、痤疮或疖肿,瘙痒时勿用手抓挠,切忌自行挤压、热敷或其他理疗,以免感染扩散,导致面颊部蜂窝织炎或海绵窦血栓性静脉炎;鼻疖未痊愈者,遵医嘱定期复查,坚持治疗。

第二节　急性鼻炎的护理

【概述】

急性鼻炎是由病毒感染引起的鼻腔黏膜急性炎症性疾病,是上呼吸道感染的一部分,俗称"感冒""伤风",四季均可发病,冬季多见,具有传染性。

【病因】

1. 呼吸道病毒感染是首要病因。常在病毒感染的基础上继发细菌感染。目前已知病毒达 100 多种,最常见的是鼻病毒、腺病毒、流感和副流感病毒以及冠状病毒等。

2. 病毒传播方式主要是飞沫直接经呼吸道吸入,其次是被污染物体或食物从鼻腔或咽部进入体内,从而致病。

3. 全身因素　受凉、劳累、维生素缺乏、烟酒过度、内分泌失调或其他全身性慢性疾病等因素可使机体免疫功能和抵抗力下降,是重要诱因。

4. 局部因素　鼻腔及邻近部位慢性病变,如慢性化脓性鼻窦炎、腺样体肥大、慢性扁桃体炎等,均可引起鼻腔功能和通气引流障碍,鼻腔黏膜纤毛运动减弱或消失时,病原体容易局部残留导致急性鼻炎。

【临床表现】

潜伏期 1~3 天。发病前驱期,鼻腔及鼻咽部干燥,表现为痒感、灼热感和喷嚏。发病 1~2 天后,又称卡他期,容易继发出现鼻塞、清水样鼻涕、嗅觉减退、鼻音加重,常伴有咽痛、低热(37.3~38℃)、食欲减退、头痛以及四肢酸痛。继发细菌感染期,鼻涕转为黏液性、黏脓性或脓性。全身症状因个体而异,轻重不一,可进行性加重,易并发急性鼻窦炎、急性中耳炎、急性咽喉炎、急性气管炎及支气管炎等。儿童全身症状较成人重,多伴有高热(39℃以上),甚至惊厥,常伴有消化道症状如呕吐、腹泻等。恢复期,若无并发症,7~10 天内各症状会逐渐缓解。

【辅助检查】

1. 血常规检查　合并细菌感染者可出现白细胞升高。

2. 鼻腔检查　可见鼻黏膜充血、肿胀,下鼻甲充血、肿大,总鼻道或鼻底有较多分泌物。

【治疗原则】

以支持、对症及对因治疗为主,同时需注意预防并发症的发生。

1. 局部治疗　鼻腔内使用减充血剂。首选盐酸羟甲唑林喷雾剂,也可用 1% 麻黄碱滴鼻液收缩鼻黏膜,减轻鼻塞,促进引流,用药时间应不超过 1 周,否则易导致药物性鼻炎。局部也可采用热敷等物理疗法,促进炎症消退,改善症状。

2. 全身治疗　早期注意休息,保证热量供给,多饮水,可用生姜、红糖、葱白泡热水服用,使其全身发汗;口服解热镇痛药物减轻症状,缩短病程。合并细菌感染或出现并发症时,应前往医院就诊,完善相关实验室检查后,遵医嘱使用抗生素。

【护理评估】

1. 健康史　评估患者既往有无慢性鼻炎、鼻息肉或鼻中隔偏曲疾病史；有无与感冒患者密切接触史,近期有无受凉、过劳、烟酒过度等诱因。

2. 身体状况　前驱期,查体可见患者鼻黏膜潮红、干燥,并伴有鼻痒、烧灼感症状;卡他期,可见鼻黏膜充血肿胀,鼻腔内可见黏液性分泌物;继发细菌感染期,可见下鼻甲肿胀,鼻道内大量脓涕。

3. 心理-社会状况　评估患者及家属对急性鼻炎相关知识的认知程度,文化层次、卫生习惯、情绪反应等,评估其是否出现紧张、焦虑等心理状况。

【常见护理诊断/问题】

1. 舒适度减弱　与鼻塞、流涕、乏力、头痛有关。

2. 体温过高　与急性炎症引起的全身反应有关。

3. 知识缺乏:缺乏该疾病的预防及相关卫生保健知识。

4. 潜在并发症:急性中耳炎、急性鼻窦炎、急性咽喉炎等。

【护理措施】

1. 一般护理

(1)监测患者体温,指导患者注意休息,多饮水,清淡饮食,进易消化食物。发病初期,可采用发汗疗法,如热水浴、生姜、红糖、葱白煎水热服,可减轻症状,缩短病程。及时更换衣物、床单被套,做好口腔护理。

(2)指导患者采用正确的擤鼻方法:左、右侧鼻腔分次轻轻擤鼻。

(3)合并细菌感染或出现并发症时,遵医嘱使用抗生素。

2. 对症护理　遵医嘱使用合适的鼻减充血剂,收缩鼻黏膜,减轻鼻塞,改善鼻腔通气引流。此类药物一般连续使用不超过7天。在使用滴鼻剂或喷鼻剂之前,先要将鼻腔内分泌物擤净,如有干痂或脓涕无法擤出,则应先用温生理盐水冲洗鼻腔再用药。

(1)指导患者正确滴鼻方法:鼻内滴药时,滴管或药瓶头部勿接触鼻部,以免污染药液。经前鼻孔滴入药液,每侧2~3滴/次,每日3次,轻捏鼻翼数次,使药液与鼻腔黏膜充分接触,嘱患者勿吞咽、勿讲话,保持滴药体位3~5分钟,以促进药液充分吸收。如果需要同时使用两种以上的滴鼻剂,用药时间需要间隔数分钟,以免降低药物疗效或引起不良反应。临床上通常取以下几种滴药体位:

1)仰卧法:仰卧,肩下垫枕,前鼻孔朝上或仰卧头后仰悬垂于床缘外。

2)侧卧法:卧向患侧,头下悬垂于床缘外,此法适用于单侧患病者。

3)坐位法:坐位,背靠椅背,头后仰,前鼻孔朝上。

(2)指导患者正确的鼻喷剂使用方法:指导患者取坐位或站立位,头勿后仰,将药瓶的喷嘴插入鼻前庭,在按压喷雾器的同时吸气,在抽出喷雾器之前,需持续按压喷雾器,以防鼻腔中的黏液和细菌吸入药瓶。喷药时一般用左手喷右鼻,右手喷左鼻。在一侧或双侧鼻孔喷药后,轻轻地用鼻吸气 2~3 次。在使用激素类喷鼻剂时,喷嘴方向朝鼻腔外侧壁,以避免因长期对准鼻中隔方向喷药而引起鼻出血或鼻中隔穿孔,同时可让药物更好的进入鼻腔深部,从而充分发挥药物的作用。

3. 健康教育

(1)生活指导:加强锻炼,合理饮食,保持心情舒畅,提高自身机体免疫力;疾病流行期间,减少出入人员密集场所,保持室内空气流通。外出时,佩戴口罩、勤洗手,避免传染他人。

(2)疾病知识指导:指导患者正确擤鼻和鼻减充血剂使用的方法;若鼻塞、头痛加剧,应及时就诊。

第三节　慢性鼻炎患者的护理

慢性鼻炎是由病毒、细菌、变应原、各种理化因子以及某些全身性疾病引起的鼻腔黏膜及黏膜下层的慢性炎症性疾病。以鼻腔黏膜肿胀、分泌物增多、无明确致病微生物感染,病程持续 3 个月以上或反复发作为特征。

慢性鼻炎传统上分为慢性单纯性鼻炎和慢性肥厚性鼻炎两类,但这种分类方法并没有强调致病因素在慢性鼻炎发病中的作用。采用目前国际及国内被广泛接受和认可的分类方法,即是否有变应性因素,将其分为变应性和非变应性鼻炎,后者又可分为血管运动性鼻炎、妊娠性鼻炎、萎缩性鼻炎、药物性鼻炎、干燥性鼻炎等。本节重点介绍变应性鼻炎、非变应性鼻炎(血管运动性鼻炎)和萎缩性鼻炎。

一、变应性鼻炎

【概述】

变应性鼻炎是发生在鼻黏膜的变态反应性疾病,又称过敏性鼻炎。是特异性个体接触致敏原后由 IgE 介导的以炎性介质(主要是组胺)释放、有免疫活性细胞和细胞因子等参与的鼻黏膜慢性炎症反应性疾病,以鼻痒、喷嚏、鼻分泌亢进和鼻黏膜肿胀为主要特征,在普通人群患病率为 10%~25%,根据症状可分为常年性变应性鼻炎和季节性变应性鼻炎。

【病因】

1. 遗传因素　变应性鼻炎患者多为特异性体质。危险因素可存在于所有年龄段。

2. 环境因素 变应原是诱导特异性 IgE 抗体并与之发生反应的抗原。引起变应性鼻炎的变应原主要分为吸入性变应原和食物性变应原。吸入性变应原是变应性鼻炎的主要原因,以花粉、真菌、屋尘、螨虫,猫、狗等家畜的皮屑多见。食物性变应原常见的有面粉、奶、鸡蛋、花生及海鲜等。

【临床表现】

1. 全身症状 在季节性变应性鼻炎中,发病时可伴有哮喘发作、胸闷、咳嗽等不适症状,且持续数周,待季节一过,症状均可缓解。在常年性变应性鼻炎中,症状相对较轻,呈间歇性或持续性发作,常见于整理房间、被褥、打扫卫生、闻到霉味或接触宠物时发作。

2. 局部症状

(1)鼻痒:大部分患者表现为鼻痒,有时伴有外耳道、软腭及咽部发痒。

(2)喷嚏:呈阵发性发作,每次几个或数十个不等。

(3)鼻涕:大量清水样鼻涕,是鼻分泌亢进的特征性表现。

(4)鼻塞:程度轻重不一,表现为间歇性或持续性,单侧、双侧同时或交替性鼻塞。

(5)嗅觉障碍:由于鼻黏膜水肿明显,部分患者伴有嗅觉减退。

【辅助检查】

1. 鼻内镜检查 鼻黏膜可为苍白、充血或浅蓝色,下鼻甲尤为明显,鼻腔常见水样分泌物。

2. 查找致敏原 疑为常年性变态反应性鼻炎的患者可做特异性皮肤试验,鼻黏膜激发试验和血清特异性 IgE 检测。疑为花粉症者应以花粉浸液做特异性皮肤试验。

【治疗原则】

变应性鼻炎的治疗主要分为非特异性治疗和特异性治疗,前者主要是药物对症治疗,后者主要是指对因免疫治疗。应根据患者个体症状类型和特点来选择治疗方案,采用阶梯式治疗方法,即按照病情由轻到重,循序渐进依次采用抗组胺药物、糖皮质激素等进行治疗。主要治疗原则有以下四个方面:

1. 避免接触过敏原 是最简单有效的治疗方法。保持室内外清洁卫生,经常晒洗衣物、被褥,不饲养宠物;花粉播散季节,外出时应佩戴口罩;遵医嘱使用花粉阻隔剂。

2. 药物治疗

(1)糖皮质激素:糖皮质激素抗变态反应的药理学作用包括抑制肥大细胞、嗜碱性粒细胞和黏膜炎症反应;减少嗜酸性粒细胞数目;稳定鼻黏膜上皮和血管内皮屏障;降低刺激受体的敏感性;降低腺体对胆碱能受体的敏感性。

1)局部糖皮质激素:可用鼻部喷剂,局部吸收,全身生物利用度低,起效快,安全性好。

2)口服糖皮质激素:主要采用短期冲击疗法,多用醋酸泼尼松片, $0.5\sim1mg/(kg\cdot d)$,连续 10~14 天,根据自身肾上腺皮质激素分泌的昼夜规律,晨起空腹给药,以缓解症状。出院后继续服用醋酸泼尼松片时,应严格遵医嘱逐日减量,不可骤然停药。

(2)抗组胺药:主要通过与组胺竞争效应细胞上的组胺受体发挥抗 H_1 受体的作用。可迅速改善鼻痒、喷嚏和鼻分泌物亢进,但缓解鼻塞的作用较弱。

(3)减充血剂:多为血管收缩剂,可快速缓解症状。应严格控制使用次数及疗程,一般每天喷鼻 2 次,每侧 1~3 喷/次,连续使用一般不超过 7 天,长期使用可致药物性鼻炎。

(4)抗白三烯药:白三烯是细胞膜脂质代谢产物,以往发现与支气管平滑肌收缩有关,近年研究发现它也参与变应性鼻炎的发病,因此是治疗变应性鼻炎特别是合并哮喘患者的重要药物。一般每天用药 1 次,晚上睡前口服,疗程 4 周以上。

(5)肥大细胞稳定剂:仅适应于轻症患者或预防用药。在花粉播散前 2 周左右开始使用,对季节性变应性鼻炎患者因花粉过敏而引起的症状发作具有缓解作用。

(6)鼻腔冲洗:鼻腔盐水冲洗是一种安全、方便、廉价的治疗方法。使用生理盐水进行鼻腔冲洗,可清除鼻内刺激物、变应原和炎性分泌物等,减轻鼻黏膜水肿,改善变应性鼻炎患者喷嚏和鼻塞症状。

3. 特异性治疗 该疗法是针对 IgE 介导的 I 型变态反应性疾病的对因治疗。给予患者逐步增加剂量的治疗性疫苗,在再次接触到致敏原时,使其症状减轻或不产生临床症状,同时也可预防变应性鼻炎发展为哮喘。目前临床常用的免疫治疗方法有皮下注射法和舌下含服法,分为剂量累加阶段和剂量维持阶段,总疗程不短于 3 年。

4. 手术治疗 属于对症治疗。对部分药物和免疫治疗效果不理想的病例,可考虑行选择性神经切断术,如鼻内镜下翼管神经切断术。

二、非变应性鼻炎(血管运动性鼻炎)

【概述】

非 I 型变态反应介导的鼻黏膜慢性炎症性疾病。这类患者变应原皮肤点刺试验和血清特异性 IgE 检测阴性。因此,非变应性鼻炎实际上涵盖了很多不同的疾病实体,根据致病因素的不同有可分为血管运动性鼻炎、嗜酸性粒细胞增多性非变应性鼻炎、感染性鼻炎、药物性鼻炎等。

血管运动性鼻炎又称血管舒缩性鼻炎,是非特异性刺激诱导的一种以神经递质介导为主的鼻黏膜神经源性炎症。该病以中老年居多,女性较男性多见。

【病因】

1. 主要系自主神经系统功能紊乱所致,如副交感神经系统反应性增高。经由所谓轴索反射释放的部分神经肽不仅将刺激的信号放大,同时导致血管通透性增加、腺体分泌亢进、甚至诱导肥大细胞脱颗粒释放组胺,引发严重的过敏样反应。

2. 在一些物理性(如温度变化、阳光照射)、化学性(如挥发出刺激性气体)和精神性(如情绪变化)等因素的作用下可导致非免疫性介导的组胺释放。

【临床表现】

温度、气压、刺激性气体等均可继发鼻部症状。鼻塞、流涕、喷嚏、鼻痒等较为多见,但也有以某种症状为主者,如以流涕或以鼻塞为主者等。

【辅助检查】

鼻内镜检查:鼻腔黏膜,特别是下鼻甲黏膜呈现水肿、充血等,鼻腔常有水样或黏稠样分泌物潴留。

【治疗原则】

采用综合治疗策略,主要包括尽量避免接触刺激性因素、药物治疗和手术等。

1. 药物治疗　局部糖皮质激素;抗组胺药物;局部抗胆碱能药物,主要是抑制鼻黏膜腺体分泌;鼻塞者可适当使用鼻用减充血剂,但不能长期使用,连续使用不超过 7 天;鼻腔冲洗。需特别指出的是,由于个体临床症状的差异,可联合使用上述药物或以使用某种药物为主。如以鼻塞为主的患者首选鼻内糖皮质激素,以流涕为主的患者宜首选抗胆碱能药物。

2. 手术治疗　主要适应证是对药物无效或效果不佳者。以解除鼻塞和减轻喷嚏、流涕为主。

三、萎缩性鼻炎

【概述】

萎缩性鼻炎是以鼻黏膜萎缩或退行性变为其组织病理学特征的一类特殊的鼻炎。原发性萎缩性鼻炎发作缓慢,病程长。女性多见,体质瘦弱者较健壮者多见。本病特征为鼻黏膜萎缩、嗅觉减退或消失和鼻腔大量结痂形成,严重者鼻甲骨膜和骨质也发生萎缩。黏膜萎缩性改变可向下发展延伸到鼻咽、口咽、喉咽等黏膜。在我国,发病率逐年下降,但在贫困山区和边远地区仍相对较多。该病发生可能与营养不良、内分泌紊乱和不良生活习惯有关。

【病因】

萎缩性鼻炎分原发性和继发性两种。前者病因目前仍不十分清楚,后者病因则明确。

1. 原发性　传统的观点认为本病是某些全身性慢性疾病的鼻部表现,如内分泌紊乱、自主神经功能失调、维生素缺乏(如维生素 A、维生素 B、维生素 D、维生素 E)、遗传因素、血液中胆固醇含量偏低等。近年研究发现本病与微量元缺乏或不平衡有关,免疫学研究则发现本病患者大多有免疫功能紊乱,组织化学研究发现鼻黏膜乳酸脱氢酶含量降低,故有学者提出本病可能是一种自身免疫性疾病。

2. 继发性　慢性鼻炎、慢性鼻窦炎的脓性分泌物长期刺激鼻黏膜;有害粉尘、气体对鼻腔的持续刺激;多次或不适当鼻腔手术致鼻腔黏膜广泛损伤(如下鼻甲过度切除);特殊传染病,如结核、梅毒和麻风对鼻腔黏膜的损害。

【临床表现】

1. 鼻塞　为鼻腔内脓痂阻塞所致,或因鼻黏膜感觉神经萎缩、感觉迟钝,鼻腔虽然通气,患者自感"鼻塞"。

2. 鼻、咽干燥感　因鼻黏膜腺体萎缩、分泌减少或长期张口呼吸所致。

3. 鼻出血　鼻黏膜萎缩变薄、干燥或挖鼻和用力擤鼻致毛细血管破裂所致。

4. 嗅觉减退或丧失　嗅区黏膜萎缩所致。

5. 恶臭　严重者多伴有呼气特殊腐烂臭味。

6. 头痛、头昏　鼻黏膜萎缩后,调温保湿功能减退或缺失,吸入冷空气刺激或脓痂压迫引起。多表现为前额、颞侧或枕部疼痛。

【辅助检查】

1. 外鼻　严重者鼻外形有变化,表现为鼻梁宽平呈鞍鼻。

2. 鼻腔检查　鼻黏膜干燥、鼻腔宽大、鼻甲缩小(尤以下鼻甲为甚)、鼻腔内大量脓痂充塞、黄色或黄绿色并伴有恶臭。若病变发展至鼻咽、口咽和喉咽部,也有同样临床表现。

【治疗原则】

目前多采用局部洗鼻和全身综合治疗。

1. 局部治疗

(1)鼻腔冲洗:可选用温热生理盐水冲洗,每天 1~2 次。目的在于清洁鼻腔、除去脓痂和臭味,同时刺激鼻黏膜增生。

(2)局部用药:复方薄荷油、液状石蜡、鱼肝油等滴鼻剂,可润滑黏膜、促进黏膜血液循环和软化脓痂便于擤出,改善鼻干症状;1% 链霉素滴鼻,以抑制细菌生长、减少炎性糜烂和利于上皮生长;1% 新斯的明涂抹黏膜,可促进鼻黏膜血管扩张;0.5% 雌二醇或己烯雌酚油剂滴鼻,可抑制鼻分泌物分解作用,减少痂皮、减轻臭味;50% 葡萄糖滴鼻,可具有刺激黏膜腺体分泌作用;金霉素或红霉素软膏涂鼻,可保护鼻腔黏膜,抑制细菌生长。

(3)手术治疗:病变较重,保守治疗效果不佳者可行手术治疗。目的在于缩小鼻腔,以减少鼻腔通气量、降低鼻黏膜水分蒸发、减轻黏膜干燥结痂形成。

2. 全身治疗　加强营养,改善环境及个人卫生。补充维生素 A、维生素 B、维生素 D、维生素 E 以保护鼻黏膜上皮,增加抗感染能力。

【护理评估】

1. 健康史　评估患者既往有无变应性鼻炎急性发作史;家族有无药物、食物过敏史及哮喘和皮炎病史;评估患者的工作和生活环境,是否长期处于空气污染较重的环境中,是否有过敏原的接触史。

2. 身体状况　评估患者鼻痒、喷嚏、流清水样鼻涕以及鼻塞症状的严重程度和持续时间;季节性鼻炎患者可伴有眼痒和结膜充血等;评估患者是否同时伴有支气管哮喘。

3. 心理 - 社会状况　评估患者及家属对此疾病相关知识的认知程度,疾病给工作、生活带来的影响,评估其是否出现紧张、焦虑等心理状况,了解其对疾病的认知和期望。

【常见护理诊断/问题】

1. 舒适度减弱　与鼻痒、喷嚏、流涕及嗅觉障碍有关。
2. 清理呼吸道无效　与鼻黏膜水肿、分泌物增多、哮喘发作有关。
3. 焦虑　与社交障碍,影响生活质量,担心治疗效果有关。
4. 知识缺乏:缺乏本病相关的自我保健及预防知识。

【护理措施】

1. 一般护理

(1)避免接触过敏原,保持室内外环境的清洁,空气清新,经常更换被褥,花粉季节应减少外出或佩戴口罩出行。

(2)保持良好的心情,减少情绪激动。

(3)避免进食辛辣刺激食物及易致过敏的食物。

2. 病情观察

(1)生命体征监测,及时、动态了解病情变化。

(2)观察患者是否伴有胸闷、咳嗽、哮喘等不适症状。

(3)观察患者有无大量水样鼻涕,夜间有无呼吸通气障碍。

3. 用药护理

(1)糖皮质激素类:常用的有丙酸氟替卡松鼻喷剂、糠酸莫米松鼻喷剂等,全身使用糖皮质激素者要注意用药后反应,如皮质醇增多症、肾上腺素抑制,儿童生长迟钝等。

(2)抗组胺药:如氯雷他定片,药效快,可改善鼻塞、喷嚏不适症状;若使用氯苯那敏类药物,有一定的中枢抑制作用,可表现为嗜睡困倦,从事驾驶、高空工作及精密仪器操作工作的患者不宜服用。

(3)特异性免疫治疗:首先要确定过敏原,以过敏原制成提取液。国际上常规使用的剂量递增方式为每周注射 1 次,逐渐增加,一般在 3~4 个月到达维持剂量,最终使之不发生或减少发生局部变态反应。在治疗过程中,护士要密切观察患者有无不良反应的发生,严重者可发生过敏性休克,务必向患者详细交代注意事项和治疗间隔时间。

(4)鼻腔冲洗:鼻腔内分泌物较多或者较黏稠者,可选用生理盐水进行鼻腔冲洗,以清除鼻内分泌物,改善鼻腔通气情况。

4. 手术护理

(1)术前准备:完善全身相关检查及血清 IgE 检测。正确指导患者鼻腔冲洗;按全麻手术术前常规要求禁食禁水。

(2)术后护理:嘱患者半卧位,根据麻醉苏醒情况给予温凉流质饮食,无特殊不适,可过渡到半流质饮食;密切观察患者有无活动性渗血,有无哮喘急性发作。告知患者避免频繁打喷嚏的方法;对患者进行疼痛动态评估,指导其转移注意力,中度及以上疼痛的患者,可遵医嘱给予止痛药物。

5. 心理护理　应多与患者进行沟通,了解其心声,鼓励患者说出其所受困扰的因素,帮助其解决困难,做好宣教解释工作,减轻疾病带来的不适感。

6. 健康教育

(1)生活指导:合理安排日常生活,注意保暖、积极锻炼身体,增强体质;提高免疫力,避免上呼吸道感染,减少诱发因素;保持居家环境卫生,勤晒衣物、被褥或及时更换;保持室内通风、清洁干燥;避免接触过敏原,如动物皮屑、羽毛制品等;在花粉散播的季节时,应减少外出或外出时佩戴口罩出行。

(2)疾病知识指导:指导患者正确的擤鼻、滴鼻药和喷鼻药的方法;提高依从性,遵医嘱定期复查,坚持全程规范用药,积极配合治疗。

第四节　急性鼻窦炎患者的护理

【概述】

急性鼻窦炎是在上呼吸道感染的基础上伴发的鼻窦黏膜急性炎症性疾病,病程约 12 周以内。多与鼻炎同时存在,也常称为急性鼻 - 鼻窦炎。

【病因】

在上呼吸道感染的基础上伴发的鼻窦黏膜感染,多为病毒或细菌直接造成的感染性炎症。

1. 全身因素　营养不良、过度疲劳、维生素缺乏引起全身抵抗力下降,不洁生活与工作环境是诱发本病的常见原因,全身性疾病如贫血、糖尿病、甲状腺和脑垂体功能低下,上呼吸道感染和急性传染病(流感、麻疹、猩红热)等均可诱发本病。

2. 局部因素

(1)鼻腔疾病:如急慢性鼻炎、鼻中隔偏曲、变应性鼻炎、鼻息肉、鼻腔异物和肿瘤等,均可堵塞鼻道或窦口,影响鼻窦通气和引流而致鼻窦炎发生。

(2)相邻器官的感染病灶:如扁桃体炎、腺样体炎可同时伴发鼻咽和鼻腔炎症,进而导致鼻窦炎。另外,牙源性上颌窦炎也可直接或间接诱发鼻窦急性炎症。

(3)外部因素:如鼻窦外伤骨折或异物进入鼻窦、游泳跳水不当或游泳后用力擤鼻导致污水挤入鼻窦,均可将致病菌直接带入鼻窦引发感染。

(4)医源性感染:鼻腔填塞物留置时间过久,局部血液循环障碍、黏膜受压迫水肿,引起局部炎性刺激、感染,阻碍窦口引流和通气而致鼻窦炎。

(5)气压损伤:高空飞行迅速下降致窦腔负压,使鼻腔内炎性物或污物被吸入鼻窦,引起非阻塞性航空性鼻窦炎。

【临床表现】

1. 全身症状　成人可伴有低热、畏寒、食欲减退及全身不适症状;儿童可出现高热、腹泻、咳嗽等消化道和呼吸道症状。

2. 局部症状

(1)鼻塞:多为患侧持续性鼻塞,若两侧同时罹患,则为双侧持续性鼻塞;为鼻黏膜炎性肿胀和分泌物蓄积所致。

(2)嗅觉障碍:由于鼻腔黏膜肿胀,可出现暂时的嗅觉障碍。

(3)脓涕:鼻腔内大量脓性或黏脓性鼻涕,难以擤尽,脓涕可带有少许血液。脓涕可后流至咽部和喉部,刺激鼻咽部或咽部黏膜引起咽痒、恶心、咳嗽和咳痰。

(4)头痛及局部疼痛:为本病最常见症状。一般而言,前组鼻窦炎引起的头痛多在额部和颌面部,后组鼻窦炎则多位于颅底或枕部。各鼻窦炎引起头痛和局部疼痛的特点如下:

1)急性上颌窦炎:疼痛部位多为眶上额部痛,可伴有患侧颌面部或上列磨牙痛。头痛和局部疼痛一般是晨起不痛,上午轻,午后重;站立或久坐时加重,侧卧患侧居上时减轻,这些均与上颌窦的通气引流有关。

2）急性筛窦炎：头痛一般较轻,局限在内眦和鼻根深部,发胀或微痛;前组筛窦炎时,为额部头痛,也常为周期性发作,与急性额窦炎相似,但程度较轻;后组筛窦炎时,为枕部疼痛,与急性蝶窦炎相似,一般是晨起逐重,午后转轻。

3）急性额窦炎：开始表现为全头痛或眶上神经痛,后局限到前额部。头痛呈周期性发作,晨起后头痛,逐渐加重,中午最剧烈,午后逐渐减轻,夜晚完全消散,次日又反复发作。

4）急性蝶窦炎：颅底或眼球深处钝痛,可放射至头顶和耳后,也可引起枕部痛。晨轻,午后加重。

【辅助检查】

1. 前鼻镜检查　鼻黏膜充血、肿胀、以中鼻甲和中鼻道黏膜为甚。鼻腔内有大量黏脓性鼻涕。

2. 鼻内镜检查　查看鼻道和窦口及其附近黏膜的病理改变。包括窦口形态、黏膜红肿程度、息肉样变及脓性分泌物来源等。

3. 影像学检查　鼻窦 CT 扫描,可清楚显示鼻窦黏膜增厚及病变范围,是诊断鼻窦炎的首选影像学检查。

4. 鼻窦体表投影区检查　急性上颌窦炎可表现为面颊部、下睑红肿及压痛;急性额窦炎可表现为额部红肿及眶上内角压痛和额前壁叩痛;急性筛窦炎可表现为鼻根和内眦处红肿及压痛。

【治疗原则】

以去除病因,解除鼻腔鼻窦引流和通气障碍,控制感染,预防并发症为原则。

1. 全身治疗

（1）一般治疗同上呼吸道感染和急性鼻炎,适当休息。

（2）明确致病菌,选择敏感抗生素的使用,及时控制感染,防止并发症或转为慢性鼻窦炎。

（3）对特应性体质患者（如变应性鼻炎、哮喘）,必要时给予全身变态反应药物治疗。

（4）对邻近感染病变如牙源性上颌窦炎或全身慢性疾病应对症治疗。

2. 局部治疗

（1）局部用药：鼻内用减充血剂和糖皮质激素。

（2）体位引流：引流出鼻窦内潴留的分泌物。

（3）鼻腔冲洗：有助于清除鼻腔内分泌物,改善鼻腔通气情况。

（4）物理治疗：局部热敷、短波透热或红外线照射等,可促进炎症消退和改善症状。

（5）上颌窦穿刺冲洗：用于治疗上颌窦炎，也可有助于诊断。

【护理评估】

1. 健康史　评估患者既往有无鼻炎病史、药物及食物过敏史；有无明显诱发因素；头痛部位与性质；鼻腔有无分泌物；分泌物的性质与量等。

2. 身体状况　评估患者是否出现畏寒、发热、食欲减退、全身不适等状况。鼻塞、脓涕、嗅觉改变，头痛或局部疼痛为本病最常见症状。

3. 心理 - 社会状况　评估患者是否因头痛、鼻塞、食欲减退等影响正常生活。存在焦虑情绪的患者，应及时给予关心疏导，使其配合治疗。

【常见护理诊断 / 问题】

1. 急性疼痛　与炎症感染引起的黏膜肿胀、分泌物压迫、细菌毒素刺激神经末梢有关。

2. 清理呼吸道无效　与鼻塞、鼻黏膜充血水肿、鼻腔通气受阻塞有关。

3. 体温过高　与炎症反应有关。

4. 舒适度减弱　与鼻塞、脓涕、头痛、发热、全身不适有关。

5. 知识缺乏：缺乏本疾病预防及康复相关知识。

6. 潜在并发症：急性咽炎、扁桃体炎、眶内和颅内并发症等。

【护理措施】

1. 一般护理

（1）保持室内温度适宜，空气流通。

（2）保持良好的心情，减少情绪激动。

（3）避免进食辛辣刺激性食物；进温凉、易消化的食物（高热量、高蛋白、高维生素），保持大便通畅，多饮水，注意口腔卫生，预防感染。

2. 病情观察　密切观察生命体征及病情变化，如体温有无升高，鼻塞、头痛是否加剧，有无耳痛、耳闷、咳嗽、眼痛、眼球活动受限、视力下降出血等眶内和颅内并发症的发生。遵医嘱正确使用抗生素预防感染，观察用药后的反应，如有异常及时告知医生并协助处理。

3. 局部护理

（1）急性疼痛：给予患者半坐卧位，观察鼻部肿胀情况，对鼻面部肿胀明显的患者予以鼻额部冷敷。并向患者解释疼痛的原因及治疗方法，及时评估疼痛部位、性质及程度。疼痛评分 ≥ 4 分的患者，可遵医嘱予以药物镇痛治疗，同时指导患者转移注意力，听音乐等方法减轻疼痛。

（2）鼻腔滴药：正确指导患者鼻腔滴药。局部使用血管收缩剂和糖皮质激素类药物，可减轻鼻腔黏膜肿胀充血引起的窦口阻塞。

（3）鼻腔冲洗：协助患者进行鼻腔冲洗，利于分泌物的引流，保持鼻腔清洁，避免炎症扩散。

（4）其他：可采用局部热敷、短波透热或红外线照射等物理治疗，促进炎症消退，改善局部不适症状。

4. 健康教育

（1）生活指导：加强锻炼，增强体质，预防感冒，避免上呼吸道感染；注意工作、生活环境的清洁；戒烟戒酒、避免进食辛辣刺激食物。

（2）疾病知识指导：指导患者掌握正确滴鼻、擤鼻及鼻腔冲洗的方法，避免冲洗不当引起鼻腔出血；积极治疗全身及局部病因，及时彻底治疗本病，避免并发症或转为慢性鼻窦炎。若患者出现高热不退、头痛加重及眼球运动受限等症状，应及时就诊。

第五节　慢性鼻窦炎患者的护理

【概述】

慢性鼻窦炎（chronic rhinosinusitis，CRS）是指鼻腔与鼻窦黏膜的慢性炎症，多因急性鼻窦炎反复发作未彻底治愈而迁延所致，可单侧发病或单窦发病，双侧或多窦发病最常见。

2020 年欧洲慢性鼻窦炎诊疗指南将 CRS 分为原发性和继发性两大类，并根据解剖学分布将每种类型分为局限性和弥漫性疾病。在原发性 CRS 中，疾病根据优势内在型分为 2 型（type2）或非 2 型（non-type2）。临床上将局限性原发性 CRS 分为变应性真菌性鼻窦炎（AFRS）或孤立性鼻窦炎。对于弥漫性 CRS，临床表型主要根据组织嗜酸性粒细胞水平（≥ 10 个 / 高倍镜视野）分为 eCRS 和 Non-eCRS。具体分类见表 5-1。

表 5-1　EPOS-2020 慢性鼻窦炎分类

分类	解剖分布	主导类型	举例
原发性 CRS	局限性	2 型反应	变应性真菌性鼻窦炎
		非 2 型反应	孤立性鼻窦炎
	弥漫性	2 型反应	CRSwNP/eCRS、AFRS、CCAD
		非 2 型反应	Non-eCRS
继发性 CRS	局限性	局限性病变	牙源性、真菌球、肿瘤
		机械性	PCD、CF
	弥漫性	炎症	GPA、EGPA
		免疫	选择性免疫缺陷

慢性鼻窦炎传统上分为不伴鼻息肉的慢性鼻窦炎(CRSsNP)和伴鼻息肉的慢性鼻窦炎(CRSwNP)两大类型。本章节按照中国慢性鼻窦炎诊断和治疗指南(2018)分类进行讲述。

一、不伴鼻息肉的慢性鼻窦炎

【病因】

1. 微生物因素

(1)细菌:单纯细菌感染可能不是 CRS 直接发病原因,但细菌可通过其他途径激发鼻腔和鼻窦黏膜炎症。

(2)真菌:大多数 CRS 患者,组织中常有嗜酸性粒细胞浸润,可培养出真菌,但不能证明真菌直接引起 CRS。也有学者认为,真菌可引起炎症反应,造成上皮破坏和细菌定植,从而导致 CRS。

(3)病毒:病毒可破坏上气道的黏膜上皮屏障,在 CRS 发病中可能发挥一定作用。

2. 局部因素

(1)纤毛功能障碍:正常鼻腔鼻窦黏膜纤毛功能在清洁鼻腔鼻窦和预防慢性炎症方面起重要作用。研究表明 CRS 患者常由于鼻腔鼻窦上皮受损,出现继发性纤毛运动障碍。

(2)解剖异常:鼻腔或鼻窦的解剖异常,可称为 CRS 发病的潜在危险因素。

(3)上皮屏障破坏:上皮细胞破裂及坏死所致的黏膜固有层突出及上皮组织修复可能在 CRS 的发生中起重要作用。上皮细胞紧密连接结构完整性破坏、宿主防御性分子表达缺乏,可能影响机体对微生物感染的有效防御,也可影响有效获得性免疫的形成。

(4)细菌生物膜:细菌生物膜不仅可作为感染性病原菌发挥致病作用,还可作为抗原、超抗原(如葡萄球菌超抗原)、佐剂、毒素和炎性因子,促进 CRS 的发生和发展。细菌生物膜的形成也是疾病产生药物抵抗和难治疗的一个重要影响因素。

3. 全身因素

(1)过敏反应:流行病学数据显示,CRS 患者中过敏性鼻炎患病率增加。但过敏性鼻炎对 CRS 发病的影响仍不明确,并没有直接证据表明过敏反应是引起 CRS 的主要因素或直接因素。过敏性鼻炎与 CRS 可能是伴发关系,而非因果关系。过敏性鼻炎可影响 CRS 的炎症反应,过敏反应引起的黏膜肿胀,可导致窦口阻塞及通气障碍,进而引起黏液潴留和感染,合并过敏性鼻炎的 CRS 可表现出特有的病理特征。

(2)免疫缺陷:具有免疫缺陷的患者多合并 CRS,如艾滋病患者、选择性

IgA 缺乏、低免疫球蛋白等免疫异常。

4. 其他因素　CRS 与支气管哮喘有明显的关联性；在 CRSsNP 患者组织中可检测到幽门螺杆菌的 DNA；胃食管反流病可致难治性儿童 CRS，予以抗酸治疗后可好转。

【临床表现】

1. 全身症状　轻重不等，时有时无，多表现为精神不振、易倦、头痛、头昏、记忆力减退、注意力不集中等。

2. 局部症状

(1) 流涕：为主要症状之一。量多，呈黏脓性或脓性，可伴有鼻后滴漏。牙源性上颌窦炎患者的鼻涕常伴有腐臭味。

(2) 鼻塞：是慢性鼻窦炎的另一症状。由于鼻黏膜肿胀、鼻内分泌物较多或稠厚所致。

(3) 嗅觉减退或消失：一般属于暂时性，少数为永久性。

(4) 面部不适：疼痛感、肿胀感。

(5) 头痛：部分患者有头痛，一般表现为钝痛或闷痛。头痛多有时间性或固定部位，经鼻内用减充血剂、蒸汽吸入等治疗后症状缓解。

(6) 视功能障碍：为本病并发症。主要表现为视力减退或失明，也有表现为复视、眶尖综合征等。

诊断时以上述两种或两种以上相关症状为依据，其中主要症状中的鼻塞，黏性、脓性鼻涕必具其一，症状持续时间 ≥ 12 周。

3. 体征　前鼻镜或鼻内镜检查可见鼻黏膜充血、水肿，大量来源于中鼻道、嗅裂的黏性或黏脓性分泌物。牙源性上颌窦炎者可见牙齿病变。后组鼻窦炎者咽后壁可见脓液或干痂附着。

【辅助检查】

1. 常规检查

(1) 肝肾功能、血糖、电解质、血常规、凝血功能、大小便常规、心电图检查、X 线胸片等检查。

(2) 感染性疾病筛查：乙肝、丙肝、梅毒、艾滋病等。

2. 前鼻镜检查和鼻内镜检查　可查鼻黏膜、鼻道、分泌物情况。

3. 影像学检查　鼻窦 CT 扫描可显示窦腔大小、形态及窦内黏膜不同程度增厚等，鼻窦 CT 冠状位可精确判断各窦病变范围。MRI 检查能够准确地观察鼻腔鼻窦内软组织占位性病变范围、性质及与周围组织的解剖关系，为鉴别诊断提供依据。

【治疗原则】

首选药物治疗，推荐使用鼻用糖皮质激素和鼻腔冲洗治疗 3 个月，如疗效不佳则可以考虑鼻内镜手术治疗。术后应当定期随访,并继续给予鼻用糖皮质激素联合鼻腔冲洗治疗。

1. 保守疗法

(1)局部糖皮质激素:发挥抗炎作用,消除黏膜炎症,减轻黏膜水肿,利于鼻腔鼻窦通气和引流。鼻用激素推荐为治疗 CRS 的 A 类药物(最高等级),临床上最常用的为鼻用喷雾剂型,其次还有鼻用激素滴剂、鼻腔冲洗、雾化吸入等局部给药方式。

(2)黏液促排剂:促进和改善黏液纤毛清除功能,稀化脓涕,利于引流,结合抗生素使用,有利于提高抗菌作用。

(3)鼻腔冲洗:每天 2 次,可搭配用生理盐水和碳酸氢钠注射液,以清除鼻腔内分泌物。

(4)常规抗生素:主要用于 CRS 急性发作及鼻内镜手术后预防感染。

2. 鼻内镜手术　经规范药物治疗无效、具有明显解剖学异常或发生颅内、眶内并发症的患者可考虑鼻内镜手术。儿童患者的手术指征需严格把握,12 岁以下原则上不宜手术。

二、伴鼻息肉的慢性鼻窦炎

鼻息肉起源于双侧中鼻道及鼻窦黏膜,向鼻腔和鼻窦腔膨出,外观为表面光滑的半透明软组织新生物。由于鼻息肉的病理改变是炎性反应,长期炎性反应引起组织高度水肿,因此临床上将其分类为伴鼻息肉的慢性鼻窦炎。

【病因】

病因尚未明确,病原微生物、遗传因素、免疫机制等多因素共同作用引发疾病。

1. 病原微生物

(1)病毒:鼻病毒可以损伤鼻黏膜上皮屏障,而鼻息肉组织存在对病毒的免疫缺陷。

(2)细菌:细菌在慢性鼻窦炎发病中的作用目前尚无定论。有研究发现 CRSwNP 的金黄色葡萄球菌培养阳性率明显高于对照组,主要见于白种人患者,但近年来也有研究发现亚洲患者的感染金黄色葡萄球菌阳性率较过去有上升趋势。

(3)金黄色葡萄球菌超抗原:可能通过影响免疫调节系统的活性和前炎性反应效应细胞的种类而在慢性炎性反应过程中起到重要的作用。

(4)真菌:通过随机双盲安慰剂对照研究,使用抗真菌药物两性霉素 B 鼻腔冲洗 3 个月并不能缓解合并和不合并鼻息肉的慢性鼻窦炎的症状和鼻息肉评分,提示真菌在慢性鼻窦炎发病中可能并无显著作用。

2. 免疫机制

（1）上皮功能失调：上皮细胞间的紧密连接蛋白和黏附连接将上皮细胞相互连接，同时桥粒将柱状上皮细胞锚定于基底细胞并将基底细胞锚定于基底膜。

（2）天然免疫和获得性免疫：鼻黏膜上细胞在外界微生物等因素造成损伤后，可以产生胸腺基质淋巴毒素、IL-33 和 IL-25，上述细胞因子能够诱导 2 型天然淋巴样细胞表达 IL-5、IL-13 等 Th2 细胞因子明显上调，ILC2 不需要抗原呈递细胞激活。

3. 组织重塑　黏膜上皮细胞构成和基底膜的改变，以及上皮下固有层纤维化或水肿反应，是组织重塑的主要特征。鼻息肉的上皮细胞存在增殖、杯状细胞增多和基底膜增厚，固有层一般以水肿为主要特征，部分鼻息肉组织的固有层也可见较多胶原沉积。

4. 其他因素　一些慢性鼻窦炎患者同时患有哮喘。大部分激素依赖型哮喘患者的鼻窦 CT 中可见鼻窦黏膜病变，阿司匹林三联症包括鼻息肉、哮喘和阿司匹林耐受不良。吸烟可能通过影响患者的免疫反应在慢性鼻窦炎发病中发挥作用。此外，遗传因素也与 CRSwNP 的发生有关。

【临床表现】

1. 主要症状　双侧进行性鼻塞，伴有清涕或黏性鼻漏，部分患者伴有嗅觉减退、头面部疼痛肿胀感，持续时间 ≥ 12 周。可有过敏症状，如打喷嚏、流鼻涕、鼻痒、眼睛痒等。

2. 体征　可见来源于双侧中鼻甲、中鼻道黏膜的鼻息肉，嗅裂区域的鼻中隔黏膜以及上鼻道和后筛黏膜可以出现鼻息肉。

【辅助检查】

1. 常规检查

（1）肝肾功能、血糖、电解质、血常规、凝血功能、大小便常规、心电图检查、X 线胸片等检查。

（2）感染性疾病筛查：乙肝、丙肝、梅毒、艾滋病等。

2. 前鼻镜检查和鼻内镜检查　可查鼻黏膜、鼻道、分泌物、息肉情况。

3. 实验室检查　主要包括外周血、鼻腔分泌物和病理组织中的嗜酸性粒细胞计数。

4. 影像学检查　鼻窦 CT 扫描可显示窦腔大小、形态及窦内黏膜病变等。

【治疗原则】

CRSwNP 的治疗策略包括药物治疗和手术治疗。

1. 药物治疗

（1）局部糖皮质激素：术前连续使用时间 ≥ 12 周，如果疗效不明显，可以采用手术,术后继续长期规律使用,可以控制术后炎症反应,预防和减缓复发。术后患者通常在第一次鼻腔清理后开始用药,根据恢复情况,持续用药 3~6 个月。

(2)口服糖皮质激素:一般只用于围手术期,每天 20~30mg,总疗程一般不超过 2 周,可以显著缩小息肉的大小,改善症状。

(3)抗菌药物:EPOS-2020 年慢性鼻窦炎诊断和治疗指南指出,由于证据的质量非常低,抗生素的使用对患者 CRS 急性加重期预后产生的影响尚不确定,因此不建议常规使用抗生素。CRSwNP 伴急性感染时,需根据细菌培养和药物敏感试验结果选择敏感的抗菌药物进行治疗,疗程不超过 2 周。

(4)黏液溶解促排剂:可改善鼻黏膜纤毛活性,稀化鼻腔和鼻窦分泌物,有促进黏液排出和有助于鼻腔鼻窦生理功能恢复的作用。

(5)抗过敏药物:对伴有过敏性鼻炎和 / 或哮喘的患者可应用抗过敏药物,包括口服或鼻用抗组胺药、口服白三烯受体拮抗剂,疗程不少于 4 周。对于伴有哮喘的患者,首选口服白三烯受体拮抗剂。

(6)减充血剂:对持续严重鼻塞的患者可局部使用减充血剂,连续使用时间不得超过 7 天。

(7)糖皮质激素缓释支架:EPOS-2020 年慢性鼻窦炎诊断和治疗指南建议,在鼻窦手术后复发息肉的患者筛窦内放置糖皮质激素缓释支架是一种选择,能显著降低手术必要和鼻息肉评分,改善鼻阻塞症状,证据等级为 Ia 级。

(8)鼻腔冲洗:鼻腔盐水冲洗可以改善患者的症状和生活质量,其作用在于清除鼻腔鼻窦黏液,增强纤毛活动,清除抗原。冲洗疗程不少于 4 周。

2. 生物治疗 使用 IgE、IL-5 和 IL-4 受体的单克隆抗体肌内注射已经证实可以改善鼻塞、流涕等症状和生活质量,缩小鼻息肉,但是需要针对相应的免疫特征和分型,是未来精准治疗的选择。

3. 手术治疗 药物治疗无效可以进一步采用手术治疗,在鼻内镜和电视监视下,切除鼻息肉,开放鼻窦,纠正鼻中隔偏曲和泡状中鼻甲等鼻腔解剖学异常,尽可能保留鼻窦黏膜,重建鼻腔鼻窦通气引流,为鼻腔鼻窦黏膜炎症的良性转归创造条件,也称为功能性鼻内镜鼻窦手术。

【护理评估】

1. 健康史 评估有无急性鼻窦炎反复发作,急性鼻窦炎、鼻炎治疗不当或牙源性上颌窦炎病史;是否为特应性体质,有无变应性鼻炎、鼻息肉、支气管哮喘病史;评估患者鼻腔有无分泌物,分泌物的量和性质。

2. 身体状况 评估患者鼻塞程度,鼻腔分泌物的量和性质,是否伴有头痛、面部胀痛、耳闷、张口呼吸、闭塞性鼻音和呼吸困难等症状。评估患者的精神状态、有无头痛、易倦怠、记忆力减退、注意力不集中等全身反应;评估患者鼻漏性状、嗅觉变化、视力情况。

3. 心理 - 社会状况　评估患者和家属心理状况,是否因头痛、鼻塞、食欲减退等影响正常生活,出现焦虑情绪,应及时给予关心疏导,使其配合治疗。

【常见护理诊断 / 问题】

1. 舒适度减弱　与流涕、鼻塞、头闷胀感有关。
2. 疼痛　与疾病所致的头痛有关。
3. 有感染的风险　与手术创伤、切口污染有关。
4. 睡眠型态紊乱　与术后鼻腔填塞、张口呼吸、伤口疼痛有关。
5. 知识缺乏:缺乏与本病相关的自我护理及预防知识。
6. 潜在并发症:出血、眶蜂窝织炎、球后视神经炎、脑脊液鼻漏。

【护理措施】

1. 术前护理

(1)一般护理:保持室内温度、湿度适宜,空气流通;保持清洁,及时更换衣服、床单;进食清淡易消化食物,忌烟酒,注意保暖,预防感冒。注意观察病情变化,如出现头痛、鼻塞加重,应及时告知医生并协助处理。

(2)术前检查:完善全身检查和专科检查如血常规,凝血功能,心、肺功能,鼻腔鼻窦 CT,鼻内镜检查等。观察患者有无咳嗽、发热;预防上呼吸道感染。

(3)术前准备:术前遵医嘱指导患者行鼻腔冲洗及糖皮质激素的局部应用,并观察药物的作用及不良反应;术前一日剃净胡须、剪鼻毛,注意勿触鼻黏膜以免引起出血。全麻手术患者术前按手术常规要求禁食禁饮,以防术中呕吐,引起窒息;遵医嘱予以术前抗生素皮试。

(4)心理护理:向患者介绍手术目的和意义,讲解术中可能出现的情况及术后的注意事项,使者有充分的思想准备,减轻焦虑。

2. 术后护理

(1)病情观察:监测生命体征及视力,及时、动态了解患者病情变化。观察患者有无神经系统症状(脑膜刺激征)、眶内及颅内并发症发生;观察鼻腔渗血情况,术后少量血性分泌物从鼻腔流出属正常现象,可协助患者用纸巾轻轻擦拭;若鼻腔有持续活动性出血或频繁吞咽动作,应及时告知医生,协助局部冷敷处理,必要时遵医嘱使用止血药或再次手术治疗。嘱患者对流入咽部的血液尽量吐出,勿咽下,以免刺激胃黏膜引起恶心、呕吐等不适。

(2)体位护理:全麻未清醒者,去枕平卧,头偏向一侧,必要时予以床栏保护,以防坠床;全麻清醒者,取半坐卧位,抬高床头 30°,减轻局部肿胀,有利于鼻腔分泌物的引流和呼吸。鼓励无高危跌倒风险患者尽早下床活动。

(3)疼痛护理:在术后的 48~72 小时内,鼻腔内止血填塞物可导致局部胀痛或头痛,应及时进行疼痛评估,向患者解释该填塞物一般为可吸收材料,随着材料降解局部胀痛会逐渐减轻;对疼痛评分≥ 4 分以上的患者,报告医生,在物理治疗的基础上,遵医嘱可使用镇痛药物,减轻患者疼痛等不适,同时注意观察用药后有无不良反应。

(4)用药护理:遵医嘱正确使用抗生素,注意用药后的不良反应。正确使用薄荷脑樟脑滴鼻液。采用仰卧头低位,肩下垫小枕,滴入药液 2~3 滴,并轻捏鼻翼,以便药液充分吸收,5 分钟后恢复正常体位。

(5)饮食、口腔护理:术后 4~6 小时可进温凉、易消化流质或半流质食物,多吃蔬菜水果,避免刺激性食物。注意口腔卫生,可用复方氯己定和康复新液等漱口水交替使用,去除口鼻异味,预防感染。

3. 健康教育

(1)生活指导:禁止剧烈运动,注意休息,适当锻炼身体,增强体质;忌烟酒及辛辣刺激性食物,进食富含维生素、蛋白质饮食。避免剧烈咳嗽、打喷嚏,保持大便通畅,多饮水,防止便秘,以免压力增高引起伤口出血;预防上呼吸道感染,避免出入污染较重的公共场合,必要时佩戴口罩。

(2)疾病知识指导:指导患者掌握正确的鼻腔滴药、喷鼻和鼻腔冲洗的方法;出院后注意随访。术后首次的鼻腔清理时间可以依据手术范围、全身情况和填塞物的选择而确定,通常为术后 1~2 周。嘱患者按医嘱定期复诊(1 个月、3 个月、6 个月、1 年),随访持续时间近期 1 年,远期至少 3 年,以提高疗效避免复发。若有活动性出血、头痛、视力改变应及时就近就诊。

第六节　鼻息肉患者的护理

【概述】

鼻息肉是鼻腔和鼻窦黏膜的常见慢性疾病,是由于鼻黏膜长期炎性反应引起组织高度水肿的结果。高度水肿的鼻黏膜由中鼻道、窦口向鼻腔膨出而形成鼻息肉。男性好发于女性,且易复发。

【病因】

病因尚未明确,息肉的形成与发展是多因素共同作用的结果。大多数学者认为变态反应、上呼吸道感染为主要原因。

1. 变态反应　认为与Ⅰ型和Ⅱ型变态反应有关,并发现鼻息肉匀浆上清液中 IgE 及 IC(免疫复合物)含量高于同一患者血清中含量。

2. 纤毛形态结构和功能障碍　纤毛结构或黏液质与量的异常,导致黏液纤毛运动功能障碍,黏膜血流减少,以致局部黏膜缺氧,黏液纤毛清除功能减弱而导致息肉形成。

3. 嗜酸性粒细胞的作用 黏膜及黏膜下层聚集的嗜酸性粒细胞,可释放毒性蛋白,导致鼻腔和鼻窦上皮损伤而形成息肉。

4. 细胞因子的作用 黏膜上皮能合成和分泌多种上调局部炎症反应的细胞因子,可导致上皮增生、血管形成、成纤维细胞增生和组织重塑,最终形成鼻息肉。

【临床表现】

1. 症状

(1)鼻塞:以双侧发病多见,单侧发病较少,常表现为双侧持续鼻塞并进行性加重,伴有鼻分泌物增加、嗅觉减退和头部胀痛等。严重者可表现为说话呈闭塞性鼻音,伴有睡眠时打鼾。

(2)多涕:鼻腔流黏性或脓性涕,间或为清涕,可伴有喷嚏。

(3)耳部症状:鼻腔阻塞或后鼻孔息肉常影响咽鼓管通气而致耳闷、耳鸣及听力下降。

(4)嗅觉障碍:伴有嗅觉功能减退或丧失,系息肉阻塞鼻道所致。

(5)继发鼻窦症状:可继发鼻窦炎,患者鼻背、额部、面部出现肿胀不适感。

2. 体征 可见鼻腔内有一个(单发型)或多个(多发型)表面光滑、呈灰白色、淡黄色或淡红色,如葡萄半透明肿物,用探针触之柔软,不痛,可移动,不易出血。鼻息肉大者,可向前突至前鼻孔。鼻腔内可见稀薄浆液性或黏稠、脓性分泌物。巨大鼻息肉可引起鼻部软组织向两侧膨隆,形成"蛙鼻"。

【辅助检查】

1. 电子鼻咽镜检查 可见鼻腔内有一个或多个呈葡萄状肿物,有细长茎蒂,表面光滑、灰白色或淡黄色、质柔软,不易出血。伴有浆液、黏性或脓性分泌物。

2. 影像学检查 CT平扫可清晰显示各组鼻窦情况,有助于手术方案的决定。

【治疗原则】

以药物治疗与手术切除相结合的综合治疗为原则。

1. 药物治疗

(1)局部糖皮质激素:适用于初发较小息肉、鼻息肉围术期,或伴有明显变态反应的患者。如布地奈德、氟替卡松和糠酸莫米松等,晨起用药,每日1次,持续用药2~3个月。

(2)口服糖皮质激素:伴有变态反应因素、阿司匹林用药耐受不良或伴有哮喘的鼻息肉患者,可围术期晨起顿服泼尼松片,共10~14天,其后每周用量根据医嘱逐渐减少,维持2~3个月。用药期间注意患者有无药物不良反应,如胃部不适,血压、血糖变化等。

2. 手术治疗 多发和复发性鼻息肉患者,建议手术治疗。手术是针对症状治疗,并非病因治疗,术后遵医嘱用药,按时鼻腔清理以及定期复查、回访是鼻息肉治疗成功的关键。

【护理评估】

1. 健康史 评估患者既往有无鼻息肉治疗和手术史,有无药物、食物过敏史及支气管哮喘病史。

2. 身体状况 评估患者鼻塞程度,鼻腔分泌物的量和性质,是否伴有头痛、面部胀痛、嗅觉减退、耳闷、张口呼吸、闭塞性鼻音和呼吸困难等症状。

3. 心理 - 社会状况 评估患者和家属的心理、情绪变化及对工作生活的影响;有无焦虑状态和不良情绪,应积极应对,及时干预。

【常见护理诊断 / 问题】

1. 有出血的危险 与手术创伤,结构改变有关。

2. 舒适度减弱 与鼻塞、头痛、术后鼻腔填塞有关。

3. 感知紊乱 与听力下降、嗅觉障碍与咽鼓管阻塞有关。

4. 焦虑 与担心全麻手术安全性及疗效有关。

5. 知识缺乏:缺乏本病预防、治疗和康复相关知识。

6. 潜在并发症:支气管哮喘、鼻窦炎和分泌性中耳炎。

【护理措施】

1. 术前护理

(1)一般护理:保持室内温度、湿度适宜,空气流通;保持清洁,及时更换衣服、床单;进食清淡易消化食物,忌烟酒,注意保暖,预防感冒。注意观察病情变化,如出现哮喘、头痛加重、分泌性中耳炎,应及时告知医生并协助处理。

(2)术前检查:完善全身检查和专科检查,如血常规、凝血功能、心肺功能、鼻腔鼻窦 CT、鼻内镜检查等。

(3)术前准备:遵医嘱指导患者行鼻腔冲洗治疗;术前一日剃净胡须、剪鼻毛,注意勿触及息肉以免引起出血。全麻手术术前常规禁食 6 小时、禁饮 2 小时;遵医嘱予以术前抗生素皮试。

(4)心理护理:向患者及家属交代手术、麻醉方式及目的,讲解手术过程、术中配合要求、术后可能出现的症状及注意事项,消除紧张情绪。

2. 术后护理

(1)病情观察:遵医嘱监测生命体征,及时、动态地了解患者病情变化。观察鼻腔渗血情况,术后少量血性分泌物从鼻腔流出,可协助患者用湿巾或干净卫生纸轻轻擦拭;若鼻腔有持续活动性出血,应及时告知医生,并协助局部冷敷处理或再次手术治疗。观察患者视力、眼球活动度及眶周有无青紫现象,如有异常,应及时告知医生给予对症处理。

（2）体位护理：全麻未醒患者，应去枕平卧，头偏一侧，必要时予以床栏保护，以防坠床；全麻清醒者，取半卧位，抬高床头30°，有利于鼻腔分泌物引流，鼓励尽早下床活动。

（3）疼痛护理：鼻腔内止血填塞物可导致局部胀痛或头痛，应及时进行疼痛评估，疼痛评分≥4分，应告知医生，在物理治疗的基础上，遵医嘱正确使用止痛药物，注意观察用药后有无不良反应。

（4）饮食、口腔护理：术后4~6小时可进温凉、易消化流质或半流质食物，多吃蔬菜水果，避免刺激性食物。保持口腔清洁，注意口腔卫生，可用复方氯己定和康复新液交替漱口，去除口鼻异味，预防感染。

3. 健康教育

（1）生活指导：禁止剧烈运动，注意休息，适当锻炼身体，增强体质，养成良好的生活习惯，戒烟戒酒、进食清淡、营养丰富、易消化的食物；避免剧烈咳嗽、打喷嚏，保持大便通畅，多饮水，防止便秘，以免压力增高引起伤口出血；改变不良生活习惯，勿用手挖鼻，掌握正确擤鼻的方法。

（2）疾病知识指导：指导患者掌握正确的鼻腔滴药、喷鼻和鼻腔冲洗的方法；出院后进行病情的跟踪随访，嘱患者定期复诊，若有活动性出血，应及时就近就诊。

第七节　真菌性鼻窦炎患者的护理

【概述】

真菌性鼻窦炎是鼻科临床常见的一种特异性感染性疾病。传统观点认为，真菌性鼻窦炎多在机体长期使用抗生素、糖皮质激素、免疫抑制剂或接受放射治疗等情况下发生，也可在一些慢性消耗性疾病如糖尿病、大面积烧伤致机体抵抗力下降时发生。但近年发现，健康个体也可患有真菌性鼻窦炎，可能为真菌在机体抵御侵袭能力下降的某一局部致病。真菌性鼻窦炎从病理学角度分为侵袭性及非侵袭性两类。侵袭性真菌性鼻窦炎分为急性侵袭性真菌性鼻 - 鼻窦炎和慢性侵袭性真菌性鼻 - 鼻窦炎。非侵袭性真菌性鼻窦炎分为真菌球型鼻窦炎和变应性真菌性鼻 - 鼻窦炎两类。

【病因】

1. 病原菌　常见致病真菌是曲霉菌、青霉菌、念珠菌、鼻孢子菌、毛霉菌和申克孢子丝菌等。曲霉菌在自然界广泛分布，只在机体抵抗力下降或某一部位（如鼻窦）抵御侵袭能力降低时致病，为条件致病菌。毛霉菌致病少见，但鼻部毛霉菌病死亡率高。

2. 局部因素　造成鼻腔鼻窦通气引流障碍的各种因素。

3. 全身因素　长期使用抗生素、糖皮质激素、免疫抑制剂,免疫力低下或缺陷者。

4. 环境因素　南方湿热气候该病发病率高于北方。

【临床表现】

各临床类型表现不一。

1. 急性侵袭性真菌性鼻 - 鼻窦炎　此类患者免疫功能严重低下,毛霉菌和曲霉菌为主要致病菌,迅速侵犯黏膜和骨壁,浸润血管而致组织坏死。临床表现为剧烈头痛、发热无力、眶周及面颊部肿胀、突眼、视力减退或眶尖综合征的表现;可迅速累及眼眶、颅内、面部以及肝、脾、肺等组织,严重者出现呕吐、昏迷,若不及时治疗或患者免疫功能不及时纠正,常在数小时或数天内死亡。此型特点是起病急、发展快、病程短、预后差,死亡率在 90% 以上。

2. 慢性侵袭性真菌性鼻 - 鼻窦炎　本型起病隐匿、进展缓慢、病程可达数年。临床表现为间歇性血涕、脓血涕,可伴头痛、眼胀或视力下降等周围器官和组织受侵表现。

3. 真菌球型鼻窦炎　临床表现为反复发作的单侧鼻塞、流脓涕、脓血涕,可有臭味、头痛及面部不适,如压迫骨质可出现眼球及面部突出。也可不表现任何症状,仅在鼻窦影像学检查时发现,如鼻窦 CT 显示单窦不均匀密度增高、伴不规则钙化灶,可有窦壁膨隆或吸收。

4. 变应性真菌性鼻 - 鼻窦炎　是真菌作为抗原与特异性个体的鼻窦黏膜接触后引起的变态反应性疾病。本病发病隐袭,进展缓慢,多累及一侧多窦。临床表现与慢性鼻窦炎伴鼻息肉相似。主要表现为鼻塞、流涕,伴有头痛或颌面部疼痛,以单侧多见,部分患者表现为鼻痒、打喷嚏、流清涕等变应性鼻炎症状。长期变态真菌性鼻窦炎的患者可伴有复视、眼球突出,甚至是发生颅内侵犯。

【辅助检查】

1. 鼻内镜　鼻窦黏膜严重肿胀、暗红色、质地脆易出血,表面缺血样改变或黑色样改变。

2. 鼻窦 CT/MRI 检查　示多个鼻窦受累、周围组织浸润或者骨质破坏。

【治疗原则】

首选手术治疗,侵袭型真菌性鼻窦炎患者需配合抗真菌药物治疗。

1. 手术治疗　非侵袭型真菌性鼻窦炎可行窦内病变清理术,建立鼻窦宽敞的通气和引流,保留鼻窦黏膜、骨壁。侵袭型真菌性鼻窦炎则应行鼻窦清创术,除彻底清除鼻腔和鼻窦内病变组织外,还需广泛切除受累的鼻窦黏膜和骨壁。

2. 药物治疗　真菌球型鼻窦炎术后不需要配合抗真菌药物治疗。变应性真菌性鼻窦炎术后必须使用糖皮质激素类药物来有效控制病情,临床上常用口服泼尼松或鼻内糖皮质激素。侵袭型真菌性鼻窦炎术后必须用抗真菌药物,首选广谱杀真菌药物两性霉素 B,但副作用较大。另有伊曲康唑、利奈唑胺等,对曲霉菌敏感,副作用小。

【护理评估】

1. 健康史　评估患者有无邻近病灶感染,如扁桃体炎或腺样体肥大、上颌第二双尖牙及第一、第二磨牙的感染,拔牙时损伤上颌窦壁或者龋齿残根坠入上颌窦内等;评估患者近期有无鼻窦外伤致骨折、游泳时姿势不当,或者潜水与游泳后擤鼻不当;评估患者有无长期用药史。

2. 身体状况　评估患者有无抵抗力下降、营养不良、维生素缺乏、过度疲劳以及生活环境不良等;评估患者有无鼻部解剖畸形。

3. 心理 - 社会状况　评估患者和家属的心理、情绪变化及对工作生活的影响;有无焦虑状态和不良情绪,应积极应对,及时干预。

【常见护理诊断 / 问题】

1. 疼痛　与疾病所致的头痛有关。

2. 舒适度减弱　与鼻黏膜水肿、头痛、术后鼻腔填塞有关。

3. 睡眠型态紊乱　与疼痛、鼻塞、喷嚏等有关。

4. 焦虑　与担心全麻手术安全性及疗效有关。

5. 知识缺乏:缺乏本病预防、治疗和康复相关知识。

6. 潜在并发症:眶尖综合征、海绵窦综合征。

【护理措施】

1. 术前护理

(1)一般护理:保持室内温度、湿度适宜,空气流通;保持清洁,及时更换衣服、床单;进食清淡易消化食物,忌烟酒,注意保暖,预防感冒。注意观察病情变化,如出现头痛、鼻塞加重,应及时告知医生并协助处理。

(2)术前检查:完善全身检查和专科检查如血常规,凝血功能,心、肺功能,鼻腔鼻窦 CT,鼻内镜检查等。观察患者有无咳嗽、发热;预防上呼吸道感染。

(3)术前准备:术前遵医嘱指导患者行鼻腔冲洗及糖皮质激素的局部应用,并观察药物的作用及不良反应;术前一日剃净胡须、剪鼻毛,注意勿触鼻黏膜以免引起出血。全麻手术患者术前按手术常规要求禁食禁饮,以防术中呕吐,引起窒息;遵医嘱予以术前抗生素皮试。

(4)心理护理:向患者介绍手术目的和意义,讲解术中可能出现的情况及术后的注意事项,使患者有充分的思想准备,减轻焦虑。

2. 术后护理

(1)病情观察:监测生命体征及视力,及时、动态了解患者病情变化。观察患者有无眶尖综合征及颅内并发症发生;观察鼻腔渗血情况,术后少量血性分泌物从鼻腔流出属正常现象,可协助患者用纸巾轻轻擦拭;若鼻腔有持续活动性出血或频繁吞咽动作,应及时告知医生,协助局部冷敷处理,必要时遵医嘱使用止血药或再次手术治疗。嘱患者对流入咽部的血液尽量吐出,勿咽下,以免刺激胃黏膜引起恶心、呕吐等不适。

(2)体位护理:全麻未清醒者,去枕平卧,头偏向一侧,必要时予以床栏保护,以防坠床;全麻清醒者,取半坐卧位,抬高床头 30°,减轻局部肿胀,有利于鼻腔分泌物的引流和呼吸。鼓励无高危跌倒风险患者尽早下床活动。

(3)疼痛护理:见本章第五节慢性鼻窦炎的"疼痛护理"。

(4)用药护理:遵医嘱指导患者正确用药,缓解症状。真菌球型术后不需要配合抗真菌药物治疗。变应性真菌性鼻窦炎术后必须使用糖皮质激素类药物来有效控制病情,临床上常用口服泼尼松或鼻内糖皮质激素。侵袭型真菌性鼻窦炎术后必须用抗真菌药物,常用的有伊曲康唑、利奈唑胺等。治疗期间,注意用药后有无不良反应。

(5)饮食、口腔护理:术后 4~6 小时可进温凉、易消化流质或半流质食物,多吃蔬菜水果,补充高热量、高蛋白、高维生素食物。注意口腔卫生,可用复方氯己定和康复新液等漱口水交替使用,去除口鼻异味,预防感染。

3. 健康教育

(1)生活指导:嘱患者禁食辛辣刺激食物,进食富含维生素、蛋白质饮食。避免刺激鼻咽黏膜不适。3 个月内勿剧烈运动或过度兴奋,注意休息,适当锻炼身体,防止伤口出血。不用力擤鼻,以免诱发鼻出血。避免受凉,预防上呼吸道感染。

(2)疾病知识指导:指导患者掌握正确的鼻腔滴药、喷鼻和鼻腔冲洗(0.9%生理盐水 + 碳酸氢钠注射液)的方法,鼻腔冲洗至少 1 个月,每天 1~2 次。出院后注意随访,术后首次的鼻腔清理时间可以依据手术范围、全身情况和填塞物的选择而确定,通常为术后 1~2 周。嘱患者按医嘱定期复诊(1 个月、3 个月、6 个月、1 年),随访持续时间近期 1 年,远期至少 3 年,以提高疗效避免复发。若有活动性出血、头痛、视力改变应及时就近就诊。

第八节　鼻中隔偏曲患者的护理

【概述】

鼻中隔偏曲是指鼻中隔形态上向一侧或两侧偏曲,或局部突起,并引起鼻腔功能障碍,如鼻塞、鼻出血和头痛等症状的疾病。鼻中隔偏曲的临床类型有 C 形、S 形,棘突(呈尖锥样突起)或嵴突(由前向后的条形山嵴样突起)。鼻中隔由多块软骨和骨质共同组成,相互构成复杂的连接,诸骨间生长发育均衡才可能保证鼻中隔处于正中位。若其中一块骨发育不正常,可影响其他骨的发育,从而发生诸骨相互间各种不同形态的异常连接。大多数属先天性发育异常,少数为有鼻外伤史,若无临床不适症状,可不做处理。

【病因】

鼻中隔偏曲原因尚未明确,一般认为可能与以下因素有关:

1. 诸骨发育不均衡　鼻中隔的骨骼与鼻腔侧壁骨骼的发育速度不一致,形成不同的张力曲线,导致诸骨间连接异常;儿童时期,腺样体肥大、硬腭高拱可限制鼻中隔发育引起鼻中隔偏曲。

2. 外伤史　根据外伤轻重不同,鼻中隔偏曲程度也不同。

3. 其他　鼻腔、鼻窦肿瘤或巨大鼻息肉等推挤形成鼻中隔偏曲。

【临床表现】

1. 鼻塞　可为单侧或双侧鼻塞,可表现为偏曲侧较重。严重者表现为偏曲侧持续性鼻塞。

2. 头痛　鼻中隔偏曲的凸出部位压迫同侧鼻甲时,可引起同侧反射性头痛。

3. 鼻出血　常发生在鼻中隔偏曲之凸面或骨嵴处的顶尖部。由于此处黏膜薄,受气流和灰尘的刺激易发生鼻黏膜糜烂而引起出血。

4. 邻近器官症状　鼻中隔偏曲所致的鼻阻塞影响鼻窦引流时,可继发鼻窦炎。长期鼻塞、张口呼吸,易发生感冒和上呼吸道感染,可伴有鼾声。

【辅助检查】

1. 鼻内镜检查　可探明偏曲部位和形状。

2. 影像学检查　X 线摄片、CT 或 MRI 扫描有助于明确诊断,了解病变范围。

【治疗原则】

手术治疗为主,配合对症治疗。常见的手术方法有鼻中隔黏膜下矫正术和鼻中隔黏膜下切除术。

【护理评估】

1. 健康史　评估患者有无鼻腔发育不均衡;有无近期鼻外伤史;有无鼻腔鼻窦肿瘤、巨大鼻息肉压迫鼻中隔形成鼻中隔偏曲。

2. 身体状况　评估既往身体状况,评估患者鼻塞、头痛程度,有无活动性鼻出血;评估鼻腔内分泌物蓄积情况,是否伴有上呼吸道感染。

3. 心理 - 社会状况　评估患者和家属心理状况,是否因疾病的困扰,出现不良或焦虑情绪,予以安慰解释。

【常见护理诊断/问题】

1. 舒适度的减弱 与鼻塞、头痛有关。

2. 急性疼痛 与疾病所致的头痛和手术创伤有关。

3. 焦虑 与担心手术安全与效果有关。

4. 知识缺乏:缺乏本病相关的预防、康复等自我保健知识。

5. 潜在并发症:鼻出血、鼻窦炎、中耳炎。

【护理措施】

1. 术前护理

(1)一般护理:保持室内温度、湿度适宜,空气流通;指导患者保持清洁,及时更换衣服、床单等。忌烟酒,预防感冒。

(2)术前检查:完善全身检查和专科检查,如心电图、血常规、输血前四项、凝血功能、鼻部 CT、鼻内镜等;了解患者全身疾病,排除手术禁忌,确保手术安全。

(3)术前准备:遵医嘱指导患者行鼻腔冲洗治疗;术前一日剃净胡须、剪鼻毛。全麻患者术前按手术常规要求禁食禁饮;遵医嘱予以术前抗生素皮试。

(4)心理护理:加强疾病健康宣教,交代手术麻醉方式及目的,帮助患者更好地理解和配合治疗,减轻患者术前焦虑、恐惧、紧张不安的情绪。

2. 术后护理

(1)病情观察:常规进行生命体征监测,及时、动态了解患者病情变化。观察鼻腔填塞物是否脱出,观察鼻腔分泌物颜色、性质、量,指导患者勿频繁吞咽动作,流入咽部的血液尽量吐出,以免影响出血量的评估,同时刺激胃黏膜引起恶心、呕吐,若鼻腔有持续活动性出血,应及时告知医生,并协助止血处理。

(2)体位护理:全麻未清醒者,应去枕平卧,头偏向一侧;全麻清醒者,嘱患者半卧位,抬高床头 30°,有利于鼻腔分泌物引流和呼吸通畅。

(3)疼痛护理:术后 48~72 小时内,鼻腔填塞物可导致局部胀痛或头痛,疼痛评分 ≤ 4 分的患者,向患者安慰解释,可予以局部冰敷,或根据患者的兴趣爱好予以读书、看电视、音乐疗法等分散患者的注意力,以减轻患者的疼痛感;疼痛评分 ≥ 4 分的患者,遵医嘱可阶梯式使用镇痛药物。

(4)饮食、口腔护理:麻醉清醒后尽早进食,可进温凉、易消化的流质,逐渐过渡到半流质饮食或普食,多吃蔬菜水果,避免刺激性食物。注意口腔卫生,可用复方氯己定和康复新液交替漱口使用,去除口鼻异味,预防感染。

3. 健康教育

(1)生活指导:积极锻炼身体,增强抵抗力,预防感冒;养成良好的生活习惯,戒烟戒酒、进食清淡、营养丰富、易消化的食物;避免用力咳嗽、打喷嚏,保持大便通畅；术后短期内避免剧烈运动，保护鼻部，勿受外力碰撞。

（2）疾病知识指导：指导患者正确的擤鼻和滴鼻药的方法；出院后遵医嘱复查，有活动性出血或脓性分泌物需立即就诊。

第九节　鼻中隔血肿和脓肿患者的护理

【概述】

鼻中隔血肿是指鼻中隔软骨膜下或骨膜下积血，多为双侧性。鼻中隔脓肿是指鼻中隔软骨膜下或骨膜下积脓，多为血肿继发感染所致。

【病因】

1. 鼻中隔血肿　鼻外伤或鼻中隔骨折后（黏骨膜未破裂）局部血管损伤出血而形成。鼻中隔矫正术和鼻中隔黏膜下切除术也可并发本病。非外伤或手术引起的自发性鼻中隔血肿较少见。

2. 鼻中隔脓肿　多因鼻中隔血肿继发感染所致，少数可继发于相邻组织的疖肿、急性鼻窦炎、流感、猩红热和伤寒等。

【临床表现】

1. 鼻中隔血肿　多为双侧鼻塞、额部疼痛和鼻梁部压迫感。无明显全身症状。穿刺可抽出血液。

2. 鼻中隔脓肿　除鼻中隔血肿症状外，尚有明显畏寒、发热、全身不适、鼻梁及鼻尖红肿热痛等症状。穿刺可抽出脓液。

【辅助检查】

1. 鼻内镜检查　鼻中隔单侧或双侧半圆形隆起，黏膜色泽正常或紫红色，触之柔软，穿刺回抽有血；可见鼻中隔双侧对称性膨隆，黏膜呈暗红色，触之有波动感，穿刺抽吸有脓性分泌物。

2. 血常规　白细胞计数增高。

3. 影像学检查　CT、MRI、X线摄片，有助于明确诊断，了解病变范围。

【治疗原则】

以局部穿刺或切开引流，细菌培养及药敏试验，全身抗生素治疗为治疗原则。

1. 鼻中隔血肿　较小者穿刺抽出血液；较大者，可在鼻腔表面麻醉下手术清除血液或血块，双鼻腔填塞凡士林纱条、碘仿纱条或膨胀材料压迫止血，全身应用抗生素，防止继发感染。

2. 鼻中隔脓肿　明确诊断后，应立即切开引流，排除脓液，如有坏死软骨应予以清除，放置引流，每日抗生素冲洗，不填塞鼻腔。同时全身应用抗生素，控制感染。鼻中隔软骨坏死过多,遗留鼻小柱塌陷或鞍鼻者,可二期行鼻整形手术。

【护理评估】

1. 健康史　评估患者既往有无鼻外伤病史、有无鼻中隔偏曲矫正和鼻中隔黏膜下切除手术史;评估是否伴有头痛、流涕、面部胀痛等症状或是否患有急性鼻窦炎疾病。

2. 身体状况

(1)局部症状

1)单纯鼻中隔血肿,患者有单侧或双侧持续性鼻塞,并逐渐加重,伴有前额部疼痛、鼻梁压迫感和鼻尖红肿热痛。鼻内镜检查可见鼻中隔单侧或双侧呈半圆形隆起,黏膜颜色正常,触之软,针尖穿刺回抽有血。

2)脓肿形成者,除有前者症状外,还有畏寒、发热等全身不适;鼻内镜检查时可见隆起处,色泽暗红,触之有波动感,针尖穿刺回抽可吸出脓性分泌物。

(2)全身症状:全身急性炎症表现,如寒战、发热、周身不适等。

3. 心理 - 社会状况　评估患者和家属的心理、情绪变化及对工作生活的影响,鼓励安慰患者,给予心理支持。

【常见护理诊断 / 问题】

1. 舒适度减弱　与鼻塞、头痛有关。

2. 急性疼痛　与局部血肿、脓肿、切开引流有关。

3. 体温过高　与局部感染灶有关。

4. 出血　与软骨或骨膜下积血有关。

5. 潜在并发症:鼻中隔穿孔、鞍鼻、海绵窦血栓、脑膜炎、败血症等。

【护理措施】

1. 一般护理

(1)保持室内温度适宜,空气流通。

(2)保持良好的心情,减少情绪激动。

(3)忌烟酒,避免进食辛辣刺激性食物。注意口腔卫生,预防感染。

(4)鼓励患者进清淡易消化食物,均衡营养,提高机体免疫力。

2. 病情观察　监测生命体征,及时、动态了解患者病情变化。观察鼻腔填塞纱条是否脱出,观察鼻腔分泌物颜色、量及性质。

3. 发热护理　定时测量体温,同时注意呼吸、脉搏、血压情况。患者寒战时,应及时给予保暖,调节室温,注意水分和营养的摄入。如果局部处理后体温不降反升,应警惕并发症的发生。

4. 疼痛护理　由于局部肿胀感明显,应及时关注患者疼痛评分情况,疼痛评分≥4分应告知医生,在物理治疗的基础上,遵医嘱正确使用止痛药物,减轻不适感,注意观察用药后有无不良反应。

5. 健康教育

(1)生活指导:养成良好的生活习惯,加强锻炼,增强体质。均衡营养,控制出血性疾病;注意个人卫生,保持鼻腔清洁;短期内避免剧烈运动,保护鼻部,勿受外力碰撞。

(2)疾病知识指导:发生血肿或脓肿时,切忌用手挖鼻、勿自行用利器穿破血肿或脓肿,以免引起感染扩散,继发严重的并发症。

第十节　鼻中隔穿孔患者的护理

【概述】

鼻中隔穿孔是各种原因导致鼻中隔贯穿两侧鼻腔的永久性穿孔。穿孔形态、部位及大小各异。

【病因】

1. 外伤　挖鼻或鼻中隔外伤所致的鼻中隔脓肿,腐蚀性和刺激性物质如铬酸、矽尘、汞水泥、石灰等长期刺激鼻中隔黏膜引起的溃疡。

2. 医源性损伤　鼻中隔手术或其他治疗引起鼻中隔两侧黏膜对称性损伤。

3. 感染　特殊感染如白喉、天花、伤寒、猩红热结核、狼疮、麻风、梅毒等可造成鼻部感染或鼻中隔软骨坏死穿孔。

4. 肿瘤及恶性肉芽肿　原发于鼻中隔的肿瘤或鼻腔肿瘤压迫鼻中隔。

5. 其他　鼻腔异物或结石长期压迫鼻中隔可引起继发感染、坏死导致穿孔。

【临床表现】

主要表现为鼻腔干燥和脓痂形成,常伴有头痛和鼻出血。鼻部穿孔小而位于鼻中隔前段者,呼吸时可产生吹哨音;若位于鼻中隔后段,则无明显症状。穿孔大者,可伴有鼻内异物感、鼻塞、头痛、脓痂形成及干燥感、鼻出血等鼻腔黏膜萎缩表现。结核和梅毒引起者脓痂有臭味。检查可见鼻中隔贯穿性穿孔,穿孔处结痂,穿孔边缘糜烂且易出血。

【辅助检查】

1. 鼻内镜检查　可探明穿孔部位和大小。

2. 感染性疾病筛查　如乙肝、丙肝、梅毒、艾滋病等。

3. 影像学检查　穿孔较大时可在 CT 中显示为鼻中隔缺损,有助于诊断,明确范围。

【治疗原则】

1. 保守治疗　尽可能去除穿孔的病因,如避免接触、吸入有害化学物质;针对引起穿孔的原发全身性疾病进行治疗,如抗结核治疗、驱梅疗法等。保持鼻腔湿润清洁。穿孔边缘有肉芽组织者,先用 10% 硝酸银烧灼,然后涂以 2% 的黄降汞或 10% 硼酸软膏,直到穿孔愈合。

2. 手术治疗　经药物治疗效果不佳或穿孔较大症状较明显者,可根据实际情况进行鼻中隔穿孔修补术。

【护理评估】

1. 健康史　评估是否为一独立性疾病或全身疾病在局部的表现;评估既往有无外伤和手术史,有无长期吸入刺激性或腐蚀性有害物质史。

2. 身体状况　评估患者是否有头痛、鼻塞、鼻腔干燥、鼻内异物感等症状;呼吸时是否有吹哨音;鼻内是否有脓痂形成。

3. 心理 - 社会状况　评估患者和家属的心理、情绪变化及对工作生活的影响;有无焦虑状态和不良情绪,应积极应对,及时干预。

【常见护理诊断 / 问题】

1. 舒适度减弱　与鼻塞、鼻腔干燥、疼痛有关。

2. 出血　与鼻中隔缺损、黏膜损伤有关。

3. 焦虑　与疼痛、担心预后有关。

4. 知识缺乏:缺乏本病治疗、配合和相关保健知识。

【护理措施】

1. 术前护理

(1)一般护理:保持室内温度、湿度适宜,空气流通;保持清洁,及时更换衣服、床单;进食清淡易消化食物,忌烟酒,注意保暖,预防感冒。

(2)术前检查:详细询问病史,了解患者有无其他疾病。完善全身检查和专科检查如血常规,凝血功能,心、肺功能,鼻腔鼻窦 CT,鼻内镜检查等;注意观察病情变化,如有异常应及时告知医生并协助处理。

(3)术前准备:术前一日剃净胡须、剪鼻毛;全麻手术者术前按照手术常规要求禁食禁饮;遵医嘱予以术前抗生素皮试;指导患者术前进食清淡易消化的食物,忌烟酒,注意口腔卫生,预防感染。

(4)心理护理:加强疾病健康宣教,交代鼻中隔修补术重要性、手术麻醉方式及目的,帮助患者更好地理解和配合治疗,减轻患者术前焦虑、恐惧和紧张的情绪。

2. 术后护理

(1)病情观察:监测生命体征,及时、动态了解患者病情变化。观察鼻腔填塞物是否从鼻腔或后鼻孔滑脱;观察鼻腔渗血情况,术后有少量渗血,属正常现象,可指导患者用干净纸巾轻轻擦拭。若鼻腔有持续活动性出血,应及时告知医生,并协助局部冷敷处理。

(2)疼痛护理:由于手术创伤、炎症刺激及鼻腔内填有止血材料填塞物,易出现头痛、头晕及局部胀痛,应及时关注患者疼痛评分情况。中度疼痛患者,应告知医生,在局部冷敷治疗的基础上,遵医嘱正确使用止痛药物,注意观察用药后有无不良反应。同时鼓励安慰患者,转移注意力。

(3)体位护理:全麻未清醒者,应去枕平卧,头偏向一侧;全麻清醒者,嘱患者半卧位,抬高床头30°,利于鼻腔分泌物的引流。

(4)饮食、口腔护理:麻醉清醒后尽早进食,可试进温凉、易消化的流质,逐渐过渡到半流质饮食或普食,避免刺激性食物,避免进食时大口频繁吞咽,防止鼻腔内填塞物吸到鼻咽部。注意口腔卫生,可用复方氯己定和康复新液交替漱口使用。

(5)鼻腔填塞期间告知患者禁止将填塞物拉出,以免发生感染和出血。告知患者避免用力咳嗽和打喷嚏。

3. 健康教育

(1)生活指导:适当锻炼身体,增强自身抵抗力;戒烟戒酒,保持口腔湿润清洁;养成良好生活习惯,勿用手挖鼻,正确擤鼻;改善生活环境,避免长时间接触刺激或有害物质;嘱患者避免剧烈咳嗽、打喷嚏,以免引起伤口出血,可用手指按人中、深呼吸或舌尖抵住硬腭部等。

(2)疾病知识指导:指导患者掌握正确的鼻腔滴药和喷鼻的方法;出院后的3个月内防止鼻腔出血及外伤,禁止剧烈运动,注意休息。

第十一节 鼻出血患者的护理

【概述】

鼻出血又称鼻衄,是耳鼻咽喉头颈外科最常见的临床症状。多因鼻腔、鼻窦疾病引起,也可由某些全身性疾病所致,前者较为多见;可单侧出血,亦可为双侧出血;可表现为反复间歇性出血,亦可持续性出血。对于常规处理方法不奏效的鼻出血,应探查鼻腔后部或隐匿部位的出血,特别关注嗅裂部的鼻中隔、中鼻道的后上部、蝶筛隐窝以下鼻道的后穹隆处的出血。

【病因】

1. 局部原因

(1)外伤:分为机械性外伤和手术等医源性损伤,前者如挖鼻、鼻腔异物、鼻中隔偏曲、鼻窦外伤、筛前动脉破裂、海绵窦颈内动脉破裂等;后者如鼻、鼻窦手术或经鼻插管损伤鼻黏膜或血管引起局部出血。

(2)炎症：各种鼻炎及鼻腔特殊感染均可因黏膜病变损伤血管而出血。

(3)肿瘤：各种良性和恶性肿瘤均可出现鼻出血，如鼻咽纤维血管瘤、鼻中隔毛细血管瘤、鼻腔鼻窦恶性肿瘤。

(4)其他：鼻中隔偏曲、鼻中隔黏膜糜烂、鼻中隔穿孔是鼻出血的常见原因；萎缩性鼻炎鼻黏膜变薄、干燥、毛细血管破裂出血。

2. 全身原因　凡引起动脉压或静脉压增高、凝血功能障碍或血管张力改变的全身性疾病均可致鼻出血。

(1)急性发热性传染病：流感、出血热、麻疹、疟疾、鼻白喉、伤寒等。多因高热、鼻黏膜剧烈充血肿胀或干燥，致毛细血管破裂出血。出血部位多位于鼻腔前部，量较少。

(2)心血管疾病：高血压、血管硬化和充血性心力衰竭等。多因动脉压升高致鼻出血。出血前常有预兆，如头昏、头痛、鼻内血液冲击感等。常为单侧性、动脉性出血，来势凶猛，多位于鼻腔后部(下鼻道、嗅裂内多见)，为搏动性出血。

(3)血液病：凝血机制异常的疾病，如血友病、纤维蛋白形成障碍、异常蛋白白血病(如多发性骨髓瘤)和结缔组织疾病等，因凝血机制异常可致鼻出血；大量应用抗凝药物者也可常出现鼻出血。血小板量或质异常的疾病，如血小板减少性紫癜、白血病、再生障碍性贫血等；由于出血是因血液成分改变所致，鼻出血多为双侧性、持续性渗血，并可反复发生，常伴有身体其他部位的出血。

(4)肝、肾等慢性疾病和风湿热等：肝功能损害常致凝血障碍，尿毒症易导致小血管损伤，风湿热所致鼻出血常见于儿童。

(5)内分泌失调：主要见于女性，青春发育期的月经可发生鼻出血，绝经期或妊娠期妇女也可出现鼻出血，可能与毛细血管脆性增加有关。

(6)遗传性出血性毛细血管扩张症：常有家族史，是一种常染色体显性遗传的血管结构异常性疾病，主要病理改变为小血管缺乏弹性纤维及平滑肌，毛细血管、小动脉和小静脉管壁变薄，仅由单层内皮细胞构成，缺乏收缩能力，致局部血管扩张、迂曲，易破裂导致出血。

(7)其他：营养障碍或维生素 C、维生素 K、维生素 P 或 Ca 缺乏。维生素 C、维生素 P 缺乏会降低毛细血管脆性和通透性；维生素 K 与凝血酶原形成有关；Ca 为凝血过程中必不可少的物质。磷、汞、砷、苯等化学物质的中毒可破坏造血系统，长期服用水杨酸类药物可致血内凝血酶原减少。

【临床表现】

鼻出血由于原因不同其表现也不同，多数患者的鼻出血为单侧，亦可为双侧，可持续出血，亦可间断反复出血，出血量多少不一，轻者数滴，重者可导致休克。少数出血可自行压迫后停止。

【辅助检查】

1. 常规检查

(1)肝肾功能、血糖、电解质、血常规、凝血功能、血型、大小便常规、心电图检查、X线胸片等检查。

(2)感染性疾病筛查:乙肝、丙肝、梅毒、艾滋病等。

2. 鼻腔检查 了解鼻出血部位,进而选择适宜止血方法。

3. 鼻咽部检查 待病情稳定后,可行鼻内镜检查,以了解鼻咽部有无病变。

【治疗原则】

鼻出血属于急症,遵循"急治其标,缓治其本"的原则。

1. 一般处理 患者常因鼻出血而情绪紧张,安慰其镇静,在准备止血物品的同时,询问疾病史,有利于了解出血情况,如出血量的多少、左或右侧鼻腔出血的先后,判明出血原因及全身状况,便于进一步给予有效治疗。

2. 寻找出血点 应用1%麻黄碱棉片,羟甲唑啉或0.1%肾上腺素棉片填入鼻腔,可暂时止血,配合吸引器在前鼻镜,最好是内镜下寻找出血部位,实施止血治疗。

3. 根据出血的轻重缓急,出血部位及病因,选择不同的止血方法。

(1)指压法:嘱患者用手指捏紧双侧鼻翼或将出血侧鼻翼压向鼻中隔10~15分钟,可同时冷敷前额和后颈。此方法适用于出血量少且出血部位在易出血区的患者。

(2)烧灼法:收缩并表面麻醉鼻腔黏膜后,通过物理治疗封闭出血的血管。烧灼的方法有化学烧灼如应用50%硝酸银、30%三氯醋酸或止血剂等。电灼、双极电凝、高频电刀、射频、冷冻或激光凝固法,应避免过深或同时在鼻中隔相对的两面烧灼,烧灼后可局部涂软膏或用复方薄荷油剂滴鼻以防局部干燥和鼻中隔穿孔。此方法只用于反复少量出血并有明确出血点者,鼻内镜下烧灼效果更佳。

(3)填塞法:是最有效和常用的鼻腔止血的方法。适用于出血比较剧烈、渗血面较大或出血部位不明确者。此方法是利用填塞物直接压迫鼻腔出血部位,使破裂的血管闭塞而达到止血目的。鼻腔填塞材料:包括可吸收和不可吸收的两大类。可吸收材料有吸收性明胶海绵、纤维蛋白绵、可吸收高分子止血绵等。不可吸收的材料包括纱条(凡士林油纱、碘仿纱或抗生素油纱)、膨胀止血绵、藻酸钙止血绵、止血气囊或水囊等。目前用于前鼻孔填塞最常见的是凡士林纱条。

1)经前鼻孔填塞法:①鼻出血量小、出血部位明确且范围较小者,应用吸收性明胶海绵、止血纱布、纳西棉等或不可吸收高分子膨胀止血棉、藻酸钙止血棉等直接填塞鼻腔出血部位。其优点是对鼻腔黏膜损伤小。②鼻出血量多、出血部位不明确且范围较大,应用上述方法无效者,将灭菌的凡士林纱条制成约宽 2cm,长 5~8cm 的纱条段,也可一根纱条折叠填塞可避免纱条坠入鼻咽部。填塞时,纱条远端固定,逐渐由后向前,有由下而上或由上向下逐层填塞紧,此方法对鼻腔前部出血效果较好。

2)后鼻孔填塞法:前鼻孔填塞无效、鼻腔后部、鼻咽部出血者使用后鼻孔填塞。先将灭菌的凡士林纱条或碘仿纱条卷叠成块形或圆锥形近似患者后鼻孔大小,用粗线缝紧,间断有约 25cm 长的双线,底部有 10cm 长的单线。填塞时,先用 1%~2% 麻黄碱和 1% 丁卡因收缩和表面麻醉患者鼻腔黏膜,咽部也可喷表面麻醉剂。用小号导尿管由出血侧前鼻孔沿鼻腔底部插入直达咽部,用止血钳将导尿管从口腔拉出,导尿管尾端则留于前鼻孔外,再将填塞物上的双线系于导尿管,此时将填塞物由口腔送入鼻咽部,填塞于后鼻孔,一般都需要加行鼻腔填塞,最后在前鼻孔处用一个小纱布球,将双线系于其上,以作固定,口腔端的线头可剪短固定于口角旁,便于以后取出填塞物时作牵拉之用。还可用乳胶或硅胶气囊填入鼻腔,注入空气或水使气囊膨胀,进行压迫止血,优点是患者的痛苦轻于油纱条填塞,缺点是部分不能完全有效地压紧。必须注意的是,填塞物(前后鼻孔填塞)通常于填塞后 48~72 小时取出,碘仿填塞于7 天取出,全身应用抗生素以防引起鼻腔鼻窦及中耳感染等并发症。

(4)鼻内镜下止血:目前随着鼻内镜手术技术在临床的广泛应用,为鼻出血的检查、诊断和治疗提供了一个先进和准确的技术手段。鼻内镜易于明确鼻腔各部位活动出血点,特别是鼻腔后部出血。同时在直视观察下通过鼻腔局域性填塞、激光、微波、高频电凝等手段完成止血治疗,损伤小,患者痛苦小,止血准确且迅速,效果良好。

(5)血管栓塞法:将动脉导管选择性地置于颈外动脉主干,行造影并行数字减影摄片。在数字减影下确定出血血管,栓塞靶动脉。此方法适用于顽固性鼻出血。通过有效的反复前后鼻腔填塞,特别是应用鼻内镜并结合激光、电凝和微波及内科治疗无法止血者,外伤或手术损伤大血管出血凶猛及假性动脉瘤破裂的诊断与治疗。造影剂过敏者、严重的动脉粥样硬化、肝及肾功能不全者;颌内动脉、眼动脉及椎动脉有吻合支者;凝血机制障碍所致的鼻出血禁忌用此方法。血管栓塞可引起脑梗死、偏瘫和脑血管痉挛等并发症,手术后应及时准确观察患者肢体活动度。鼻腔填塞物在栓塞术后 1~2 天分次松解、取出。

(6)血管结扎法:对于经反复前后鼻孔填塞及内科治疗无法止血者,外伤或手术损伤大血管出血凶猛者可考虑血管结扎。一般常用结扎方法有颈外动脉结扎和筛前动脉结扎。禁忌证是凝血机制障碍所致的鼻出血。

4. 全身治疗

(1)半坐位休息,注意营养,给予高热量易消化饮食。对老年或出血较多者,应注意有无失血性贫血、休克、心脏损害等情况,并及时处理。失血严重者,需输血、输液、抗休克,必要时可多学科联合会诊。

(2)适当应用止血剂,如凝血酶等。

【护理评估】

1. 健康史　评估患者有无高血压、血液系统疾病、是否口服抗凝药物及家族遗传病史。评估既往有无鼻出血病、鼻部手术史、鼻部外伤史及有无肿瘤等相关病史。

2. 身体状况　评估患者出血部位及出血量,确认出血的原因及来源,评估患者生命体征有无改变,有无因失血过多引起休克、头晕、面色苍白、四肢活动无力、误咽、误吸甚至窒息等情况发生。

3. 心理 - 社会状况　评估患者和家属心理状况,对疾病的认知程度,了解是否因疾病影响正常生活,存在紧张、恐惧等不良心理,应及时给予关心疏导,使其树立战胜疾病的信心。

【常见护理诊断 / 问题】

1. 有误吸的危险　与大量鼻出血流入咽喉,引起呛咳有关。

2. 清理呼吸道无效　与大量鼻出血,血凝块堵住上呼吸道有关。

3. 舒适度减弱　与鼻腔填塞后引起的局部肿胀疼痛有关。

4. 恐惧　与大量出血、反复出血有关。

5. 知识缺乏:缺乏疾病预防、紧急处理以及康复保健知识。

6. 潜在并发症:感染、贫血、失血性休克等。

【护理措施】

1. 术前护理

(1)迅速建立静脉通路,必要时备两条静脉通道,确保静脉通路安全;床旁备负压吸引装置、气管切开包、后鼻孔填塞止血包。

(2)大量鼻出血时,患者取半坐卧位或侧卧位,嘱患者将流入口咽部的血液及时吐出,以防误吸和窒息。备负压吸引装置在床旁,必要时予以抽吸。

(3)完善全身检查和专科检查,如血常规、凝血功能、输血前四项、血型、心电图等,必要时交叉配血;了解患者全身疾病,排除手术禁忌,确保手术安全。

(4)术前遵医嘱行药物过敏试验。告知患者术前按全麻手术患者常规禁食、禁饮,防止术中呕吐,引起窒息。

(5)心理护理:向患者讲解鼻腔填塞时的感受与配合,介绍手术目的和意义,讲解术中可能出现的情况及术后的注意事项,使患者有充分的思想准备,缓解紧张焦虑情绪。

2. 术后护理

(1)病情观察：遵医嘱监测患者生命体征，既往高血压病史患者，做好血压监测，一方面避免血压过高加重鼻出血，另一方面血压过低可能提醒失血过多；观察患者面色、甲床、精神状态；及时了解各项生化检测指标，如血红蛋白、血清离子，谨防失血性休克的发生。

(2)体位护理：全麻清醒后取半坐卧位，以减轻局部肿胀，利于鼻腔分泌物的引流。无活动性出血、无高危跌倒风险患者鼓励尽早下床活动。

(3)局部护理：观察鼻腔有无活动性出血，若鼻腔仅有少许渗血，且量逐渐减少，则表示未再继续出血；若鼻腔流出的鲜血增多，或从口中吐出时，则表示鼻腔有活动性出血，需立即告知医生查看，进行相应处理。如局部冰敷，鼻腔填塞，必要时在鼻内镜下行高频电凝止血术。

(4)饮食、口腔护理：全麻清醒后尽早进食，先试进流质，无不良反应后逐渐过渡到温凉软食或普食，避免进食辛辣刺激性食物，多饮水，保持大便通畅。注意口腔卫生，可用复方氯己定和康复新液漱口水交替使用，去除口鼻异味，预防感染。

(5)心理护理：及时安慰患者，保持良好的情绪，分散注意力，减轻恐惧感。

3. 健康教育

(1)生活指导：积极锻炼身体，增强抵抗力，预防感冒；养成良好的生活习惯，戒烟戒酒、进食清淡、进食富含维生素、蛋白质饮食、易消化的食物；避免用力咳嗽、打喷嚏，保持大便通畅；术后短期内避免剧烈运动，保护鼻部，勿受外力碰撞。

(2)疾病知识指导：正确使用滴鼻剂保持鼻腔黏膜湿润，防止鼻黏膜干燥而引起出血；积极治疗原发疾病，高血压患者积极控制血压，避免情绪激动。鼻腔反复出血或出血量增多者，应及时到医院就诊。

第十二节　鼻腔鼻窦良性肿瘤患者的护理

【概述】

鼻腔鼻窦的良性肿瘤好发于鼻腔内，其次是鼻窦，外鼻则较少，通常按组织来源进行分类，包括血管瘤、内翻性乳头状瘤、骨瘤、软骨瘤、脑膜瘤、神经纤维瘤等。一般以乳头状瘤、鼻咽纤维血管瘤和骨瘤多见。

【病因】

病因不明，可能与外伤、慢性炎症、内分泌紊乱及感染人乳头状瘤病毒有关。

【临床表现】

1. 出血　阵发性的鼻腔及口腔出血为患者的首发主诉,由于反复大出血,患者常有不同程度的贫血。

2. 鼻塞　肿瘤堵塞后鼻孔并侵入鼻腔,引起一侧或双侧鼻塞,常伴有流涕、闭塞性鼻音、嗅觉减退等。

3. 其他症状　由于瘤体的不断增长,导致邻近组织及器官出现功能障碍或畸形。如眼球突出、视力下降等。

【辅助检查】

1. 前鼻镜检查　可见瘤体的形态、质地和颜色。

2. 影像学检查　鼻窦或头颅 X 线 /CT 检查:可明确肿瘤部位、大小和侵犯范围,有助于选择手术方式。

3. 组织病理学检查　可明确诊断。

【治疗原则】

以手术彻底切除治疗为主,根据肿瘤的范围和部位采取不同的手术方法和手术径路。

【护理评估】

1. 健康史

(1)评估患者鼻腔有无大出血症状及输血史、有无高血压、血液疾病,有无手术史、外伤和家族史等。

(2)内翻性乳头状瘤患者与 HPV 感染有关,询问是否接受治疗,治疗的方式和效果,药物的种类、剂量和用法,目前的治疗情况。

2. 身体状况

(1)血管瘤:主要症状为进行性鼻塞、反复鼻出血。鼻塞多为单侧,若肿瘤较大,可压迫鼻中隔偏向对侧,出现双侧鼻塞;继发感染者鼻腔伴臭味。肿瘤侵犯邻近器官,可致面部隆起,眼球移位,复视,头痛等症状。

(2)乳头状瘤:多见于 50~60 岁男性,女性少见。多单侧发病,一侧鼻腔出现持续性鼻塞,渐进性加重;伴有脓涕,偶有血性涕,或反复鼻出血。

(3)骨瘤:多见于青年,男性较多,较常发生于额窦,其次为筛窦,上颌窦及蝶窦少见。大的额窦骨瘤可导致鼻面部畸形,引起额部疼痛;侵犯颅内可出现颅内组织受压症状;可引起眼球移位、复视等。

(4)软骨瘤:常表现为单侧进行性鼻塞、多涕、嗅觉减退、头痛等。肿瘤长大,侵入鼻窦、眼眶及口腔内,可发生面部畸形、眼球移位、复视等。

(5)神经鞘膜瘤:由于该肿瘤生长缓慢,病程长,早期多无症状。后期因肿瘤生长部位和大小而出现不同症状,严重者侵犯颅内。

(6)脑膜瘤:多为青少年,发展缓慢,由于周围组织被压迫,可出现鼻塞、流涕、鼻出血、嗅觉丧失、头痛等症状。

3. 心理-社会状况　评估患者和家属心理状况,评估不同年龄、文化程度对疾病的认知程度,予以个性化心理护理。

【常见护理诊断/问题】

1. 舒适度减弱　与肿瘤出血及堵塞鼻腔有关。

2. 焦虑　与疾病困扰及不了解疾病知识,害怕手术,担心预后有关。

3. 有出血的危险　与肿瘤侵犯血管有关。

4. 有跌倒坠床的危险　与肿瘤侵犯邻近器官引起复视有关。

5. 知识缺乏:缺乏与本病相关的知识。

【护理措施】

1. 术前护理

(1)一般护理:保持室内温度、湿度适宜,空气流通;指导患者保持清洁,及时更换衣服、床单等。忌烟酒,预防感冒。

(2)术前检查:完善全身检查和专科检查,如心电图、血常规、输血前四项、凝血功能、鼻部 CT、鼻内镜检查等;了解患者全身疾病,排除手术禁忌,确保手术安全。女性患者有无月经来潮。

(3)术前准备:术前 1 日遵医嘱行药物过敏试验,做好卫生处置,剪鼻毛,男性患者剃胡须,告知患者术前按全麻手术常规要求禁食禁饮,以防止术中呕吐,引起窒息。根据病情交叉配血。

(4)心理护理:向患者介绍手术目的和意义,讲解术中可能出现的情况及术后的注意事项,使患者有充分的思想准备,减轻焦虑。

2. 术后护理

(1)病情观察:观察患者生命体征及神志变化,注意有无鼻腔出血和清亮液体流出,谨防脑脊液漏及其他颅内并发症发生。咽部有分泌物时,嘱患者吐出勿咽下,勿用力擤鼻。

(2)伤口护理:鼻侧切开患者,观察面部伤口有无红、肿、热、痛等局部感染现象,予以络合碘消毒,每天 3 次。

(3)体位护理:应去枕平卧,头偏向一侧;全麻清醒后取半坐卧位。以减轻局部肿胀,利于鼻腔分泌物的引流,缓解局部不适。

(4)饮食、口腔护理:术后根据麻醉复苏情况和手术范围尽早进食,可由流质逐渐过渡到软食或普食,避免进食辛辣刺激性食物,保持大便通畅。注意口腔卫生,漱口液含漱每日 3 次,连续 3~5 日。鼓励患者多饮水,减轻张口呼吸引起的口腔干燥,防止口唇干裂,预防口腔感染。

(5)活动指导:卧床休息时,应拉起床栏予以保护,预防坠床;向患者宣教预防跌倒的注意事项。

（6）心理护理：及时动态评估患者心理状况。告知患者疾病特点，预防复发的相关知识以及后期康复治疗，减轻患者焦虑的同时，也提高其治疗依从性。

3. 健康教育

（1）生活指导：适当锻炼身体，增强抵抗力，预防感冒；禁烟酒及辛辣刺激性食物，进食富含维生素、粗纤维、蛋白质饮食。避免挖鼻、碰撞鼻部，用正确方式擤鼻，避免剧烈活动。

（2）疾病知识指导：出院后进行病情的跟踪随访，嘱患者定期随访，若出现鼻腔出血、鼻塞、头痛、视力下降等症状，应及时就诊。

第十三节　鼻腔鼻窦恶性肿瘤患者的护理

【概述】

鼻腔恶性肿瘤大多继发于鼻窦、外鼻、眼眶、鼻咽等处的恶性肿瘤的直接扩散。原发性鼻腔恶性肿瘤少见，可起源鼻腔内任何部位，但较常见于鼻腔侧壁，如中鼻甲、中鼻道、下鼻甲，少数起自鼻中隔。因鼻窦解剖位置隐蔽，早期症状不明显，肿瘤不易早期确诊，晚期可累及多个解剖部位，鼻腔、鼻窦恶性肿瘤合并出现。

【病因】

1. 长期慢性炎症刺激　使鼻腔黏膜上皮大面积鳞状化生，是形成鳞状细胞癌的发生基础。

2. 经常接触致癌物质　长期吸入某些刺激性或化学性物质，如镍、砷、铬及其化合物、硬木屑及软木料粉尘等均有增加诱发鼻腔、鼻窦恶性肿瘤的危险。

3. 良性肿瘤恶变　如内翻性乳头状瘤、神经鞘膜瘤、纤维瘤、小唾液腺多型腺瘤等均有恶变的可能。

4. 放射性物质　因鼻及鼻窦良性病变而行放疗者，多年后有可能诱发恶性肿瘤。

5. 外伤　既往有外伤病史。

【临床表现】

1. 鼻腔恶性肿瘤　早期仅有单侧鼻塞、鼻出血、恶臭脓涕或肉色水样涕等症状，后期可出现鼻、面部麻木感、胀满感及顽固性头痛，进行性单侧鼻塞，反复少量鼻出血，嗅觉减退或丧失。

2. 上颌窦恶性肿瘤　早期肿瘤较小，局限于窦腔某一部位，常无明显症状。随着肿瘤的发展,先后会出现单侧脓血涕、面颊部疼痛和麻木感,单侧进行性鼻塞。晚期肿瘤破坏窦壁,向邻近组织扩展,可出现面颊部隆起、流泪、眼球向上移位、硬腭隆起、张口困难、头痛、耳痛、颈淋巴结转移等症状。

3. 筛窦恶性肿瘤　早期肿瘤局限于筛房可无症状。当肿瘤侵入鼻腔时,可出现单侧鼻塞、血性鼻涕、头痛和嗅觉障碍。晚期肿瘤向各方向扩展,侵犯眼眶,使眼球向外、前、下或上方移位,并伴有复视。后组筛窦肿瘤可侵入球后、眶尖、出现眶尖综合征,即突眼、动眼神经麻痹,上睑下垂,视力减退或失明。肿瘤向前发展,致内眦部隆起,向上侵犯筛顶,累及硬脑膜或侵入颅内,则表现为剧烈头痛。常发生同侧下颌下或颈深上淋巴结转移。

4. 额窦恶性肿瘤　原发肿瘤极少见。早期多无症状。肿瘤发展则出现额部胀痛、皮肤麻木和鼻出血等。肿瘤向外下发展时,可致前额部及眶上内缘隆起,眼球向下、外、前移位,向内或向上活动受限,可出现突眼、复视。晚期可侵入颅前窝,出现剧烈头痛和脑膜刺激征。淋巴结转移常发生在同侧下颌下或颈深上。

5. 蝶窦恶性肿瘤　原发于蝶窦的恶性肿瘤少见,但可见由鼻腔、鼻咽、后内侧筛窦或脑垂体恶性肿瘤的扩展侵入蝶窦者,偶尔可见来自远处器官的转移。蝶窦恶性肿瘤早期无症状,随着肿瘤发展,可有颅顶、眼眶深部或枕部的顽固性头痛,常向颈后部放射。

【辅助检查】

1. 常规检查

(1)肝肾功能、血糖、电解质、血常规、凝血功能、大小便常规、心电图检查、X线胸片等检查。

(2)感染性疾病筛查:乙肝、丙肝、梅毒、艾滋病等。

2. 前、后鼻镜检查　可见鼻腔新生物呈菜花样、基底广泛,表面常有溃疡或坏死,触之易出血。如未见肿瘤,应注意鼻腔外侧壁有无向内侧推移现象,中鼻道或嗅裂有无血迹、息肉或新生物。后鼻镜检查时,要注意后鼻孔区、鼻咽顶及咽鼓管口和咽隐窝处情况。

3. 鼻腔及鼻内镜检查　可清楚看见肿瘤原发部位、大小、外形、鼻窦开口等情况。

4. 影像学检查　鼻腔鼻窦CT扫描显示鼻腔鼻窦新生物,伴有骨质破坏或侵犯眼眶或颅内;在MRI扫描序列中,不同肿物呈现出不同信号特征,可提示累及周围器官的情况,有助于选择手术方式。

5. 视力视野检查。

6. 病理学检查及细胞涂片　肿瘤组织及鼻窦穿刺细胞涂片病理学检查是最终确诊的依据。凡单侧鼻腔或鼻窦新生物均应送病理学或细胞涂片检查。必要时需反复采取标本,进行病理学检查。肿瘤已侵入鼻腔者可从鼻腔内取材。鼻窦肿瘤可经穿刺抽吸细胞涂片。上颌窦肿瘤可经套管针穿刺,鼻内镜下取材送检。

【治疗原则】

鼻腔鼻窦恶性肿瘤由于病理类型较多,早期不易发现,周围解剖结构复杂并涉及颅脑、眼眶和头面部等原因,一般采用包括化学治疗、放射治疗、放射诊断及病理科等相关学科的多学科会诊的方式,来制订个性化治疗方案。根据肿瘤病理类型、原发部位、侵犯范围及患者全身情况,提倡手术、放射、化疗和生物等综合治疗措施。首次治疗是治疗成败的关键。

【护理评估】

1. 健康史　评估患者既往健康状况、生活及居住环境,有无家族史、外伤史、有无慢性鼻炎、慢性鼻窦炎、良性肿瘤病史,是否接受过治疗及治疗方法和效果;有无大出血症状及输血史、有无高血压、血液疾病。

2. 身体状况　评估患者早期有无单侧的鼻塞、鼻出血等症状,后期有无鼻、面部麻木感、胀满感,顽固性头痛,嗅觉减退或消失,面颊部隆起、眼球移位、张口困难等症状。

3. 心理 - 社会状况　评估患者和家属心理状况,了解其对疾病的认知程度,准确评估其对治疗和手术的心理预期,充分沟通和交流,以取得其理解和配合。

【常见护理诊断 / 问题】

1. 有出血的危险　与肿瘤侵犯血管有关。

2. 舒适度减弱　与头痛、鼻出血、鼻塞有关。

3. 疼痛　与肿瘤侵犯组织器官、手术创伤有关。

4. 有跌倒的危险　与视力受损、体能不足有关。

5. 吞咽障碍　与上颌骨根治切除、鼻咽反流有关。

6. 焦虑　与疾病困扰及不了解疾病知识,害怕手术,担心预后有关。

7. 知识缺乏:缺乏与本病相关的知识。

8. 自我认同紊乱　与手术入路方式,面容改变有关。

9. 潜在并发症:眶周蜂窝织炎、眶内蜂窝织炎、眶内脓肿、球后视神经炎、脑脊液漏、颅内感染等。

【护理措施】

1. 术前护理

(1)一般护理:保持室内温度、湿度适宜,空气流通;指导患者保持清洁,及时更换衣服、床单等。忌烟酒,预防感冒。体质消瘦者,备波动式气垫床,预防压力性损伤。

（2）术前检查：完善全身检查和专科检查,如心电图、血常规、输血前四项、凝血功能、视力视野、鼻部 CT、鼻内镜等;了解患者全身疾病,排除手术禁忌,确保手术安全。

（3）术前准备：术前 1 日遵医嘱行药物过敏试验,做好卫生处置,剪鼻毛,男性患者剃胡须,全麻手术患者术前按常规要求禁食禁饮,以防术中呕吐,引起窒息。根据病情交叉配血。

（4）疼痛评分 ≥ 4 分遵医嘱予以药物镇痛,观察用药效果及不良反应。

（5）心理护理：向患者介绍手术目的和意义,讲解术中可能出现的情况及术后注意事项,减轻焦虑、紧张情绪。

2. 术后护理

（1）病情观察：持续监测患者生命体征,密切观察患者神志及伤口渗血情况。口咽部有渗血时嘱患者轻轻吐出,以便观察出血量,并遵医嘱使用止血药物;观察患者有无剧烈头痛、喷射状呕吐、意识改变等颅高压症状;观察有无清水样液体流出,且干燥后不结痂,低头时加重,谨防脑脊液鼻漏。

（2）疼痛护理：癌性疼痛剧烈的患者,在排除颅内转移、颅内高压的情况下,遵医嘱使用止痛药,注意观察用药后有无不良反应。

（3）伤口护理：鼻侧切开患者,观察面部伤口有无红、肿、热、痛等局部感染现象,予以络合碘消毒,每天 3 次。行上颌窦扩大根治术者,每小时查看口腔内皮瓣血运情况。

（4）功能锻炼：协助患者进行正确的口腔功能恢复训练,防止术后瘢痕挛缩引起的张口困难和吐字不清。

（5）体位护理：应去枕平卧,头偏向一侧;全麻清醒后取半坐卧位,以减轻局部肿胀,利于鼻腔分泌物的引流,缓解局部不适。

（6）饮食护理：由于颌面部肌肉群破坏,张口受限,硬腭切除后口鼻相通,易造成患者进食困难。术后 3 天内可进温凉流质饮食,无其他不适,可逐渐过渡到半流质饮食,同时避免粗硬、辛辣刺激食物。及时准确对患者进行 NRS2002 营养风险评估,积极联合营养科进行干预,制订个性化饮食,少量多餐。营养摄入明显不足的患者,同时给予外周静脉营养支持,维持蛋白质含量,促进组织修复。

（7）口腔护理：由于术后伤口肿胀且伴有少量渗血,口腔自洁能力下降,食物残渣易滞留在口腔黏膜上,易导致术腔感染。嘱患者漱口液含漱,每日 3 次,连续 3~5 日,必要时可行口腔冲洗治疗。鼓励患者多饮水,减轻张口呼吸引起的口鼻干燥,预防鼻出血和口腔感染。

（8）并发症观察与护理

1）脑脊液鼻漏：观察鼻腔有无血水样或清水样液体流出,做脑脊液葡萄糖定性试验。嘱患者卧床休息,抬高床头 20°~30°,密切观察意识、瞳孔,注意有无头痛、呕吐、高热等症状。

2)颅内感染:术后严密监测患者体温情况,若反复高热,且伴头痛,应及时行血常规检查,必要时做腰穿行脑脊液检查。合理使用广谱抗生素。

3)眼部并发症:由于肿瘤侵犯眶底,易损伤眶骨膜和筛板及视神经。术后及时询问患者有无复视及视力情况。对于有结膜充血者,给予盐酸左氧氟沙星滴眼,每天 3 次。

4)深静脉血栓的预防:卧床期间,及时准确地对患者进行静脉血栓栓塞症风险评分。指导患者做踝泵运动,双足踝做主动或被动的跖屈、背伸运动,即脚掌最大限度地屈、伸带动小腿肌群收缩与舒张,可显著增加股静脉血流速度。每个动作坚持 10 秒,每次 10 分钟,每天 10 次以上。对于 VTE 中高危患者,在基础预防措施的基础上,机械预防也是必不可少的措施之一,如间歇充气加压装置、足底加压泵。

(9)活动指导:卧床休息时,应拉起床栏予以保护,以防跌倒坠床;无跌倒高风险的患者鼓励尽早下床活动,注意宣教防跌倒的注意事项。

(10)心理护理:及时动态评估患者心理状况。告知患者疾病特点,预防复发的相关知识以及后期康复治疗,减轻患者焦虑的同时,提高治疗依从性。对于术后面容有改变的患者,应鼓励其接受现状,积极寻求并告知患者良好的修复方法,鼓励其配合后期治疗。

3. 健康教育

(1)生活指导:适当锻炼身体,增强抵抗力,预防感冒;禁烟酒及辛辣刺激性食物,鼓励患者少量多餐,进食富含维生素、粗纤维、高蛋白饮食。避免挖鼻、碰撞鼻部,用正确方式擤鼻,避免剧烈运动。协助患者做正确的口腔功能训练,防止术后瘢痕挛缩引起张口困难和吐字不清。

(2)疾病知识指导:根据患者的病情做进一步治疗,如放疗及化疗。定期随访,1 个月、3 个月、半年复查一次,若出现头痛剧烈、鼻出血、口腔内恶臭味应及时就诊。

第十四节 鼻腔鼻窦异物患者的护理

【概述】

鼻腔鼻窦异物分为内源性和外源性两大类。内源性异物如死骨、凝血块、鼻石、痂皮等。外源性异物有植物性、动物性和非生物性。以植物性异物多见,动物性异物较为罕见。非生物性异物多因战伤、工伤或误伤所致,异物多为弹片、弹丸、碎石、木块等,破坏性较大,病情也较复杂。鼻腔异物多见于儿童。

【病因】

1. 儿童玩耍时将异物塞入鼻孔内,常见豆类、橡皮、果核、纽扣等。

2. 水蛭和昆虫爬入鼻内,多由于野外游泳露营时发生。

3. 意外事故发生时,玻璃碎片、碎石、长条木块等经颜面部刺入鼻腔、鼻窦等处。

4. 死骨、痂皮、凝血块、干酪样分泌物等潴留鼻内,或纱条、棉片、器械断端遗留在鼻腔内。

【临床表现】

儿童鼻腔异物多为有单侧鼻腔流黏脓涕、涕中带血和鼻塞症状,呼出气有臭味。面部外伤性异物除有外伤表现外,随异物大小、性质、滞留时间和所在位置症状有所不同。动物性异物鼻内多有虫爬感,日久可有鼻窦炎。医源性异物在术后仍有较重鼻塞,脓性分泌物和头痛。

【辅助检查】

用前鼻镜或鼻内镜行鼻腔检查时可见异物。对透光性差的异物,可借助X线检查,必要时行鼻腔鼻窦 CT 检查。

【治疗原则】

根据异物大小、形状、部位和性质不同,采用不同的取出方法。儿童鼻腔异物可用头端是钩状或环状的器械,从前鼻孔轻轻进入,绕至异物后方再向前钩出。切勿用镊子夹取,尤其是圆滑的异物,夹取有使异物滑脱和推向后鼻孔或鼻咽部、误吸喉腔或气管的危险。动物性异物须先行表面麻醉后,再用鼻钳取出。异物为金属纽扣电池,注意查看电池是否有泄漏,鼻中隔是否有糜烂、穿孔,术后密切随访,注意迟发性鼻中隔穿孔发生的可能。

【护理评估】

1. 健康史　评估患者既往有无鼻出血、结核等产生内源性异物的病史。仔细询问有无异物史,如飞虫误入鼻腔,儿童玩耍时将豆类、橡皮球、纽扣等塞入鼻内,了解异物种类、大小、形状、存留时间及院外处理情况。

2. 身体状况

(1)局部评估:评估患者鼻腔有无出血、有无脓性分泌物,呼气有无臭味。

(2)全身评估:评估患者精神状态,有无发热、有无呼吸困难等全身情况。

3. 心理 - 社会状况　幼儿常因异物塞入史不明确而耽误治疗,家长易产生自责心理。

【常见护理诊断／问题】

1. 有窒息的危险　与异物滑落到后鼻孔被误吸有关。

2. 有感染的危险　与异物导致鼻腔黏膜受损有关。

3. 疼痛　与异物导致鼻腔黏膜肿胀有关。

4. 舒适度减弱　与异物引起鼻腔阻塞、脓涕、头痛有关。

5. 焦虑　与担心异物造成身体损伤和担心预后有关。

6. 潜在并发症：鼻炎、鼻窦炎、破伤风等。

【护理措施】

1. 术前护理

（1）了解异物种类、大小、形状和存留时间，严密观察患者呼吸情况，告知患者减少活动，如患者为儿童，进行安抚避免其哭闹，以防异物在活动时随气流上下浮动，吸入气管造成窒息。

（2）术前检查：了解患者全身情况，协助医生紧急为患者进行术前各项检查，如血常规，凝血功能，心电图，鼻腔鼻窦 CT，鼻内镜检查等。

（3）术前准备：全麻患者嘱即刻起禁食禁饮；术前行药物过敏试验；对于开放性外伤的患者，按医嘱注射破伤风抗毒素。

（4）心理护理：向患者介绍手术目的以及术中可能出现的情况，以减轻紧张焦虑情绪，并取得相关护理配合。

2. 术后护理

（1）病情观察：观察患者生命体征，注意有无发热、头痛等症状；观察鼻腔通气及鼻腔分泌物的颜色、量及性状。外伤者，则观察伤口有无红、肿、热、痛等感染现象。

（2）疼痛护理：针对鼻部疼痛及头痛等不适症状，予以安慰解释；疼痛评分≥4 分以上的患者，报告医生，遵医嘱可使用镇痛药物。

（3）饮食、口腔护理：术后根据麻醉复苏情况和手术范围尽早进食，可由流质逐渐过渡到软食或普食，避免进食辛辣刺激性食物，多吃蔬菜水果，避免刺激性食物，保持口腔清洁，予以复方氯己定和康复新液交替漱口，去除口鼻异味，预防感染。

3. 健康教育

（1）生活指导：告知患者注意自我防护，家长应加强看护幼儿，及时纠正不良习惯，避免小儿将异物塞入鼻腔内；改变不良生活习惯，勿用手挖鼻，掌握正确擤鼻的方法。

（2）疾病知识指导：提高对儿童鼻腔异物的警惕性，发现鼻塞、脓涕并带有臭味、头痛等症状，要及时到医院诊治，以免耽误病情。

第十五节 鼻骨骨折患者的护理

【概述】

鼻处于颜面部较突出部位,易遭受外伤累及。鼻骨位于中线两侧,梨状孔的上方,与周围诸骨连接,受暴力作用发生鼻骨骨折。鼻骨上部厚而窄,下部薄而宽,且缺乏支撑,故骨折多累及鼻骨下部。鼻骨骨板薄而小,可单独骨折,也可同时发生上颌骨骨折。严重的鼻骨骨折常伴有鼻中隔偏曲、鼻中隔穿孔、黏膜下血肿及黏膜撕裂等。

【病因】

鼻骨骨折多由直接暴力引起,如鼻部遭受拳击、运动外伤、斗殴、交通或工伤事故等。小儿扑跌时鼻部或额部着地也可引起鼻骨骨折。

【临床表现】

1. 全身症状　以头痛、流泪为常见症状,观察有无恶心、呕吐、清水样涕,防止发生脑脊液鼻漏及合并颅脑外伤。

2. 局部症状　局部疼痛和因鼻腔黏膜撕裂引起的鼻出血最常见。鼻中隔撕裂或脱位可出现鼻中隔血肿。鼻梁可出现歪斜、鼻背塌陷和畸形(鼻梁变宽、鞍鼻),鼻畸形常被肿胀所掩盖。鼻中隔明显偏曲移位或血肿形成,可造成一侧或双侧鼻塞。

【辅助检查】

1. 常规检查

(1)肝肾功能、血糖、电解质、血常规、凝血功能、血型、大小便常规、心电图检查、X线胸片等检查。

(2)感染性疾病筛查:乙肝、丙肝、梅毒、艾滋病等。

2. 专科检查　检查有无歪鼻、淤血,触诊鼻背区有无骨折线及骨擦感,皮下气肿可触之有捻发音。有无鼻中隔偏曲、出血等。

3. X线检查　鼻骨侧位片可显示鼻骨骨折线,上下有无移位,鼻颏位可显示鼻背有无塌陷。

4. CT检查　能准确判断有无鼻骨骨折和骨折部位、位置、类型以及有无合并邻近组织损伤,尤其是鼻及颅面区复合骨折,明确骨折程度和范围,明显提高诊断率。

【治疗原则】

以矫正鼻部畸形和恢复鼻腔通气功能为治疗原则。鼻骨骨折属于急症,应在外伤后数小时内及早处理,此时组织尚未肿胀,便于复位;一般不宜超过

2 周,以免发生畸形愈合。通常行鼻骨骨折复位术、鼻中隔血肿和脓肿清除术。

【护理评估】

1. 健康史　评估患者是否有外伤史,鼻面部是否遭受过暴力袭击。

2. 身体状况　一般有局部疼痛、鼻出血、外鼻肿胀及皮下淤血。评估视力有无下降或复视,鼻腔有无清水样液体流出,神志、意识有无改变,是否出现剧烈头痛、喷射性呕吐、颈项强直等症状,警惕颅内并发症发生。

3. 心理 - 社会状况　患者因外伤及担心愈后不理想,产生焦虑心理。护理人员应注意评估患者受伤的原因及心理状态,了解患者心理预期,以取得治疗配合。

【常见护理诊断 / 问题】

1. 急性疼痛　与外伤、骨折有关。

2. 有出血的危险　与外伤导致鼻腔黏膜受损有关。

3. 自我认同紊乱　与骨折引起鼻面部畸形有关。

4. 焦虑　与外伤后导致鼻部外观畸形,担心预后有关。

5. 知识缺乏:缺乏疾病预防以及康复相关知识。

6. 潜在并发症:感染、失血性休克、脑脊液鼻漏、颅内感染等。

【护理措施】

1. 术前护理

(1)一般护理:保持室内温度、湿度适宜,空气流通;保持清洁,及时更换衣服、床单;进食清淡易消化食物,忌烟酒,注意保暖,预防感冒。注意观察病情变化,观察鼻腔出血情况;观察口鼻分泌物的颜色、性质及量。协助医生紧急为患者进行术前各项检查。患者眼眶有青紫、淤血、眼球活动度差且有视力改变的,应立即告知医生进行紧急处理。

(2)术前检查:完善全身检查和专科检查如血常规,凝血功能,心、肺功能,鼻骨正侧位片或 CT 等。

(3)术前准备:术前遵医嘱行药物过敏试验。全麻手术按照全麻术前护理常规禁食禁饮,以防术中呕吐,引起窒息。

(4)心理护理:向患者介绍手术目的和必要性,讲解术中可能出现的情况及术后的注意事项,缓解紧张焦虑情绪。

2. 术后护理

(1)病情观察:监测生命体征;观察鼻腔分泌物的性质、颜色及量;观察有无神志、意识的改变,是否出现高热、剧烈头痛、喷射状呕吐等颅内并发症;观察眶内有无渗血,同时注意眼球活动和视力情况。如有异常,立即告知医生。

(2)疼痛护理:评估患者疼痛的部位、性质,向其解释疼痛的原因。疼痛评分 ≥ 4 分时,可遵医嘱进行药物干预或者局部冷敷。同时,予以心理护理转移其注意力,放松心情,减轻疼痛不适感。

(3)伤口护理:保持鼻面部伤口清洁,及时清除血痂,鼻腔及眼部有分泌物流出时,可用生理盐水纱布轻轻拭净。避免不洁物品堵塞前鼻孔,遵医嘱使用抗生素,预防和控制感染。

(4)体位护理:全麻未清醒者,应去枕平卧,头偏向一侧,必要时予以床栏保护,以防坠床。全麻清醒后取半坐卧位,以减轻局部充血肿胀,利于鼻腔分泌物的引流,鼓励尽早下床活动。

(5)饮食、口腔护理:麻醉清醒后尽早进食,可先试进温凉、易消化流质,无不适逐渐过渡到半流质食物或普食,多吃蔬菜水果,避免刺激性食物。保持口腔清洁,预防感染。

3. 健康教育

(1)生活指导:积极锻炼身体,增强抵抗力,预防感冒;养成良好的生活习惯,戒烟戒酒,进食清淡、温凉食物,避免进食辛辣刺激及坚硬食物;多喝水、保持大便通畅。1 个月内避免剧烈活动,防止面部受外力碰撞。

(2)疾病知识指导:出院后遵医嘱定期复查,以便观察复位效果。有活动性出血或脓性分泌物需立即就诊。

第十六节 脑脊液鼻漏患者的护理

【概述】

脑脊液鼻漏是指脑脊液自破裂或缺损的蛛网膜、硬脑膜和颅底骨流入鼻腔或鼻窦,再从前、后鼻孔或鼻咽部流出,称之为脑脊液鼻漏。可分为创伤性和非创伤性两大类。

【病因】

1. 以外伤性最多见。筛骨筛板和额窦后壁骨板基薄,并与硬脑膜紧密相连,外伤时若骨板与硬脑膜同时破裂,则发生脑脊液鼻漏。颅中窝底骨折可损伤较大蝶窦上壁而致脑脊液鼻漏。

2. 医源性脑脊液鼻漏系因手术损伤所致,如中鼻甲切除术或筛窦切除术中筛骨筛板损伤,经蝶窦垂体瘤切除术等。

3. 非外伤性脑脊液鼻漏较少见,常因颅内肿瘤或脑水肿等因素所引起。

4. 自发性脑脊液鼻漏,又名原发性脑脊液鼻漏,最为罕见。

【临床表现】

一侧或双侧鼻腔持续或间歇性流出清亮的水样液体,且干燥后不结痂,低头时加重。多数患者同时出现嗅觉减退或失嗅。

【辅助检查】

1. 流出液进行葡萄糖定量分析,其含量在 1.7mmol/L 以上即可确诊为脑脊液。

2. 根据患者病情做鼻内镜检查,用于脑脊液鼻漏的定位诊断。鼻窦 CT 检查、MRI 脑脊液水成像可用于漏口的定位诊断。

【治疗原则】

分为保守治疗和手术治疗。若鼻腔流出清亮水样液体,为外伤所造成,根据患者的自身情况可先通过抬高床头 20°~30°、绝对卧床休息及引流等保守治疗,能够痊愈。如有颅内反复感染(恢复期)、迟发性或手术创伤所致以及保守治疗无效的患者,应手术治疗。

【护理评估】

1. 健康史 评估患者近期有无外伤史、近期手术史或肿瘤病史;详细询问患者此次就诊的主要原因和治疗目的。

2. 身体状况 观察患者有无反复颅内感染、鼻腔有无清亮水样液体流出,是否伴有嗅觉丧失、视力障碍等。

3. 心理 - 社会状况 因担心愈后,易产生焦虑心理。评估患者的生活、工作压力,自我健康评价水平,文化程度及认知程度。

【常见护理诊断 / 问题】

1. 有感染的危险 与颅脑骨质缺损、脑膜破裂,细菌引起颅内感染有关。

2. 有急性意识障碍的危险 与颅内感染、颅内高压有关。

3. 疼痛 与脑脊液鼻漏引发的低颅压有关。

4. 舒适度减弱 与脑脊液漏出有关。

5. 焦虑 与疾病困扰及不了解疾病知识,害怕手术,担心预后有关。

6. 活动受限 与要求绝对卧床以防加重脑脊液漏有关。

7. 有压力性损伤的危险 与绝对卧床、活动量减少有关。

8. 潜在并发症:深静脉血栓、细菌性脑膜炎、脑积水、癫痫、吸入性肺炎等。

【护理措施】

1. 术前护理

(1)一般护理:保持室内温度、湿度适宜,空气流通,预防感冒,避免咳嗽、打喷嚏、擤鼻等动作;清淡饮食,限制水钠摄入量;保持大便通畅,以防颅内压增高加重脑脊液漏。嘱绝对卧床休息,取半卧位,床头抬高 20°~30°,嘱患者勿做低头、压颈动作。严禁行鼻道填塞、冲洗、滴药,严禁经鼻插胃管或鼻导管,以防颅内逆行感染。

(2)病情观察:明确鼻漏发生与体位的关系、漏液量及漏液性状,以助于判断漏液性质及漏口位置。如漏口在蝶窦,鼻腔清水样涕晨起最多;如在上颌窦,则头偏向对侧时流量最多。

(3)颅内感染症状观察:观察患者生命体征、瞳孔、神志变化及四肢活动情况,及时准确判断肌力和肌张力情况;观察患者有无咳嗽、发热、头痛、呕吐等症状。

(4)术前检查:完善全身检查和专科检查,如心电图、血常规、输血前四项、凝血功能、鼻部 CT、鼻内镜等;了解患者全身疾病,排除手术禁忌,确保手术安全。

(5)术前准备:术前剃净胡须、剪除鼻毛。全麻手术术前常规禁食禁饮;遵医嘱予以术前抗生素皮试。

(6)心理护理:向患者介绍手术目的和意义,讲解术中可能出现的情况及术后的注意事项,使患者有充分的思想准备,减轻焦虑。

2. 术后护理

(1)颅高压的观察:术后严密监测生命体征、观察瞳孔大小、对光反射,有无球结膜水肿、烦躁、嗜睡、剧烈头痛、喷射状呕吐、颈项强直及四肢感觉运动障碍等情况,若有异常立即报告医生,遵医嘱使用脱水剂降颅压等对症处理。

(2)甘露醇使用注意事项:20% 甘露醇是临床上常用的高渗性溶液。常规推荐计量为 0.25~1g/kg,每 8 小时一次,快速静脉滴注 20~30 分钟。由于输注后 20 分钟内起作用,2~3 小时降压作用达到高峰,持续 4~6 小时。在联合抗生素药物使用时,输注顺序应先输入甘露醇,再输入抗生素,这样有助于抗生素快速透过血脑屏障,进而有助于加强抗颅内感染。输液期间应注意穿刺部位皮肤和血管情况,观察有无输液外渗,严重者可致组织水肿,皮肤坏死。可在穿刺点局部予以水胶体敷料保护;若发生药液外渗,立即停止输液,做环形封闭,局部使用 50% 硫酸镁湿热敷。治疗期间应准确记录患者尿量,尿量过多时,要及时告知医生进行处理,以避免电解质紊乱。

(3)脑脊液漏的观察:观察伤口血性渗出液是否伴有无色清亮液体;鼻腔是否流清水样涕,低头加压时流速是否加快,或鼻孔流出的无色液体干燥后不结痂;睡眠时是否有咸味液体经口咽部,伴有呛咳。

(4)体位护理:抬高床头 20°~30°,取仰卧位或患侧卧位,减轻脑组织充血,避免颅内压增高,同时预防颅内感染。如患者脑脊液漏量多、术中修复部位较大或有特殊病情变化的,遵医嘱绝对卧床 7 天。卧床患者在翻身时,注意避免头部过度扭曲或突然大幅度转动,以免影响修补部位的愈合。

(5)深静脉血栓的预防:卧床期间,及时准确地对患者进行静脉血栓栓塞症风险评分。指导患者做踝泵运动,双足踝做主动或被动的跖屈、背伸运动,即脚掌最大限度地屈、伸带动小腿肌群收缩与舒张,可显著地增加股静脉血流速度。每个动作坚持 10 秒,每次 10 分钟,每天 10 次以上。对于 VTE 中高危患者,在基础预防措施的基础上,机械预防也是必不可少的措施之一,如间歇充气加压装置、足底加压泵。

(6)饮食、口腔护理:全麻清醒后尽早进食,可进食温冷、清淡、低盐、易消化食物。避免进食辛辣刺激性及过硬食物,多吃蔬菜、水果,保持大便通畅,防止便秘,必要时可使用大便软化剂。保持口腔清洁,可用复方氯己定和康复新液漱口水交替使用,去除口鼻异味,预防感染。

3. 健康教育

(1)生活指导:恢复期禁烟酒及辛辣刺激性食物,进食富含维生素、粗纤维、蛋白质饮食,保持大便通畅;预防感冒,以免因打喷嚏而引起颅内压增高,再次引起脑脊液鼻漏;忌用不洁的物品填塞鼻腔,勿挖鼻,掌握正确的擤鼻方法;指导患者出院半年内避免重体力劳动和过于激烈的体育活动;3 个月内禁止夫妻同房,避免情绪激动、保持心态平和。

(2)疾病知识指导:指导患者识别再发脑脊液漏的常见症状,如低头时鼻腔流清水样涕或睡眠时有咸味液体流入口咽,伴异样呛咳时需及时就医;定期复查,出现鼻腔分泌物异常时应及时就诊处理。

第十七节　鼻源性并发症患者的护理

【概述】

鼻源性并发症是鼻腔及鼻窦的感染通过直接蔓延或经淋巴循环途径,引起各种并发症,如咽炎、扁桃体炎、中耳炎、侵及下呼吸道,可引起喉炎、气管、支气管炎、甚至肺炎。因眼眶、颅底与鼻腔、鼻窦解剖关系密切,故炎症扩散可引起鼻源性眶内和颅内并发症。

一、鼻源性眶内并发症

【病因】

引起眶内并发症最常见的是筛窦炎,涉及筛窦的手术,如术中操作不当可损伤眶纸板及眶内容物导致继发性的眶内并发症。主要原因是解剖上,鼻窦与眶相邻,眶内侧与筛窦、蝶窦相邻,上方与额窦相接,下方毗邻上颌窦,且相隔的骨板较薄,鼻窦的细菌和脓液容易通过解剖途径累及眶内,鼻窦外伤或手术损伤也容易发生,同时机体免疫力降低也是诱因之一。

【临床表现】

眶内并发症临床类型主要有以下几种,临床表现不一:

1. 眶周蜂窝织炎 又称隔前蜂窝织炎或眶内炎性水肿,是最轻和最早发生的鼻源性眶内并发症。起初症状是眼睑水肿和轻压痛。筛窦炎引起者,水肿始于内眦,上颌窦炎引起者始于下睑,额窦炎引起者则始于上睑。无眼球运动受限、眼球突出、移位及视力减退等症状。

2. 眶壁骨膜下脓肿 多发生在与鼻窦相邻的眶壁,引起骨壁血栓性静脉炎,导致骨膜炎和死骨形成,在眶骨膜与眶骨质之间形成骨膜下脓肿。前组鼻窦炎引起者可表现为眼睑充血、肿胀和压痛。筛窦炎引起者以内眦为重,脓肿较大者可致眼球突出且向外移位。上颌窦炎引起者以下睑为重,眼球向上移位。额窦炎引起者则以上睑为重,眼球向下移位。后组鼻窦炎引起的则以深部眶组织炎症为主,如视力减退、球结膜水肿、眼球突出和眼球运动障碍等。因蝶窦炎引起者可波及视神经孔和眶上裂,引起眶尖综合征。

3. 眶内蜂窝织炎和眶内脓肿 是最严重的鼻源性眶内并发症。表现为眼球明显突出、运动受限、视力锐减、球结膜水肿和眶深部剧痛。同时伴有全身症状较重,可出现高热和白细胞增高。若炎症侵入眼球,则发生全眼球炎,视力丧失。炎症若沿眶内静脉向后发展可引起海绵窦血栓性静脉炎和脑膜炎。

4. 球后视神经炎 蝶窦或后组筛窦的炎性病变可引起球后段或管段视神经炎。主要表现为视力急剧减退,甚至失明,眼球运动时出现牵引痛或眶深部痛。

【辅助检查】

1. 眼部检查 瞳孔对光反射检查,患眼瞳孔直径比健侧大,对光反射迟钝;眼底检查可见视盘充血或苍白;视野检查可见中心暗点与视野向心性缩小。

2. 血常规 示白细胞计数升高,中性粒细胞增多。

3. 鼻窦 CT 扫描或 MRI 检查 了解眶内占位的改变。

【治疗原则】

早期应积极行抗感染治疗。脓肿形成者需切开引流,必要时需行鼻窦开放术、眶减压术,并请眼科会诊。

1. 眶周蜂窝织炎的治疗 积极治疗急性鼻窦炎。抗感染及加强鼻窦通气引流。

2. 眶壁骨膜下脓肿 应切开引流,同时加强全身抗生素治疗和促进鼻窦通气引流,待感染控制后,再行鼻窦手术。

3. 眶内蜂窝织炎和眶内脓肿的治疗 应及时行鼻窦手术,广泛切开眶骨膜以利引流,同时加强全身抗感染治疗。

4. 球后视神经炎的治疗 应及早行筛窦和蝶窦开放术,严重者行视神经减压术。手术前后应用抗生素、糖皮质激素和营养神经药物,以控制感染,减轻视神经的炎性水肿,促进视神经恢复。

【护理评估】

1. 健康史 评估患者有无急性或慢性鼻腔及鼻窦的感染史,有无息肉、中鼻甲肥大和鼻中隔高位偏曲妨碍鼻窦炎引流的相关疾病,有无咽炎、扁桃体炎、中耳炎、支气管炎等邻近器官炎症;评估有无机体免疫力下降,鼻窦外伤、异物存留,鼻窦手术操作相关病史。

2. 身体状况 评估患者有无鼻塞、流脓涕、嗅觉障碍、局部疼痛、压痛及头痛、高热、眼睑水肿、眼球运动受限、眼球突出、视力减退或失明、眶尖综合征等症状。

3. 心理 - 社会状况 评估患者和家属的心理、情绪变化及对工作生活的影响;有无焦虑状态和不良情绪,应积极应对,及时干预。

【常见护理诊断 / 问题】

1. 急性疼痛 与鼻腔及鼻窦、眶内感染、损伤有关。

2. 有受伤的危险 与视神经受损有关。

3. 自我认同紊乱 与局部肿胀、眼球突出、移位等有关。

4. 焦虑 与担心疾病预后有关。

5. 知识缺乏:缺乏本病治疗和预防的相关知识。

【护理措施】

1. 病情观察 密切观察病情进展及生命体征变化。出现高热、眼痛、眼睑水肿时,应考虑鼻源性眶内并发症可能。监测神志瞳孔 Q1h,及时准确判断视力变化、眼球活动度;及时追踪患者各项实验室指标如血常规。对于中重度疼痛患者,在物理治疗的基础上,可遵医嘱给予止痛药物。

2. 用药护理 指导患者遵医嘱用药,使用足量抗生素,加强鼻窦通气引流,手术前后遵医嘱予以抗生素和类固醇激素治疗,以控制感染和减轻视盘水肿并促进视力改善,用药期间要及时观察患者有无不良反应。

3. 饮食、口腔护理 进温凉、易消化食物,多吃蔬菜水果,补充高热量、高蛋白、高维生素食物。注意口腔卫生,可用复方氯己定和康复新液等漱口水交替使用,去除口鼻异味,预防感染。

4. 健康教育

(1)生活指导:积极治疗原发疾病,注意锻炼身体,增强体质。对有视力损伤者,嘱其家人协助生活自理。预防跌倒或其他意外发生。

(2)疾病知识指导:出院后正确服用药物 3~6 个月,注意用药反应。定期复诊,1 个月内每周复诊一次;后期每 1~2 个月一次,至少坚持半年以上。

二、鼻源性颅内并发症

【病因】

鼻腔、鼻窦与颅底密切的解剖关系是发生鼻源性颅内并发症的基础。鼻腔顶壁(筛板)、筛窦顶壁和额窦后壁均是前颅窝底骨壁结构,这些结构有先天缺损时,鼻腔和鼻窦黏膜与硬脑膜相贴;额窦黏膜的静脉与硬脑膜和蛛网膜的静脉相通,额骨板障静脉汇入上矢状窦,蝶骨板障静脉汇入海绵窦。嗅神经鞘膜是硬脑膜的延续,鞘膜下间隙与硬脑膜下间隙存在潜在交通。因此,鼻腔和鼻窦感染可经上述解剖途径进入颅内。

【临床表现】

按鼻源性感染途径和病情程度的不同,鼻源性颅内并发症可分为以下5种:

1. 硬脑膜外脓肿　常继发于急性额窦炎和额骨骨髓炎。除原发病症外,头痛加重,卧位尤其剧烈,并伴有呕吐、脉缓等颅内压增高表现。脑脊液检查一般无异常或仅有反应性蛋白增多。

2. 硬脑膜下脓肿　为硬脑膜下腔弥漫性或包裹性积脓。病变早期表现为头痛、发热和较明显的颅内压增高症状,由于蛛网膜的屏障作用,一般不伴有脑膜炎体征。如果病变继续发展,炎症波及软脑膜和脑皮质可引起局部脑膜炎症状,脓肿增大压迫可导致皮层缺血梗死。腰穿可出现脑脊液压力增高及蛋白、淋巴细胞增多。

3. 化脓性脑膜炎　若因鼻颅联合外伤、鼻部手术损伤颅底或在感冒时、游泳引起者,一般发病较急。若由鼻窦炎引起者,一般发病缓慢。症状和体征与其他原因引起的脑膜炎基本相似,表现为头痛明显、发热、癫痫、嗜睡、狂躁或昏迷。

4. 脑脓肿　多由额窦炎引起额叶脓肿,蝶窦炎引起颞叶脓肿者则少见。主要表现为头痛、呕吐、视盘水肿和视神经萎缩。有时首起症状为性格改变或后天获得性复杂动作障碍,如书写不能、失读症等。小脑受累时出现如眩晕、运动失调、自发性眼震和对侧迷路冷热试验反应增强等。

5. 海绵窦血栓静脉炎　本病以鼻疖引起者居多,蝶窦炎和鼻源性眶内并发症也可引起本病。先出现脓毒血症症状,进而出现眼静脉回流受阻症状和第Ⅱ~Ⅵ对脑神经麻痹症状。早期出现发热、头痛、畏光、复视、眶周水肿,继而出现典型的症状和体征,如眼睑下垂、眼球突出、麻痹、球结膜水肿及视力减退,并导致脑膜炎、脑脓肿等。

【辅助检查】

1. 腰椎穿刺　可测定颅内压、脑脊液生化与微生物检查。

2. 血常规　示白细胞计数升高,中性粒细胞增多。

3. 影像检查　鼻窦、颅脑 CT、MRI 扫描、X 线摄片等。可显示颅内病变征象,帮助判断病因,确定病变部位。对疑有鼻源性颅内并发症者,应及时行鼻窦、颅脑影像学检查。

【治疗原则】

选用可透过血脑屏障的抗生素控制感染,可取鼻腔或鼻窦脓性分泌物进行细菌培养和药物敏感试验,如行脓肿切除或穿刺,可直接进行细菌培养。如病情允许,在处理并发症的同时可采用较为彻底的手术方法清除鼻窦病变;如病情不允许情况下则只解决鼻窦引流的问题。对于手术或外伤造成的颅底骨质缺损进而导致的继发性颅内感染,可积极控制感染后再行二次修补手术。

(1)硬脑膜外脓肿者,手术中应去除坏死的窦壁直至正常范围,广泛暴露硬脑膜,使脓肿充分引流。

(2)硬脑膜下脓肿者须切开硬脑膜彻底排脓并冲洗,并辅助以积极支持治疗。

(3)化脓性脑膜炎者可行腰椎穿刺放出适量脑脊液以降低颅内压,出现颅内并发症时,应联合神经外科协同处理。

(4)对于海绵窦血栓性静脉炎,应手术彻底清除受累鼻窦病灶,充分引流,同时静脉内应用足量抗生素。

【护理评估】

1. 健康史　评估患者既往有无急性或慢性鼻腔及鼻窦的感染史,有无息肉、中鼻甲肥大和鼻中隔高位偏曲妨碍鼻窦引流的相关疾病,有无咽炎、扁桃体炎、中耳炎、支气管炎等邻近器官炎症;评估有无机体免疫力下降,鼻窦外伤、异物存留,鼻窦手术操作相关眶壁史。

2. 身体状况　评估患者有无鼻塞、流脓涕、一侧嗅觉丧失、局部疼痛、压痛、高热、颅内压增高症状;有无脑膜刺激征、局部脓肿症状;评估患者有无性格改变或后天获得性复杂动作障碍,如失语症、失读症等症状。

3. 心理 - 社会状况　评估患者和家属的心理、情绪变化及对工作生活的影响;有无焦虑状态和不良情绪,应积极应对,及时干预。

【常见护理诊断 / 问题】

1. 急性疼痛　与颅内压增高有关。

2. 体温升高　与颅内感染导致全身感染中毒有关。

3. 清理呼吸道无效　与意识障碍、咳嗽无力有关。

4. 恐惧　与担心疾病预后有关。

5. 有感染的危险　与手术切口、肺部、泌尿系统感染有关。

6. 知识缺乏:缺乏本病相关的治疗和预防知识。

【护理措施】

1. 一般护理　保持室内温度、湿度适宜,空气流通;指导患者保持清洁,及时更换衣服、床单等。持续低流量氧气吸入,确保呼吸道通畅,必要时协助医生行支气管镜吸痰或气管切开,并做好气管切开护理;保证静脉通畅,限制液体的摄入量,防止脑水肿;抬高床头,意识障碍者取侧卧位,并做好预防压力性损伤及防坠床的处理。

2. 病情观察　持续生命体征监测,密切观察患者病情变化。及时观察患者意识状态、生命体征、瞳孔反射、肢体活动与感觉、语言能力等。密切观察患者体温情况,有无中枢性高热、顽固性呃逆等症状。同时主要观察有无上消化道出血、颅内感染加重或尿道感染等表现。若出现异常,应及时告知医生。

3. 用药护理　严格遵医嘱用药,并观察用药后不良反应。降低颅内压、保持水、电解质平衡;根据生化指标,给予白蛋白、激素药物治疗;海绵窦血栓性静脉炎必须使用抗凝剂;给予足量的、易透过血脑屏障的抗生素。

4. 深静脉血栓的预防　卧床期间,及时准确地对患者进行静脉血栓栓塞症风险评分。指导患者做踝泵运动,双足踝做主动或被动的跖屈、背伸运动,即脚掌最大限度地屈、伸带动小腿肌群收缩与舒张,可显著地增加股静脉血流速度。每个动作坚持 10 秒,每次 10 分钟,每天 10 次以上。对于 VTE 中高危患者,在基础预防措施的基础上,机械预防也是必不可少的措施之一,如间歇充气加压装置、足底加压泵。

5. 饮食护理　意识清醒、能经口进食者,可由进流质饮食过渡到半流质,逐步过渡到普食,但应限制钠盐摄入。意识障碍者,可胃造瘘管饲营养,以防反流和误吸。

6. 口腔护理　嘱患者漱口液含漱,每日 3 次,连续 3~5 日,必要时可行口腔冲洗治疗,常用复方氯己定 10ml+ 生理盐水 100ml,注射器脉冲式冲洗,同时连接负压吸引装置,及时抽吸冲洗液和口内分泌物。鼓励患者多饮水,减轻张口呼吸引起的口鼻干燥,预防鼻出血和口腔感染。

7. 引流管的护理　根据病情术中可能置入窦腔、硬脑膜外引流管、脓腔引流管等,均需妥善固定、标识清楚、保持通畅。要及时观察引流液的性状、颜色和量,严格无菌操作。同时,交代家属引流管意外脱落的应急处理方法。一般引流管需高于侧脑室 10~15cm,以维持颅内压。

8. 心理护理　及时动态评估患者心理状况。告知患者疾病特点、预防复发的相关知识以及后期康复治疗,减轻患者的恐惧,提高治疗依从性。

9. 健康教育

(1)生活指导:向患者强调预防本病的重要性。注意增强体质,避免过度劳累,戒烟、戒酒,预防感冒,及时治疗鼻窦的各种疾病。改善生活和工作环境,养成良好的健康生活习惯。有上呼吸道感染时,忌游泳和跳水。

(2)疾病知识指导:严重感染时,要及时治疗。遵医嘱按时服用药物,告知患者正确的滴鼻和擤鼻的方法。出院后,定期随访,掌握正确的观察颅高压的方法,如严重头痛、高热、呕吐、颈项强直、应引起高度重视,立即就近就诊。

(谢常宁)

第五章
测试题

第六章

咽科患者的护理

第一节 急性咽炎患者的护理

【概述】

急性咽炎是咽黏膜、黏膜下组织及其淋巴组织的急性炎症。可单独发生，也可继发于急性鼻炎或急性扁桃体炎。常见于秋冬及冬春之交。

【病因】

1. 病毒感染 多由柯萨奇病毒、腺病毒、副流感病毒引起，其次为鼻病毒及流感病毒，一般通过飞沫和密切接触而传染。

2. 细菌感染 以链球菌、葡萄球菌及肺炎球菌多见。其中 A 组乙型链球菌感染者症状最为严重，若细菌或毒素进入血液，有可能发生远处器官化脓性病变，称急性脓毒性咽炎。

3. 环境因素 如烟酒、刺激性气体、粉尘、烟雾等。

4. 某些急性传染病的前驱症状 幼儿急性传染病的早期常有急性咽炎的症状，如麻疹、猩红热、流感等。

5. 其他常见诱因 全身免疫力下降，如疲劳、体质虚弱、受凉、既往有全身慢性疾病者，或有鼻部、咽部慢性炎性疾病者。

【临床表现】

一般起病较急，先有咽部干燥、灼热、粗糙感，继而出现明显咽痛，吞咽时尤重，咽侧索受累时疼痛可放射至耳部。全身症状一般较轻，但因年龄、免疫力以及病毒、细菌毒力不同而程度不一，可有发热、头痛、食欲减退和四肢酸痛等。若无并发症者，一般 1 周内可愈。

【辅助检查】

1. 间接鼻咽镜检查 口咽及鼻咽黏膜呈急性弥漫性充血、肿胀，咽后壁淋巴滤泡隆起,表面可见白色点状渗出物,腭垂及软腭水肿,严重时可见会厌水肿。下颌角淋巴结肿大并有压痛。

2. 血常规检查 伴有细菌感染者白细胞计数增加,中性粒细胞比例增高。

3. 咽部细菌培养 为明确致病菌,可进行咽部细菌培养。

【治疗原则】

1. 一般治疗 注意休息、多饮水、禁烟酒、进清淡饮食。

2. 对症治疗 无全身症状或症状较轻者,可局部应用具有清洁、杀菌作用的口腔含漱液,酌情选用草珊瑚薄荷喉片、溶菌酶含片等中成药含服。气道局部抗炎药物(如吸入用布地奈德混悬液)雾化吸入治疗急性咽炎目前仍为临床经验性使用,伴较多黏痰的患者可联合雾化 N- 乙酰半胱氨酸,症状缓解后停药,疗程一般不超过 7 天。此外,还可用 1%~3% 碘甘油、2% 硝酸银涂抹咽后壁肿胀的淋巴滤泡,以达到消炎的目的。头痛、发热可给予水杨酸制剂解热镇痛。感染较重,全身症状较明显者给予足量、敏感的抗生素,考虑病毒感染时加用抗病毒药。

【护理评估】

1. 健康史 了解患者发病前有无受凉、吸烟、喝酒及进食辛辣刺激性饮食、过度疲劳、上呼吸道感染等情况,有无物理化学因素的长期刺激,是否有与上呼吸道感染者接触史,有无咽部邻近组织器官的病灶及其他慢性疾病病史。

2. 身体状况 评估患者咽部症状,炎症侵及喉部,可有咳嗽和声嘶;评估患者是否有发热、头痛、食欲减退和四肢酸痛等全身症状。

3. 心理 - 社会状况 患者起病急,吞咽比进食时咽痛更明显,疼痛剧烈时可影响吞咽。因此,患者和家属可能会焦虑、恐惧,护士应注意评估患者和家属的心理和情绪状况。评估患者生活、工作及学习环境、生活习惯,患者可能对该病危害性认识不足,未及时就医或治疗不彻底,对此,护士要注意评估患者的认知程度、文化层次,使其对疾病能够有正确的理解和认识。

【常见护理诊断 / 问题】

1. 急性疼痛 与咽部急性炎症有关。

2. 体温过高 与病毒或细菌感染有关。

3. 焦虑 与担心疾病预后有关。

4. 知识缺乏:缺乏预防疾病传播和自我保健相关知识。

5. 潜在并发症:急性扁桃体周围脓肿、急性会厌炎、中耳炎、鼻窦炎等。

【护理措施】

1. 疼痛护理 向患者解释疼痛的原因及疾病过程,评估疼痛程度,根据疼痛评分及时予以对症处理,中重度疼痛可以酌情给予镇痛药。

2. 病情观察　观察患者有无耳闷耳痛、听力下降、鼻塞、流涕、头痛等症状,发现潜在并发症应及时处理;观察患者体温变化,体温升高时可给予物理或药物降温。

3. 饮食指导　嘱患者注意休息,多饮水,进清淡易消化饮食,避免进食辛辣刺激性食物,并注意补充维生素。

4. 口腔护理　保持口腔清洁,早晚刷牙,进食和雾化吸入后均及时漱口。

5. 用药护理　遵医嘱给予抗生素、抗病毒药、解热镇痛类药物等,观察药物疗效及可能出现的副作用。告知患者抗生素使用要足量、足疗程,避免不必要的联合用药,不宜过早停药。

6. 健康教育

(1)使用含漱液漱口时,指导患者正确的仰头含漱方法,即含漱时头后仰、张口发"啊"音,使含漱液能清洁咽后壁,但注意不要将药液吞入。

(2)鼓励患者积极锻炼身体,增强体质。注意生活规律,禁烟酒,避免进食辛辣刺激性食物。

(3)保持空气新鲜与流通,适时开窗通风。避免咽喉部受刺激,远离有害环境。

(4)在疾病高发季节注意个体防护,在发病期间,注意佩戴口罩,勤洗手,防止传播他人。

第二节　慢性咽炎患者的护理

【概述】

慢性咽炎为咽部黏膜、黏膜下及淋巴组织的慢性炎症,常为上呼吸道慢性炎症的一部分,各年龄段均可患病,无明显地域性,是临床常见病、多发病。病程长,症状顽固,较难彻底治愈。根据病理特征可分为慢性单纯性咽炎、慢性肥厚性咽炎、萎缩性与干燥性咽炎三种类型。

【病因】

1. 全身因素　如贫血、下呼吸道慢性炎症、消化不良、肝肾疾病、心血管疾病、风湿病等,均可导致本病,尤其是慢性肥厚性咽炎。自主神经失调、内分泌紊乱、免疫功能紊乱、维生素缺乏等均与本病发生有关。

2. 局部因素

(1)急性咽炎反复发作:此为主要原因。

(2)邻近组织慢性炎症:各种鼻病及呼吸道炎症、牙周炎、慢性扁桃体炎、用嗓过度及炎性分泌物反复刺激、长期张口呼吸的影响。

（3）各种刺激：过度抽烟、喝酒、有害气体、粉尘、辛辣刺激性食物及胃食管反流等长期刺激咽部。

【临床表现】

1. 一般无明显全身症状。

2. 局部症状　咽部有痒感、异物感、微痛感、灼热感或干燥感。常有黏稠分泌物附着于咽后壁，使患者晨起时出现频繁的刺激性咳嗽，伴恶心。无痰或仅有颗粒状藕粉样分泌物咳出，萎缩性咽炎患者可咳出带臭味的痂皮。

【辅助检查】

间接鼻咽镜检查可示：

1. 慢性单纯性咽炎患者咽后壁有散在的淋巴滤泡，常有少量黏稠分泌物在黏膜表面。咽部黏膜可见弥漫性充血，血管扩张，呈暗红色。

2. 慢性肥厚性咽炎患者咽后壁淋巴滤泡增生，多个散在突起或融合成块，咽侧索充血肥厚，可见咽部黏膜充血增厚。

3. 萎缩性咽炎与干燥性咽炎患者可见咽部黏膜干燥，萎缩变薄，色苍白发亮，常附有黏稠分泌物或带有臭味的黄褐色痂皮。

【治疗原则】

1. 病因治疗　努力寻找并去除其病因和诱因，如戒断烟酒等不良嗜好；坚持户外活动，保持室内空气清新；积极治疗急性扁桃体炎、牙周炎、咽炎等呼吸道慢性炎症及其他全身性疾病。

2. 局部治疗

（1）慢性单纯性咽炎

1）漱口液含漱法：常用呋喃西林溶液、复方硼砂溶液等。

2）含服法：服用银黄含片、薄荷喉片及金嗓清音丸和六神丸等。

3）喷入法：冰硼散、双料喉风散等直接喷于咽喉部。

（2）慢性肥厚性咽炎：除上述治疗外，还可用 10% 的硝酸银涂擦于咽黏膜以收敛消炎。也可用激光、低温等离子烧灼淋巴滤泡、微波、冷冻等治疗，以减轻咽部不适，但治疗范围不宜过广、过深，以免形成过多瘢痕，甚至造成萎缩性咽炎。

（3）萎缩性及干燥性咽炎：常服维生素 A、维生素 B_2、维生素 C、维生素 E，促使黏膜上皮生长；涂用小剂量 2% 碘甘油，可促进腺体分泌，改善局部血液循环。局部清洗、雾化治疗及对症处理，均可减轻症状。

3. 中医中药　慢性咽炎系脏腑阴虚，虚火上扰，宜滋阴清热，可用增液汤加减。中成药含片也常在临床应用。

【护理评估】

1. 健康史询问患者发病前是否有急性咽炎反复发作、鼻病、牙病、上呼吸道及全身慢性疾病等。了解有无导致本病复发加重的诱因,如受凉、用嗓过度、疲劳、不良饮食习惯等。了解患者职业状况、生活工作环境及有无烟酒嗜好。评估患者病程长短,有无治疗经历及治疗效果等。

2. 身体状况　咽部异物感、干燥感、灼热感、痒感及刺激感,患者经常有清嗓、晨起咳嗽频繁伴恶心等咽反射亢进症状,可无痰或仅有颗粒状藕粉样物咳出。疲劳、受凉、用嗓过度时加重。

3. 心理 - 社会状况　患者因咽部不适、异物感久治不愈而焦虑、烦躁,甚至产生恐惧心理,常表现为失眠、多疑、求医心切并到处诊治。护士应评估患者年龄、性别、职业、文化层次、饮食习惯、工作和生活环境及心理状况,对疾病的认知程度等情况。

【常见护理诊断 / 问题】

1. 焦虑　与疾病迁延不愈有关。

2. 舒适度减弱:咽痛、咽干、咽痒　与咽部炎症有关。

3. 知识缺乏:缺乏慢性咽炎防治和自我保健知识。

【护理措施】

1. 用药指导　告知患者含漱液应采取仰头含漱法,使药液与咽部黏膜充分接触;含服药物宜少量多次含服,使药物在咽喉部停留时间延长;局部涂药后坚持 5 分钟不吞咽口水,并嘱其 30 分钟内不进食或饮水,以保持药物在局部的浓度,确保疗效;雾化吸入疗法时指导患者正确的吸入方法,过程中注意观察患者呼吸情况,如出现反射性咳嗽,暂停吸入。

2. 饮食指导　养成良好饮食习惯,以清淡、易消化食物为主,多饮水,多食蔬菜水果,避免进食辛辣刺激性食物及烟酒。早晚刷牙及餐后漱口,保持口腔清洁。有胃食管反流的患者,晚饭不宜吃得过饱,睡觉时垫高枕头,避免胃食管反流时胃酸刺激咽部。

3. 积极治疗全身及邻近组织的慢性疾病,消除发病诱因。

4. 心理护理　耐心向患者介绍疾病的发生、发展及转归,减轻焦虑心理,使其树立信心,坚持治疗,促进疾病康复。

5. 健康教育

(1)锻炼身体,增强体质,提高机体抵抗力,预防上呼吸道感染。

(2)保持室内合适的温、湿度,经常开窗通风,保持空气清新。

(3)流行感冒期间尽量避免出入人多的公众场所,必要时佩戴口罩,预防感冒。

(4)生活和作息要有规律,劳逸结合,避免长时间用嗓。

(5)饮食宜清淡、易消化,戒烟酒及辛辣刺激性食物,避免暴饮暴食或睡前进食过饱,以免胃食管反流。

第三节 急性扁桃体炎患者的护理

【概述】

急性扁桃体炎为腭扁桃体的急性非特异性炎症,常伴有不同程度的咽黏膜和淋巴组织炎症,是一种常见的咽部疾病,多继发于上呼吸道感染。一般在季节交替、气温变化时容易发病,儿童及青少年多见。中医称急性扁桃体炎为"喉蛾风""烂乳蛾"。临床上常将急性扁桃体炎分为急性卡他性扁桃体炎和急性化脓性扁桃体炎两大类,而化脓性扁桃体炎又包括急性滤泡性扁桃体炎和急性隐窝性扁桃体炎。

【病因】

1. 细菌感染 主要致病菌为乙型溶血性链球菌,非溶血性链球菌、肺炎链球菌、葡萄球菌、流感嗜血杆菌也可导致本病。近年来厌氧菌、革兰氏阴性杆菌感染有上升趋势。

2. 病毒感染 以腺病毒、鼻病毒、单纯性疱疹病毒等常见。可与细菌混合感染。

3. 常见诱发因素 受凉、过度劳累、潮湿、烟酒、辛辣饮食过度、有害气体刺激、上呼吸道炎症、鼻窦炎等均可成为诱因。

4. 传播途径 可通过飞沫、食物或直接接触传染,通常呈散发性,偶有区域性,多见于部队、工厂、学校中的集体生活者。

【临床表现】

1. 症状 各种类型扁桃体炎的症状相似,急性卡他性扁桃体炎的全身症状及局部症状均较轻。

(1)全身症状:多见于急性化脓性扁桃体炎。起病急,可有畏寒、高热、头痛、食欲下降、乏力、全身不适、便秘等。小儿可因高热而引起抽搐、呕吐及昏睡。

(2)局部症状:剧烈咽痛,常放射至耳部,引起牵涉痛,可伴有吞咽困难。葡萄球菌感染者,扁桃体肿大较显著,幼儿还可引起呼吸困难。

2. 体征 患者呈急性病容。局部检查可见咽黏膜弥漫性充血,以腭扁桃体及双侧腭弓最明显,腭扁桃体肿大。双侧下颌角淋巴结肿大,有压痛感。

(1)急性卡他性扁桃体炎:炎症仅局限于黏膜表面,可见扁桃体表面黏膜充血,隐窝内及扁桃体实质无明显炎症改变。

(2)急性滤泡性扁桃体炎:炎症侵及扁桃体实质内的淋巴滤泡,引起充血、肿胀甚至化脓。隐窝口之间的黏膜呈现黄白色斑点。

（3）急性隐窝性扁桃体炎：扁桃体充血、肿胀。隐窝内充塞由脱落上皮、脓细胞、细菌、纤维蛋白等组成的渗出物，并自窝口排出，可连成一片，形似假膜，容易拭去。

【辅助检查】

1. 血常规　细菌感染时白细胞、中性粒细胞升高，病毒感染时淋巴细胞升高。

2. 细菌培养和药敏试验　有助于查明病原微生物和选用抗生素。

3. 尿常规　一般正常，偶有蛋白尿、血尿。

【治疗原则】

1. 抗生素应用　为主要治疗方法。首选青霉素类药物，应根据病情轻重决定给药途径。若治疗 2~3 天后病情未见好转，高热不退，应分析原因，可根据药敏试验改用其他种类的抗生素，或酌情使用糖皮质激素。

2. 对症治疗　咽痛剧烈或高热时，可口服解热镇痛药。

3. 局部治疗　常用复方氯乙定含漱液、复方硼砂溶液或 1 : 5 000 呋喃西林溶液漱口。

4. 中医中药　中医理论认为本病系内有痰热，肺胃不清，外感风火，应疏风清热，消肿解毒。常用银翘柑橘汤或用清咽防腐汤。

5. 手术治疗　并发扁桃体周围脓肿时，可穿刺抽脓减压或者行切开引流术。对频繁发作者，在下列情况下，临床医生可以建议行扁桃体切除术治疗：过去一年至少发作 7 次，或者过去的 2 年，每年发作都在 5 次及以上，或者连续 3 年都发作，每年发作至少 3 次。每次咽痛发作至少伴随一种下列症状：体温 >38.3℃，或者颈部淋巴结肿大，或者扁桃体渗出物，或者检测出 A 组 β 溶血性链球菌。

【护理评估】

1. 健康史　了解患者的工作和生活环境及既往病史。是否有受凉、潮湿、劳累及过度烟酒等诱发因素存在。有无和本病患者接触史和集体暴发史，有无急性鼻炎、牙周炎、急慢性咽炎等上呼吸道急慢性炎症病史。评估患者咽痛的程度、时间及是否有高热、头痛等全身症状。

2. 身体状况　评估患者的全身症状、咽痛程度、是否有牵涉痛、是否吞咽困难。幼儿是否有呼吸困难、高热、抽搐、呕吐及昏睡。专科检查评估扁桃体肿大的程度、是否有周围脓肿、邻近组织是否有炎症波及。

3. 心理 - 社会状况　急性扁桃体炎起病急骤，症状明显，容易引起重视，大部分能得到及时治疗。护士应注意评估患者的年龄、文化层次、职业对疾病认知程度，以及工作和居住环境。

【常见护理诊断/问题】

1. 急性疼痛　与扁桃体感染引起的急性炎症反应有关。
2. 体温过高　与病毒或细菌感染引起的炎症有关。
3. 潜在并发症：扁桃体周围脓肿、鼻窦炎、败血症、心肌炎等。
4. 知识缺乏：缺乏急性扁桃体炎相关预防及保健知识。

【护理措施】

1. 疼痛护理　对患者进行疼痛评估，根据疼痛评分结果及时予以阶梯式疼痛管理，必要时遵医嘱给予止痛药。

2. 病情观察　观察患者体温变化，体温过高者，给予物理降温，必要时遵医嘱给予退热药；观察患者是否有一侧咽痛加剧、语言含糊、张口受限、一侧软腭及腭舌弓红肿膨隆、腭垂偏向对侧等扁桃体脓肿表现；观察患者有无耳鸣、耳闭塞感、鼻塞、流涕等，有助于及时发现和处理中耳炎、鼻窦炎等并发症。

3. 用药护理　遵医嘱及时、准确用药，观察药物疗效。使用青霉素类抗生素时，要详细询问过敏史；使用头孢类药物时，询问一周内有无饮酒史，并告知患者两周内不能饮酒。

4. 生活护理　本病有传染性，保持室内空气流通，防止飞沫或接触传播。给予营养丰富、高蛋白、易消化饮食，禁烟酒、辛辣刺激性食物。保持口腔清洁，嘱患者进食后漱口，早晚刷牙，每天遵医嘱用漱口液含漱 3~5 次。

5. 健康教育

(1)嘱患者发病期间适当隔离，做好防护措施，佩戴口罩，勤洗手，防止传播他人。

(2)加强身体锻炼，提高机体抵抗力。保持睡眠充足，劳逸结合，根据气候变化及时增减衣物，防止受凉及劳累过度。

(3)宜进食清淡营养饮食，少食辛辣刺激性食物，戒除烟酒。注意口腔卫生。

第四节　慢性扁桃体炎患者的护理

【概述】

慢性扁桃体炎是扁桃体的持续性感染性炎症，多由急性扁桃体炎反复发作或因腭扁桃体隐窝引流不畅，隐窝内细菌、病毒滋生感染而演变为慢性炎症，是临床上常见疾病之一，多发生于大龄儿童及青年。

【病因】

本病发病机制尚不明确，可能和以下因素有关：

1. 链球菌和葡萄球菌为主要致病菌。

2. 反复发作的急性扁桃体炎使扁桃体隐窝上皮坏死,细菌和炎性渗出物聚集其中,扁桃体隐窝引流不畅,从而导致本病发生。

3. 邻近器官的慢性传染(鼻腔及鼻窦的慢性炎症)可伴发本病。

4. 继发于某些急性传染病(猩红热、流感、麻疹等)之后。

5. 在身体受凉受湿、内分泌紊乱、自主神经系统失调、全身衰弱、生活及劳动环境不良的情况下,发炎的扁桃体容易形成病灶,发生变态反应,产生各种并发症,如风湿性关节炎、风湿热、心肌炎、肾炎、长期低热等,因此常被视为全身其他部位感染的"病灶"之一,称为"病灶扁桃体"。

【临床表现】

1. 症状　少数患者平时自觉症状少或无,多数患者有以下一项或多项:

(1)急性扁桃体炎反复发作史:每年少则 1 次,多则 10 余次,间歇期咽部可有发干、发痒、异物感、刺激性咳嗽等轻微症状。

(2)口臭:扁桃体隐窝内潴留干酪样腐败物或大量厌氧菌感染,常出现口臭。

(3)呼吸、吞咽或言语共鸣障碍:小儿扁桃体过度肥大时,可出现睡眠时打鼾、呼吸不畅、吞咽或言语功能障碍。

(4)全身中毒症状:当隐窝内脓栓被咽下时,可刺激胃肠道,或隐窝内细菌、毒素等被机体吸收,可出现全身反应,如消化不良、低热、头痛、乏力等。

2. 体征

(1)扁桃体肿大可分为 4 度

1)Ⅰ度:双侧扁桃体占据口咽部横径 <25%。

2)Ⅱ度:双侧扁桃体占据口咽部横径 25%~50%。

3)Ⅲ度:双侧扁桃体占据口咽部横径 51%~75%。

4)Ⅳ度:双侧扁桃体占据口咽部横径 >75%。

(2)舌腭弓与咽腭弓呈带状充血,边缘水肿、肥厚、粘连等变化。触诊常有下颌角淋巴结肿大。

1)增生型:多见于儿童,由于反复炎症刺激,扁桃体淋巴组织和结缔组织增生,淋巴滤泡增多,腺体肥大,突出腭弓之外,隐窝口宽大,可见脓点或者有分泌物堆积。

2)纤维型:多见于成人,淋巴组织和滤泡变性萎缩,间质内纤维瘢痕组织增生,扁桃体多缩小,质硬,表面可见瘢痕,凹凸不平,常与周围组织粘连,隐窝口阻塞,"病灶"扁桃体多为此型。

3)隐窝型:扁桃体隐窝内有大量细菌、脱落的上皮细胞、淋巴细胞和白细胞形成的脓栓,或者隐窝口因炎症瘢痕粘连,内容物不能排出,形成感染灶,并使隐窝明显扩大。

【辅助检查】

1. 实验室检查　常可发现白细胞增加,并发肾炎或风湿病时,血沉加快。

2. 心电图检查　病灶型扁桃体炎可引起心肌炎,心电图会出现心肌缺血、逆钟向转位、窦性心律不齐等异常表现。

3. 细胞学检查　扁桃体隐窝涂片检查,可见大量浆细胞、吞噬细胞、白细胞等。

4. 免疫血清学检查　测定抗链球菌溶血素"O"效价,可判断慢性扁桃体炎感染情况及对全身影响的程度。

5. 尿液检查　并发肾炎时尿蛋白、肌酐、尿素氮检查出现异常,应警惕并发症的发生。

【治疗原则】

1. 非手术治疗

(1)一般治疗:鼓励锻炼身体,保证营养,生活起居规律,不过度疲劳,增强体质。

(2)适当应用抗生素。

(3)免疫疗法或抗变应性治疗:包括使用有脱敏作用的细菌制品及各种增强免疫力的药物,如注射胎盘球蛋白、转移因子等。

(4)中医药疗法:根据中医辨证施治原则,可服用中药或中成药,如牛黄解毒片、冬凌草、银黄含片等。

(5)局部药物治疗、隐窝灌洗等均已应用,亦有使用冷冻及激光疗法,但疗效尚不确定。

2. 手术治疗　扁桃体作为一个免疫器官,有其重要的生理功能,需严格掌握手术切除指征,有反复急性发作、产生全身并发症并排除手术禁忌者考虑手术切除病灶。详细适应证和禁忌证见本章第七节"腺样体肥大患者的护理"。

【护理评估】

1. 健康史　评估患者发病前有无反复咽痛、易感冒、急性扁桃体炎及相关并发症(如肾炎、风湿热、心脏病等)发作史;了解有无劳累、受凉、工作环境不良、内分泌及自主神经功能异常等诱因。

2. 身体状况　评估患者是否有咽干、咽痒、咽部异物感、刺激性咳嗽、口臭等局部症状;是否有消化不良、头痛、乏力、低热等全身症状;如果为患儿,需评估其是否有呼吸不畅、睡时打鼾,吞咽或言语共鸣的障碍。

3. 心理 - 社会状况　慢性扁桃体炎平时症状不明显,患者多不予重视。当疾病反复发作,出现并发症或需要手术时,患者常出现紧张和恐惧心理。因此,护士应评估患者及家属对疾病的认知程度及情绪状况。了解患者的年龄、饮食习惯,生活和工作环境,有无理化因素的长期刺激等。

【常见护理诊断/问题】

1. 疼痛　与慢性扁桃体炎反复急性发作或手术伤口有关。

2. 焦虑　与急性扁桃体炎反复发作、并发症或害怕手术有关。

3. 知识缺乏:缺乏相关治疗和自我保健知识。

4. 潜在并发症:窒息、术后感染、伤口出血等。

【护理措施】

一般护理措施同急性扁桃体炎,本节重点陈述手术治疗患者的护理。

1. 术前护理

(1)一般护理:协助做好个人卫生,早晚刷牙、在餐后使用漱口液漱口,进食清淡、易消化食物,忌烟酒。

(2)积极完善术前检查及术前准备,全麻患者按全麻手术患者常规禁食、禁饮。

(3)心理护理:向患者及家属解释睡眠打鼾、吞咽或言语共鸣障碍等症状为扁桃体过度肥大引起,解释疾病的发生发展及预后。讲解手术过程、术中配合要求、术后可能出现的症状及注意事项。

2. 术后护理

(1)疼痛护理:耐心倾听患者主诉,告知患者扁桃体切除术后的疼痛可持续 7~14 天,保持水分可以减少疼痛。鼓励患者咀嚼和进食,包括冰棒、布丁、酸奶或冰激凌。进行疼痛动态评估,轻度疼痛可采用听音乐、看电视等方法转移注意力或颈部冰敷、穴位按摩等非药物方法镇痛;中重度疼痛遵医嘱可使用镇痛药物,推荐使用布洛芬、对乙酰氨基酚或两者同时用于术后的疼痛控制,对 12 岁以下儿童强烈建议不要使用可待因或任何含有可待因的药物。

(2)潜在并发症的护理

1)防止窒息:了解麻醉和手术方式、术中情况、切口情况。注意观察呼吸情况,及时排出分泌物,必要时经鼻或口吸出,保持呼吸道通畅。给予氧气吸入并严密监测体温、脉搏、呼吸、血压、血氧饱和度,适当加护栏,防坠床。

2)防止出血:术后体位,全麻未清醒者取侧俯卧位,头偏向一侧。局麻或全麻清醒回病房后取半卧位或自由体位。术后注意休息,轻咳嗽,轻轻将口腔分泌物吐出,观察伤口有无活动性出血或渗血,有无频繁吞咽动作,严密观察患者的面色、生命体征及分泌物的颜色、性状和量。

扁桃体术后出血分为原发性出血和继发性出血,发生在术后 24 小时内的出血为原发性出血,多为手术止血不彻底、腺体切除遗有残体或肾上腺素的副作用所致,其次为过度咽部活动,比如频繁咳嗽或吞咽等。术后 6~12 小时创面会出现一层白膜,属正常反应,对创面有保护作用,术后 5~6 天,白膜开始脱落,容易由于进食等原因不慎擦伤创面而出血,此类出血为继发性出血,因此术后要每日观察白膜形成和脱落情况。

一旦发生出血,应首先查明出血原因,少量渗血,可嘱患者含冰水,并予颈部两侧大血管冰敷;若无效,可予纱布球加压至少 10~15 分钟,或用合适的止血材料贴附于出血处,再用带线纱布球压迫止血;在病房止血无效,失血量较大的患者,要密切观察患者生命体征,防止窒息和失血性休克,并立即联系手术室进行缝扎止血或者电凝止血。

3)防止感染:指导患者进食后漱口,漱口时冲洗力度不可过大,以免损伤创面,可用漱口液含漱,注意正确含漱方法,使漱口液和创面充分接触,每天早晚用小头软毛牙刷刷牙,保持口腔清洁;观察体温变化,手术后 3 天体温升高或一直持续 38.5℃以上,及时与医生沟通,必要时遵医嘱使用抗生素,保证营养与睡眠,提高机体抵抗力。

(3)饮食护理:局麻术后经吞咽功能评估,无呛咳即可尽早进食,全麻清醒后可先饮清水,无呛咳恶心等不适逐渐过渡到冷流质饮食,次日改半流质饮食,3 天后可进软食,2 周内忌辛辣、粗糙、过热、刺激性食物,少量多餐,进食后尽量多喝水或漱口,忌烟酒。

3. 健康教育

(1)注意休息和适当锻炼,劳逸结合,生活规律,增强体质和机体抵抗力。防止与有害气体接触,预防感冒。

(2)注意饮食,2 周内忌辛辣、粗糙,过热、刺激性食物,少量多餐,进食后尽量多喝水,忌烟酒。

(3)进食前后漱口,以保持口腔清洁,用小头软毛牙刷刷牙。告知患者创面形成白膜的原因、作用及脱落时间,切勿触动或人为去除,以免造成伤口出血、感染,并告知患者如有白膜从口中脱出属正常现象,不必惊慌。若痰中带有少许血丝可以口含冰水或颈部冰敷止血;若出现发热、咽痛加剧、口吐鲜血等症状要及时就诊。

第五节　扁桃体周脓肿患者的护理

【概述】

扁桃体周脓肿是指发生在扁桃体周围间隙内的化脓性炎症。初起为蜂窝织炎(称为扁桃体周围炎),继之形成脓肿。炎症可扩散至咽旁间隙,发生咽旁脓肿,可向下蔓延,发生喉炎及喉水肿。多见于青壮年,儿童和老年少见,多单侧发病。发病季节多在夏秋季。

【病因】

常见致病菌为金黄色葡萄球菌、乙型溶血性链球菌、甲型草绿色链球菌和厌氧菌等。常继发于急性扁桃体炎,尤其是慢性扁桃体炎反复急性发作者。由于扁桃体隐窝引流不畅,特别是上隐窝炎症使上隐窝口阻塞导致引流不畅,细菌或炎性产物破坏上皮组织,向隐窝深部侵犯,穿透扁桃体被膜进入周围间隙所致。另外,邻近组织感染,如牙周炎、局部外伤、异物感染等均可能引起扁桃体周围脓肿。

【临床表现】

1. 症状

(1)发热:急性扁桃体炎发病 3~4 日后仍持续发热,或急性扁桃体炎病情好转后体温又上升,严重者寒战高热,出现明显全身中毒症状。

(2)咽痛:一侧咽痛加剧,吞咽时明显,并向同侧耳根和牙齿放射。

(3)吞咽困难:因咽痛剧烈及软腭肿胀,患者有吞咽困难,言语似口含物,唾液在口内积存并沿口角外溢,饮水常向鼻腔反流,若炎症波及翼内肌时可出现张口困难。

(4)口臭:患者因为咽痛,不愿意说话,唾液在口内残留,很容易引起细菌感染伴厌氧菌感染,引起口臭。

2. 体征　患者呈急性病容,表情痛苦。

(1)颈部活动受限:因患者颈部发生痛性肌紧张,呈假性僵直,运动受限,头偏向患侧稍向前倾且张口困难。

(2)扁桃体变化:前上型者,患侧腭舌弓及软腭红肿突出,腭垂水肿,偏向对侧,腭舌弓上方隆起,扁桃体被遮盖且被推向内下方。后上型者,咽腭弓红肿呈圆柱状,扁桃体被推向前下方。后下型极少见,可并发咽、喉水肿及颈动脉鞘炎,以扁桃体下极与舌根部之间肿胀为著,而软腭及腭垂充血肿胀不明显。

(3)触诊可发现同侧下颌角淋巴结肿大。

【辅助检查】

1. 实验室检查　白细胞及中性粒细胞数升高。

2. B超检查　有助于鉴别扁桃体周炎和扁桃体周脓肿,且能对脓肿定位,准确的引导穿刺和引流,还能作为治疗后病情的监测。

3. 穿刺检查　扁桃体周围隆起处穿刺抽脓可明确诊断。

4. CT 检查　可清晰显示脓肿的存在,并显示脓肿的数量及其与周围组织的关系,比超声检查更为准确。

5. 细菌学检查　将抽出脓液做细菌培养和药物敏感试验,以指导临床用药。

【治疗原则】

1. 脓肿形成前,按急性扁桃体炎处理,给予足量敏感抗生素控制炎症,并给予解热镇痛等对症处理。如局部水肿严重,在抗感染的基础上适当加用糖皮质激素。同时注意休息,保持口腔卫生。

2. 脓肿形成后,必须要局部穿刺抽脓或切开排脓,具体见表 6-1。

表 6-1　扁桃体脓肿两种排脓方式的比较

	穿刺抽脓	切开排脓
麻醉方式	表面麻醉	局麻或全麻
手术部位	脓肿最隆起处	脓肿最隆起处或最软化处
手术方法	1%~2% 丁卡因表面麻醉后,用 16~28 号粗针头于脓肿最隆起处穿刺。抽尽脓液,同时可用抗生素进行灌洗	对前上型者,在脓肿最隆起或最软化处切开;也可按常规定位从腭垂根部做一假想水平线,从腭舌弓游离缘下端作一假想垂直线,二线交点稍外即为切口处。对后上型者,则在腭咽弓处切开排脓
优点	简单易行,痛苦小,对组织损伤轻,易于被患者接受	排脓畅,治愈率高,不易复发
缺点	治愈率低,且易复发	有一定痛苦,组织损伤重

【护理评估】

1. **健康史**　评估患者发病前是否有急性扁桃体炎或慢性扁桃体炎急性发作病史。了解是否有咽部异物及外伤史,有无糖尿病等影响机体免疫力的疾病。

2. **身体状况**　评估患者咽痛的程度;有无口臭、言语含糊不清、吞咽困难、鼻腔反流等;有无全身乏力、食欲减退、肌酸痛、便秘等全身症状。

3. **心理 - 社会状况**　患者常因咽痛、吞咽困难及需行脓肿切开而感到紧张、恐惧。护士应评估患者及家属的心理、情绪状况、年龄、职业、生活习惯、工作环境、对疾病的认知程度及文化层次等。

【常见护理诊断／问题】

1. **有误吸的危险**　与脓肿破溃,大量脓液呛入呼吸道有关。

2. **急性疼痛**　与扁桃体周围脓肿压迫及炎症刺激有关。

3. **体温过高**　与炎症反应及炎症引起的败血症或脓毒败血症有关。

4. **吞咽障碍**　与肿大的扁桃体影响进食有关。

5. **焦虑**　与疼痛、吞咽困难和对手术治疗担心等有关。

6. 知识缺乏：缺乏疾病护理知识。

7. 潜在并发症：咽旁脓肿、喉炎、喉水肿等。

【护理措施】

1. 密切观察患者有无呼吸困难、缺氧以及有无出血征象，备好抢救物品，当脓肿破裂时，应尽快用吸引器吸出。观察患者有无咽旁及颈侧剧烈疼痛、张口困难、吞咽困难、言语不清、声嘶、喉痛、喉部分泌物增多、发热、畏寒等症状。

2. 必要时采取头低足高位，以利于脓液的排出。用压舌板检查时动作应轻柔，防止脓肿破裂。熟睡中脓肿有可能溃破，建议患者尽量采取侧卧位，晚夜间加强巡视。

3. 向患者说明切开排脓的目的和方法以取得配合。备好吸引器、氧气等抢救物品，防止大量脓液涌出导致误吸。

4. 遵医嘱给予有效抗生素及适量的糖皮质激素控制炎症，观察药物疗效及可能出现的副作用。糖尿病患者注意控制血糖。

5. 向患者解释疼痛的原因及疾病过程，及时评估疼痛程度。尽量分散患者注意力以缓解疼痛。疼痛较重者可行局部封闭消炎止痛，也可颈部冷敷、针刺或穴位按摩，必要时遵医嘱应用镇痛剂。

6. 注意休息，多饮水，进清淡流质或半流质饮食，并注意补充维生素。注意口腔卫生，进食后漱口。

7. 观察患者体温变化，体温过高时可给予药物或物理降温。

8. 做好心理护理，注意倾听患者主诉，解释疼痛、吞咽障碍的原因和治疗措施，以缓解患者的紧张、焦虑情绪。

9. 健康教育

(1) 提倡健康生活方式，加强锻炼，提高机体免疫力，防止上呼吸道感染。

(2) 多吃新鲜蔬菜水果，避免进食辛辣刺激性食物。

(3) 积极治疗原发病，减少发病诱因，防止并发症，糖尿病患者注意控制血糖。

第六节　扁桃体恶性肿瘤患者的护理

【概述】

扁桃体恶性肿瘤为口咽部常见恶性肿瘤，在上呼吸道恶性肿瘤发病率中仅次于喉癌，男女之比为 2.5∶1，多见于 40 岁以上的中年人。扁桃体恶性肿瘤主要分癌和肉瘤，癌占 70%，肉瘤占 26%，还有恶性黑色素瘤等罕见的肿瘤。

【病因】

1. 烟酒过度　长期大量吸烟,嗜酒,可使咽部黏膜上皮水肿、充血、增生和鳞状上皮化生,致扁桃体癌发生的危险性增高。

2. 癌前期病变　过度角化症、白斑病、长期炎症刺激等能使黏膜上皮变性,成为扁桃体癌的前期病变。

【临床表现】

1. 早期症状　为咽部不适、异物感,一侧咽痛,吞咽时较明显,多未引起重视。

2. 晚期症状　咽痛加剧,引起同侧反射性耳痛,出现讲话含糊不清,吞咽和呼吸困难等。侵犯鼻咽部致咽鼓管功能减退,出现耳鸣、听力减退等症状。晚期明显消瘦,出现恶病质。

3. 体征　检查可见单侧扁桃体增大,似球形,表面光滑,质硬;或呈结节状之光滑隆起;或中心溃烂、坏死,边缘呈肉芽状,触之易出血;若癌肿向周围浸润,检查时还可见咽后侧壁或软腭隆起。患侧或双侧下颌角处或颈上深淋巴结肿大,质硬,活动差,或与周围组织粘连固定。扁桃体恶性肿瘤的颈淋巴结转移发生率为 72%,初诊时颈部有肿块者占 20%。以颈部肿块为首发症状者占 31.6%。转移部位大多在颈上深部,颈总动脉的分叉处,少数位于颌下、颏下及锁骨上窝部。远处转移多向肺、肝、骨等处。

【辅助检查】

1. 影像学检查　CT 和 MRI 检查有利于了解瘤体的实际大小和咽旁间隙侵入情况。

2. 病理组织活检　是确诊扁桃体恶性肿瘤的依据。

【治疗原则】

根据病变范围及病理类型采取不同的治疗措施。

1. 手术治疗　当肿瘤只局限于扁桃体时,可行扁桃体切除或扩大切除手术。放疗后病灶未完全消退或复发,无远处转移,全身状况好的患者,可行经口进路切除扁桃体及上咽侧壁浸润的肿瘤,常需要采用皮瓣修复。伴颈淋巴结转移者,做颈淋巴结清扫术。术后必要时再加施化学治疗或放射治疗。

2. 放射治疗　对放射线敏感的恶性淋巴瘤及未分化癌,尤其是网织细胞肉瘤、淋巴肉瘤、淋巴上皮瘤、低分化和未分化癌,或因病变范围较广、手术难以切除的高分化鳞癌,宜选用放射治疗联合化疗和免疫治疗。

3. 化学治疗　扁桃体恶性肿瘤常有早期的微小癌灶转移,辅助化疗有助于控制转移癌灶,减少复发率。可选用环磷酰胺＋长春新碱方案。

4. 化学治疗加放射治疗　肉瘤及肿瘤已侵及邻近组织或有淋巴结转移

者,应考虑诱导化疗加放疗的综合治疗。

【护理评估】

1. 健康史 了解患者发病前的健康状况,重点评估患者发病的危险因素,如有无长期大量吸烟、嗜酒,是否有长期炎症刺激、过度角化症、白斑病等。

2. 身体状况 了解患者早期是否有咽部不适、异物感,一侧咽痛,吞咽时较明显。观察患者有无咽痛加剧,引起同侧反射性耳痛,吞咽困难,讲话含糊不清,呼吸困难等。是否有耳鸣、听力减退等侵犯鼻咽部致咽鼓管功能减退的症状。患者有无出现明显消瘦等恶病质表现。体格检查可见单侧扁桃体增大,患侧或双侧下颌角处或颈上深淋巴结肿大,质硬,活动差,或与周围组织粘连固定。

3. 心理 - 社会状况 扁桃体恶性肿瘤早期常常未引起患者重视,晚期症状典型给患者造成极大的心理压力。当出现颈淋巴结肿大等典型症状时,疾病已达到晚期,患者往往感到痛苦和绝望。因此,应注意评估患者的年龄、性别、生活习惯、居住环境、文化层次、对疾病的认知程度、情绪状况、压力应对方式和家庭支持情况等。

【常见护理诊断 / 问题】

1. 恐惧 与被诊断为恶性肿瘤,担心预后不良有关。

2. 疼痛 与肿瘤侵犯扁桃体及邻近组织有关。

3. 营养失调:低于机体需要量 与疼痛、进食困难有关。

4. 知识缺乏:缺乏疾病预防、治疗、康复知识。

5. 潜在并发症:伤口渗血、伤口感染、颈动脉破裂、皮瓣坏死、下颌骨放射性坏死等。

【护理措施】

扁桃体切除术的护理措施参照此章第四节慢性扁桃体炎患者的护理措施。

1. 心理护理 鼓励患者说出恐惧的原因及心理感受,评估其心理状态,介绍成功病例,获得其社会团体的支持,帮助转移情感,分散恐惧。行各种检查和治疗前,详细说明目的和注意事项,耐心解释治疗的不良反应并给予安慰。

2. 疼痛护理 向患者解释疼痛的原因及疾病过程,评估疼痛程度,给予局部冷敷、针刺或穴位按摩,必要时遵医嘱应用止痛药,并注意观察药物的疗效及副作用。

3. 营养护理

(1)手术前对患者进行营养筛查,确定患者是否存在营养不良风险,若存在风险,及时干预。

（2）根据患者的病情、肿瘤的部位、术式、手术范围、基础疾病、治疗方案制订个性化营养支持方案。

（3）术后即经口进食的患者，则需每日制订清淡、高蛋白、高热量食谱，少量多餐进食。如果患者每日摄入热量不够，及早进行口服营养补充。

（4）术后进行管饲营养的患者，输注肠内营养制剂时应摇高床头 30°，或者根据患者意愿取半坐卧位，注意输注时的速度、温度及浓度，定时对鼻饲管进行冲管，防止营养管路堵塞，同时预防反流、腹胀、腹泻等并发症的发生；由管饲营养改成经口进食后，进行吞咽障碍评估，并制订个性化吞咽康复计划，训练患者的吞咽功能，保证营养供给。

4. 并发症的护理

（1）密切观察患者出血情况，嘱患者及时吐出口中分泌物及血块，可予以颈部冷敷，积极协助医生止血，记录出血次数和出血量。

（2）颈部的咽部术区置负压引流 48 小时。保持伤口敷料清洁干燥并及时更换，定时检查移植皮瓣的颜色、温度及成活情况。若皮瓣发生坏死，修复的创面出现瘘孔或裂隙，要加强口腔清洁，每日换药、清除创面上的棉絮状腐烂物，延长鼻饲时间，做细菌培养，根据药物敏感结果选用有效抗生素。

（3）观察有无疼痛、咽干、张口困难、食物反流至鼻腔、下颌骨放射性坏死、伤口感染、颈部瘘管、颈动脉破裂等。

（4）指导患者每日进行口腔护理，避免进食辛辣刺激性食物。口腔黏膜破溃者，指导采用杀菌、抑菌、促进组织修复的漱口液含漱。放疗区域皮肤不要用化学物品刺激，用温水清洗即可，不可搔抓。

5. 放疗过程中注意骨髓抑制、消化道反应、唾液腺萎缩、放射性肺炎、皮肤反应等并发症，定期复查血常规。

6. 化疗过程中注意有无静脉炎、消化道反应、口腔溃疡、骨髓抑制、肝肾功能损伤、神经系统毒性、免疫力降低、过敏反应、脱发、皮肤反应等并发症，定期复查血常规。

7. 健康教育

（1）扁桃体癌早期症状轻微，易被忽略，长期咽部不适，异物感，持续性轻微咽痛，经抗感染治疗无效而症状加重的患者，应警惕扁桃体癌的可能，必须做详细检查，以早期做出诊断，早期治疗。

（2）戒烟酒，避免长期大量进食生冷海鲜及腌制品、刺激性食物。进食高蛋白、高热量、高维生素饮食，改善营养状况。

（3）注意休息和适当锻炼，劳逸结合，生活规律，戒烟酒，增强抵抗力。

（4）定期复查，建议随访时间分别为 3 个月、半年、1 年。

第七节　腺样体肥大患者的护理

【概述】

腺样体肥大是腺样体因反复炎症刺激而发生病理性增生肥大并引起相应症状者。正常生理情况下,儿童 6~7 岁时腺样体发育为最大,10 岁以后逐渐萎缩,到成人则基本消失。本病常见于儿童,但部分成人亦可发生,常合并慢性扁桃体炎。

【病因】

与急性咽炎、扁桃体炎相同,可由细菌或病毒感染引起。鼻咽部的炎症及其邻近器官或组织的炎症反复刺激,使腺样体发生病理性增生,如急、慢性鼻咽炎,鼻炎,鼻窦炎等,且多与慢性扁桃体炎、扁桃体肥大同时存在。此外,儿童期的某些急性或慢性传染病,变态反应性疾病也可引起腺样体肥大。气候变化、环境卫生恶劣与居室通风不良,也可能是本病的诱因。

【临床表现】

1. 全身症状　全身发育和营养状况差,主要为慢性中毒及反射性神经症状,表现为反应迟钝、注意力不集中、夜惊、磨牙、遗尿等症状。长期呼吸道堵塞、肺换气不足,引起肺动脉高压,重者还可致右心衰竭。

2. 局部症状　腺样体肥大可引起耳、鼻、咽、喉等处症状。

(1)耳部症状:咽鼓管咽口堵塞,易引起分泌性中耳炎,导致听力减退和耳鸣,严重者可引起化脓性中耳炎。

(2)鼻部症状:常并发鼻炎、鼻窦炎,可有鼻塞、流涕等症状。说话时呈闭塞性鼻音,睡眠时张口呼吸、发出鼾声。严重者可引起阻塞性睡眠呼吸暂停低通气综合征。

(3)咽、喉及下呼吸道症状:由于咽部分泌物往下流,刺激呼吸道黏膜,易并发气管炎。可出现咽部不适、声音嘶哑、气喘、阵咳等症状。

(4)慢性上呼吸道阻塞综合征:常见于腺样体肥大合并扁桃体肥大患者。主要表现为鼾声过大、睡眠时张口呼吸和睡眠时憋气,可有晨起头痛、白天嗜睡、记忆力减退、注意力不集中、学习困难等。

3. 体征

(1)腺样体面容:由于长期张口呼吸,影响面部发育导致上颌骨狭长、硬腭高拱、牙列不齐、咬合不良、唇厚、上唇上翘、下唇悬挂、外眦下拉、鼻唇沟变浅变平、表情呆板愚钝等表现,可作为确定诊断的重要依据。

(2)前鼻镜下可见鼻甲肿大,鼻腔内有脓涕,有时可见鼻咽顶壁肿大腺样体。

(3) 口咽部检查可见咽部充血，多有扁桃体肥大或慢性炎症表现。

【辅助检查】

1. 口咽检查 硬腭高而窄，常伴有腭扁桃体肥大。

2. 前鼻镜检查 充分收缩鼻腔黏膜后进行检查，可能在鼻咽见到红色块状隆起。

3. 纤维鼻咽镜或电子鼻咽镜检查 是腺样体检查的主要方法。在鼻咽顶部和后壁可见表面有纵行裂隙的分叶状淋巴组织，像半个剥了皮的小橘子。检查腺样体大小，截取后鼻孔上下极完整图片，根据其对后鼻孔阻塞程度分为 4 度。Ⅰ度阻塞后鼻孔 ≤ 25%；Ⅱ度阻塞后鼻孔 26%~50%；Ⅲ度阻塞后鼻孔 51%~75%；Ⅳ度阻塞后鼻孔 76%~100%。大于 51% 为腺样体肥大。

4. 鼻咽 X 线侧位及鼻窦 CT 可见鼻咽顶软组织增生，能显示腺样体的位置、大小，可与肿瘤区别。

【治疗原则】

1. 非手术治疗

(1) 一般治疗：注意营养，加强锻炼，预防感冒，增强机体抵抗力，儿童时期，腺样体处于增生状态，若不引起明显的临床症状，则可观察。

(2) 病因治疗：积极治疗引起腺样体肥大的疾病，如急慢性鼻炎、鼻窦炎等。

(3) 药物治疗：鼻腔滴用 0.5% 麻黄碱以减轻鼻塞，每日 2~3 次，但不宜长期使用，连续使用不宜超过 7 天。适当给予抗感染药物，必要时可应用糖皮质激素。

(4) 中医治疗：根据中医辨证施治原则，可服用鼻渊舒口服液、辛芩冲剂、霍胆丸等中成药制剂。

2. 手术治疗 腺样体肥大且已引起中耳炎、鼾症等症状，应尽早行腺样体切除术，以控制症状，促进发育及营养改善。手术通常同肥大的扁桃体一并切除，如扁桃体非增生肥大可单独切除腺样体。

(1) 适应证：扁桃体、腺样体作为免疫器官，自有其生理功能，但当其影响小儿的呼吸及周围器官时应该考虑手术切除。扁桃体、腺样体手术适应证有以下几种：

1) 扁桃体过度肥大(伴或不伴腺样体肥大)导致阻塞性睡眠呼吸暂停综合征，或妨碍吞咽导致营养障碍及言语含糊不清。

2) 扁桃体、腺样体肥大影响颌面部发育，引起腺样体面容或造成牙列不齐。对于年龄 3 岁以上并有造成牙颌面骨性发育畸形或出现趋势的患儿，需要尽早干预。

3）反复发作的扁桃体炎,扁桃体过度肥大,妨碍吞咽、呼吸及发声功能。以发作频次为手术依据,近1年发作超过7次,近2年平均每年发作超过5次或近3年平均每年发作超过3次者,或者出现过扁桃体周围脓肿者。

4）病灶性扁桃体。

5）扁桃体、腺样体良恶性肿瘤。

6）保守治疗无效的白喉带菌者。

7）不明原因的低热,排除其他病变引起者。

8）复发性鼻窦炎,药物治疗无效,考虑与扁桃体、腺样体相关者。

9）耳部疾病:包括分泌性中耳炎,急性复发性中耳炎(6个月内3次感染或12个月内4次感染),咽鼓管功能障碍,拔管后复发需要重复置管。

10）扁桃体部分切除的适应证:Ⅱ度或以上以阻塞为主的单纯性扁桃体肥大。有明显牙颌面畸形的不建议。

(2) 禁忌证

1）扁桃体急性炎症期或急性上呼吸道感染等感染性疾病发病期。

2）重度OSA或伴有高危因素的患儿不宜立即手术,建议评估心肺功能并行相应治疗[推荐持续气道正压通气(continuous positive airway pressure,CPAP)]后再手术。

3）造血系统疾病及有凝血机制障碍者一般不手术。如扁桃体炎症与血液病相关必须手术切除时,应与相关学科紧密合作,采取综合措施。在充分的术前准备条件下才能施行手术,避免术后出血和感染。

4）伴有严重的全身性疾病,如在风湿热、肾炎、肝炎、活动性肺结核等疾病的活动期。

5）高血压、糖尿病、心脏病等慢性疾病未良好控制。

6）免疫功能障碍及自身免疫性疾病者。

7）女性月经期和月经前期不宜手术。

8）腭裂患儿术后可能出现开放性鼻音,应与家属做好充分沟通。

【常见护理诊断/问题】

1. 气体交换障碍　与后鼻孔堵塞影响呼吸有关。

2. 急性疼痛　与手术创伤有关。

3. 恐惧　与患者及家属不了解该疾病、担心预后有关。

4. 知识缺乏:缺乏本疾病的预防康复知识。

5. 潜在并发症:窒息、出血。

【护理评估】

1. 健康史　评估患儿有无急慢性鼻咽炎的发作史,有无邻近器官的炎症如鼻腔、鼻窦、扁桃体的炎症波及鼻咽部;了解有无受凉、劳累、工作环境不良等诱因。

2. **身体状况** 观察患儿有无呼吸困难、张口呼吸、说话含糊不清,有无腺样体面容;既往患儿有无喂养困难等表现;评估患儿生长发育是否在正常范围内。

3. **心理 - 社会状况** 护士应评估患儿及家属对疾病的认知程度及情绪状况,评估患儿家属的年龄、文化程度,以及对疾病的认知程度。

【护理措施】

1. 术前护理

(1)观察患儿呼吸情况:患儿睡眠时可取侧卧位或抬高床头,观察入睡后有无张口呼吸、憋气、呼吸暂停症状,必要时给予经口腔或面罩氧气吸入,监测血氧饱和度。如患儿憋气时间过长,应将其唤醒。睡眠时伴张口呼吸的患者可湿化空气以避免口腔干燥带来不适。

(2)积极完善术前准备,据年龄及病情落实陪护人员,为其营造安静、无刺激、温馨的就医环境,增强安全感。

(3)向患儿家属讲解疾病发生的原因、临床表现、治疗及预后,消除家属焦虑与恐惧的心理,同时与患儿建立良好的护患关系,取得患儿的信任,给予患儿安全感,配合手术与治疗。

(4)术前按照全身麻醉要求禁食、禁饮。

2. 术后护理

(1)体位护理:了解麻醉和手术方式、术中情况、切口情况。全麻未清醒予平卧位,头偏向一侧或侧卧位。全麻清醒后可取自由体位,低流量给氧并严密监测体温、脉搏、呼吸、血压、血氧饱和度,适当加护栏,防坠床。

(2)病情观察:观察鼻腔有无活动性出血、患儿有无频繁吞咽动作,嘱患儿将口中分泌物轻轻吐出,观察其颜色、性质及量。少量渗血给予鼻额部冷敷或冰敷,或使用收缩血管的滴鼻液滴鼻,渗血较多经冰敷无效者应及时行手术止血。嘱患儿避免打喷嚏、剧烈咳嗽咳痰,勿用力擤鼻涕。

(3)疼痛护理:向患者解释疼痛的原因、过程及减轻疼痛的方法,及时评估疼痛程度,必要时遵医嘱给予镇痛剂止痛。提供安静舒适环境,避免不良刺激。

(4)饮食护理:全麻清醒后充分评估患儿吞咽功能恢复后,即可试饮水,逐步少量多餐进食温凉流质或半流质,无误吸、腹胀、呕吐等不适,可过渡到普食,合并做了扁桃体手术的患者术后 2 周内进清淡软食,温度以温凉为宜,2 周后进普食,忌辛辣、刺激性、坚硬不易咀嚼、带骨或带刺食物,忌烟酒,进食时采用半卧位或坐位,避免食物呛入鼻腔,污染伤口。

3. 健康教育

(1)生活指导:术后锻炼身体、增强体质,注意保暖,预防上呼吸道感染。

术后两周内避免剧烈运动。注意口腔卫生,养成饭后漱口的好习惯。术后 2 周内避免进食辛辣刺激性食物,食物温度不可过高,选择富含维生素蛋白质饮食。居住环境多通风,保持居住环境卫生。

（2）疾病指导：保持鼻腔通畅,必要时可遵医嘱使用缓解鼻塞症状的药物,指导患者及家属正确的擤鼻方法与鼻腔滴药方法,告知用药名称及目的。

（3）腺样体肥大合并中耳炎同期行鼓膜置管者,告知置管后耳朵不能进水,不能游泳,半年后来院复查,根据情况取管。

知识拓展：

扁桃体、腺样体切除术

目前,在不同国家和地区,因医疗水平和经济发展水平不同,扁桃体切除的方法和麻醉方式均有所不同,因不同手术方式可能引起的问题也有所不同,各有利弊,具体见表 6-2。

表 6-2　扁桃体切除不同手术方式的比较

	扁桃体挤切术	扁桃体剥离术	扁桃体低温等离子射频消融术	扁桃体激光切除术	扁桃体切除 + 腭咽成形术
麻醉方式	无麻醉	局麻或全麻	全麻	全麻	全麻
手术后疼痛	+++~++++	+++++	+~++	++~+++	+++++
手术后出血	++~+++	+++	++++	++~+++	+
手术后白膜生长	++~+++	+++	++++	++~+++	+++
适应人群	儿童	儿童、成人	儿童、成人	儿童、成人	儿童、成人
优点	手术快、费用低	—	疼痛轻、预后快	—	术后出血少
缺点	易造成儿童心理恐惧和阴影	疼痛明显	白膜易过早脱落造成出血,费用高	设备费用高	—

注："+"表示可能的程度,"+"越多表示可能的程度越高或速度越快。"—"表示常规情况,无特殊。

第八节 咽后脓肿患者的护理

【概述】

咽后脓肿为咽后隙的化脓性炎症,按发病机制分为急性型和慢性型两种。

【病因】

1. 急性型 多见于 3 岁以下婴幼儿的咽后隙化脓性淋巴结炎。由于婴幼儿每侧咽后隙中有 3~8 个淋巴结,口、咽、鼻腔及鼻窦的感染,可引起这些淋巴结发炎,进而化脓,最后形成脓肿。

其他原因:如咽部异物及外伤后感染,或邻近组织炎症扩散进入咽后隙,也可导致咽后脓肿。致病菌与扁桃体周围脓肿相似。

2. 慢性型 多由咽后隙淋巴结结核或颈椎结核形成的寒性脓肿所致。

【临床表现】

1. 症状

(1)急性型:起病急骤,3 岁以下小儿多见。患者有吞咽困难、畏寒、高热、咳嗽等症状,伴有拒食、吸奶时呛咳不止,语音含糊不清,睡眠时有鼾声和喘鸣。常有呼吸困难,其程度与脓肿大小有关。如脓肿增大,压迫喉入口或并发喉炎,则吸入性呼吸困难更为明显,甚至窒息。脓肿处理不及时,后期可发生谵妄、呼吸和脉搏增快、全身衰竭等危重情况。

(2)慢性型:起病缓慢,多发生于成人。无明显咽痛,多有低热、夜间盗汗、咳嗽、消瘦等结核病表现。随着脓肿的增大,患者逐渐出现吞咽不畅、咽部阻塞感及呼吸困难症状,多伴有其他部位结核病变。

2. 体征

(1)用压舌板轻压舌体,急性型可见咽喉壁一侧隆起,表面光滑充血,较大的脓肿可将患侧的咽腭弓及软腭向前推移。慢性型常为整个咽喉壁隆起,位于咽喉壁中央,表面黏膜多无明显充血。

(2)患者颈部僵直、肿胀、触痛,常伴有患侧或双侧淋巴结肿大。

【辅助检查】

1. 实验室检查 急性型白细胞总数明显升高,并伴有中性粒细胞增大、核左移及中毒颗粒。慢性型白细胞多不增高。脓液培养,急性型多为链球菌或葡萄球菌,慢性型可培养出结核杆菌。

2. 喉镜检查 外伤或异物引起的咽后脓肿多在喉咽部;颈椎结核引起的脓肿,多位于咽后壁的中央,黏膜色泽较淡。检查操作应轻柔,随时警惕脓肿破裂。如发生意外,立即将患儿头部朝下,防止脓液流入气管而发生窒息或引起吸入性肺炎。

3. X 线及 CT 检查 可发现颈椎前的软组织隆起。若为颈椎结核引起者,大多可发现有骨质破坏征象。

4. MRI 对脓肿和颈椎 骨髓炎的诊断有重要价值。

【治疗原则】

1. 急性型 咽后脓肿一经确诊,应及早施行切开排脓,吸尽脓液;若切开时脓液大量涌出,来不及抽吸,应将患者转身俯卧,吐出脓液;必要时行气管切开术。引流不畅者应每日撑开切口排脓,排尽脓液,直至痊愈。若因设备条件所限不能施行手术,可采用反复穿刺抽脓治疗,有些病例也能痊愈。术后需使用足量广谱抗生素控制感染。

2. 结核性咽后脓肿 结合抗结核治疗,用长粗穿刺针经口腔从咽后脓肿处穿刺抽脓,脓腔内注入 0.25g 链霉素液,但不可在咽部切开。并发颈椎结核者,宜由骨科医生在治疗颈椎结核的同时,取颈外切口排脓。

【护理评估】

1. 健康史 评估患者是否有咽炎、扁桃体炎、乳突炎等邻近器官炎症;近期有无咽部异物、外伤史,有无牙科治疗史、扁桃体切除史等;有无结核相关病史;评估患者的年龄是否属于易感人群;评估疼痛的部位、性质、程度,以及是否有伴随症状,病程长短,有无糖尿病、胃炎等病史。

2. 身体状况

(1)局部表现:观察患者有无咽部剧烈疼痛、流涎、说话含糊不清。颌下淋巴结肿大,单侧或双侧颈淋巴结肿大,伴压痛,质硬或软,是否存在波动感。

(2)全身表现:既往身体状况,是否急性病容,有无寒战、高热,是否出现吞咽困难、张口困难、呼吸困难、食欲减退、肌肉酸痛。婴幼儿是否存在拒食、吸奶时啼哭和呛逆等情况。血液检测指标中白细胞、淋巴细胞、中性粒细胞的情况。

3. 心理 - 社会状况 评估患者及家属心理状况,评估不同年龄、文化程度的患者对疾病的认知程度。

【常见护理诊断 / 问题】

1. 有窒息的危险 与脓肿压迫喉腔、并发喉水肿、脓肿破裂致吸入性肺炎有关。

2. 体温过高 与化脓性感染致脓肿形成有关。

3. 急性疼痛 与咽部脓肿形成、穿刺抽脓及手术切开排脓有关。

4. 营养失调:低于机体需要量 与咽痛所致食欲减退、进食困难有关。

5. 有体液不足的危险 与吞咽疼痛、食欲减退、进食困难及高热有关。

6. 活动无耐力 与高热、进食不足致身体虚弱有关。

7. 恐惧 与疼痛、呼吸困难、担心预后有关。

8. 知识缺乏:缺乏与本疾病相关的预防和保健知识。

9. 潜在并发症:出血、血栓性静脉炎、脓毒血症。

【护理措施】

1. 保持呼吸道通畅 注意倾听患者主诉,注意有无呼吸困难、胸闷等异常情况,监测血氧饱和度与呼吸频率。床旁准备好急救用品,如吸引器、氧气、气切包等。慎用压舌板,检查时动作轻柔,以免脓肿破裂。如发生意外,立即将患者头部朝下,以便及时吐出口中脓液。

2. 控制感染 根据细菌培养及药敏结果遵医嘱使用抗生素,观察药物疗效及病情变化。及时发现脓肿扩散导致的急性喉炎、喉水肿、纵隔炎、大出血等征象。注意口腔卫生,教会患者正确使用漱口液的方法、时机和使用频次。

3. 对症处理 评估局部红肿及疼痛程度,采用转移注意力的方法减轻疼痛,严重者使用止痛药。注意体温的变化,如体温较高予以物理或药物降温,嘱患者卧床休息,多饮水,必要时遵医嘱予以液体补充。

4. 穿刺抽脓和切开排脓

(1)切口护理:注意观察口腔内及颈外切口,有无渗血、渗液、流脓性分泌物。颈外切口保持伤口敷料干燥。若伤口敷料渗湿应及时联系医生换药,必要时可遵医嘱使用止血药。

(2)引流护理:引流管妥善固定,避免引流管折叠、扭转、受压,保证引流通畅;位置不可过高或过低,避免引流管移位、脱出、防止逆行感染。观察引流液的颜色、性质、量,如有异常及时与医生联系。

(3)体位指导:对于从口咽部入路、需多次排脓的患者,建议使用侧卧位或俯卧位引流脓液,避免误吸,引起吸入性肺炎及窒息。

5. 饮食指导

(1)指导患者进食清淡、无刺激、高营养的流质和软食,忌辛辣刺激性食物,食物温度以温凉为宜,多饮水。

(2)观察患者呼吸困难的程度和变化,及时改变饮食种类,促进食欲,增加营养。病情严重,经口进食困难的患者,可以适当予以静脉营养支持。

(3)对于合并糖尿病的患者,尤其应该加强饮食宣教,制订适合患者的糖尿病食谱。遵医嘱监测血糖,急性感染和糖皮质激素的使用可影响血糖。

6. 心理护理 护理人员帮助患者了解疾病的原因、治疗目的、方法及预后,以消除其紧张、焦虑、恐惧等负面情绪,树立信心,积极配合治疗和护理,取得最佳疗效。

7. 健康教育

(1)生活指导：合理安排日常生活、劳逸结合，建议患者戒烟酒，忌辛辣刺激性食物，保持良好睡眠，平时加强锻炼，增强机体抵抗力；对于精神异常、酒醉、昏迷者，加强看护。

(2)疾病知识指导

1)如有咽部异物，需及时就医、及时取出。如出现咽喉疼痛加剧、高热、呼吸困难、吞咽困难等症状提示病情危重，需立即就医。

2)糖尿病患者尤其注意规范治疗，控制血糖，以免感染难以控制。鼻部、咽部、耳部有感染的患者，应积极治疗，控制炎症。

3)对于近期有牙科治疗、扁桃体切除术、内镜下咽部检查者，做好相关随访。避免医源性感染的发生。

4)有颈椎结核者，随访就医，行正规抗结核治疗。

第九节　鼻咽纤维血管瘤患者的护理

【概述】

鼻咽纤维血管瘤是鼻咽部最常见的良性肿瘤，由致密结缔组织、大量弹性纤维和血管组成，多见于 10~25 岁青年男性，男女比例(14~20)：1，故又名"男性青春期出血性鼻咽血管纤维瘤"。

【病因】

病因不明，部分学者认为血管纤维瘤是由性激素不平衡，通过垂体 - 性腺轴作用，提高性激素的分泌水平，刺激血管纤维组织的增生。肿瘤多起源于枕骨底部、蝶骨体及翼突内侧的骨膜。瘤体由胶原纤维及多核成纤维细胞组成网状基质，其中分布大量管壁薄且无弹性的血管，这种血管受损后极易大出血。肿瘤常向邻近组织扩张生长，通过裂孔侵入鼻腔、鼻窦、眼眶、翼腭窝及颅内。

【临床表现】

1. 症状

(1)出血：常为患者首诊主诉，阵发性鼻腔或口腔出血，且每次出血量较多，患者常有不同程度的贫血。

(2)鼻塞：肿瘤堵塞后鼻孔并侵入鼻腔，引起一侧或双侧鼻塞，可伴有流涕、闭塞性鼻音、嗅觉减退等。

(3)其他压迫症状：由于瘤体不断增长引起邻近骨质压迫吸收和相应器官的功能障碍。肿瘤侵入邻近结构则出现相应症状，如侵入眼眶，可出现眼球突出、移位、运动受限,视神经受压,可引起视力下降;侵入翼腭窝引起面颊部隆起;侵入鼻腔可引起外鼻畸形;侵入颅内压迫神经,引起头痛及脑神经瘫痪。肿瘤压迫咽鼓管,引起耳鸣、耳闭及听力下降。

(4)全身症状:患者由于反复的鼻腔出血,甚至是大出血,常有不同程度的贫血症状,如面色苍白、头晕、乏力、心率快等。

2. 体征 鼻咽镜下可见表面光滑圆形或呈结节状的肿瘤,色淡红,表面有明显的血管纹。有时可见肿瘤侵入鼻腔或推压软腭突出于口腔。手指触诊,可触及肿块及基底部,瘤体活动度小,中等硬度,与周围组织可有粘连,但血管成分较多者则质柔软。

【辅助检查】

1. 前鼻镜检查 常见单侧或双侧鼻腔有炎性改变,收缩下鼻甲后,可见鼻腔后部粉红色肿瘤。

2. 间接鼻咽镜或纤维(电子)鼻咽镜检查 可见鼻咽部圆形或分叶状红色肿瘤,表面光滑且富有血管;瘤体侵入后鼻孔和鼻腔,可引起外鼻畸形或软腭下陷。

3. 影像学检查 CT 和 MRI 检查可清晰地显示瘤体位置、大小、形态,了解肿瘤累及范围和周围解剖结构的关系。

4. 数字减影血管造影(DSA) 可了解肿瘤的血供并可进行血管栓塞,以减少术中出血。

【治疗原则】

主要采取手术治疗。根据肿瘤的范围和部位采取不同的手术路径。肿瘤位于鼻咽部或侵入鼻腔、鼻窦者,可采用硬腭进路;肿瘤侵入翼腭窝者,则采用硬腭径路加颊侧切口或面正中揭翻进路;肿瘤侵入颅内者,则需要采用颅颌联合进路。为防止术中大出血,可采用术前行数字减影血管造影及血管栓塞术和术中进行控制性低血压等方法。近年来出现的鼻内镜下鼻咽纤维血管瘤切除术具有利用鼻内镜视角多、视野清晰、可直视下手术等优点,手术效果好,患者术后反应轻,目前已广泛开展。

【护理评估】

1. 健康史 了解患者发病前的健康状况、性别及年龄特征,鼻腔出血的时间、频率及出血量。

2. 身体状况

(1)鼻腔状况的评估:评估患者鼻塞部位及程度,是否伴流涕、闭塞性鼻音、嗅觉减退等。评估患者鼻腔是否仍有出血,出血的时间、频率、出血量。

(2)局部压迫症状的评估:评估患者有无肿瘤压迫局部引起的症状,如头痛、视力下降、眼球移动受限、面部畸形等。

3. 心理 - 社会状况

(1)评估患者的情绪状况：患者因反复鼻出血，易产生恐惧、焦虑等情绪。

(2)评估患者的家庭关注情况：肿瘤较大的患者产生局部压迫症状可能存在面部外形的改变，患者会出现自我形象的紊乱。

(3)评估不同年龄、文化程度的患者对疾病的认知程度等。

【常见护理诊断 / 问题】

1. 有体液不足的危险　与鼻腔和 / 或口腔反复出血有关。

2. 恐惧　与疾病导致鼻腔和 / 或口腔反复出血以及对手术不了解有关。

3. 急性疼痛　与手术创伤及鼻腔填塞有关。

4. 活动无耐力　与反复出血致贫血有关。

5. 有营养失调的危险：低于机体需要量　与术后疼痛、吞咽障碍有关。

6. 自理能力受限　与术后疼痛、虚弱、补液等有关。

7. 有口腔黏膜受损的危险　与张口呼吸、进食少、口腔环境改变有关。

8. 知识缺乏：缺乏术前准备、术后自我保健等相关知识。

9. 潜在并发症：再出血、低血容量性休克、颅内并发症、感染、窒息、深静脉血栓等。

【护理措施】

1. DSA 动脉血管栓塞术的护理

(1)为减少术中出血，术前 72 小时内需行数字减影血管造影检查，以确定肿瘤部位及供血状况，并选择性的行动脉血管栓塞，以保证手术安全。

(2)行 DSA 动脉血管栓塞术前护理：做好双侧股动脉区术野皮肤准备，备皮范围为上至脐部水平，下至大腿上 1/3 处，包括会阴部的皮肤；告知患者术前按全麻手术患者常规禁食、禁饮。

(3)行 DSA 动脉血管栓塞术后护理：协助患者绝对卧床休息 24 小时，术侧肢体伸直制动 12 小时，术后穿刺部位用盐袋或封堵器压迫 6 小时，严密观察穿刺部位有无渗血和血肿；密切观察患者的生命体征，术侧肢体的皮肤温度、颜色、足背动脉搏动情况，注意同对侧肢体及术前肢体进行比较，观察患者肢体感觉的变化；注意观察有无剧烈的头痛、头晕、失语、偏瘫等脑栓塞的症状；卧床患者需密切注意观察全身皮肤情况，预防压疮；术后可正常进食，指导患者多饮水以利于造影剂的排出。

2. 鼻内镜下鼻咽纤维血管瘤切除术的护理

(1)术前护理

1)密切观察患者鼻腔出血情况，定时测量血压、脉搏，记录出血次数及出血量。

2)完善交叉配血及相关血液检查，完成输血申请。尽快建立静脉通道，及时补充电解质及充足的液体。根据出血量、血压、尿量、中心静脉压等合理调节输液、输血速度；加强对皮肤色泽、湿度及血管充盈时间的观察。

3）向患者解释疾病的发生发展及预后。讲解手术过程、术中配合要求、术后可能出现的症状及注意事项。列举治愈患者的实例，增强其战胜疾病的勇气，也使患者对医护人员产生信任感和安全感，从而更好地配合治疗。

4）协助做好个人卫生，保持口腔清洁，入院后指导正确使用漱口液漱口。

5）讲解术前营养的重要性，鼓励患者多进食，少量多餐，饮食清淡，忌油炸、辛辣刺激性食物，忌烟酒，营养状况较差者，给予口服营养制剂补充。

（2）术后护理

1）生命体征观察：了解麻醉和手术方式、术中情况、病变范围。全麻未清醒予平卧位，头偏向一侧或侧卧位；全麻清醒者取半坐卧位，持续低流量经口氧气吸入，严密监测体温、脉搏、呼吸、血压、血氧饱和度，适当加护栏，防坠床。

2）鼻腔填塞观察：加强鼻腔填塞物的观察，注意有无松动、脱落，有后鼻孔填塞的患者注意维持后鼻孔纱球的有效牵引，防止坠落引起窒息。观察鼻面部敷料渗血情况，保持敷料清洁、干燥、无松脱。

3）出血的观察：观察鼻腔渗血情况及口腔分泌物的颜色、性质及量，有活动性出血，给予鼻额部冷敷或冰敷，鼻面部伤口加压包扎、鼻腔填塞或止血剂，无效者及时进手术室行手术止血。避免打喷嚏、剧烈咳嗽咳痰，勿用力擤鼻涕。填塞纱条应分次取出，填塞物去除后应注意保持鼻腔通畅湿润，同时备好止血包等抢救物品。各班均需保持静脉通路通畅，根据摄入量和失血量遵医嘱予以补液支持治疗，预防体液不足。

4）预防感染：遵医嘱适当应用抗生素，注意观察药物的副作用。观察鼻腔渗出液，如有异味，及时报告医生。

5）颅内并发症的观察：密切监测生命体征变化，观察患者的神志、瞳孔、四肢活动情况，有无神情淡漠、嗜睡、颈项强直、恶心、呕吐或剧烈头痛、持续中度发热或高热，及时处理颅内高压。

6）疼痛护理：向患者解释疼痛的原因、过程及减轻疼痛的方法，及时评估疼痛程度，必要时遵医嘱给予镇痛剂止痛。患者清醒后改半卧位，保证鼻腔引流通畅，减轻局部水肿，少说话，避免咀嚼，减少面部活动引起伤口牵拉疼痛。提供安静舒适环境，避免不良刺激。

7）饮食和排便护理：告知饮食规律的重要性，全麻清醒后可试饮少量冷开水，无不适后进温、冷流质，少量多餐，逐渐过渡到半流质、软食，食物温度应偏凉，饮食应清淡、易消化且营养丰富，1个月内忌辛辣、粗糙、过热、刺激性食物，忌烟酒。每次进食后嘱患者漱口，每天进行口腔护理，可涂抹唇膏保持嘴唇湿润。适当摄入高纤维饮食，保持大便通畅，预防便秘，3天无大便的患者可予以缓泻剂或开塞露,以免用力排便引起鼻出血。

8)安全护理及基础护理:患者大多因失血过多继发贫血,可能出现头晕、四肢乏力等症状,容易发生跌倒、碰撞等,护士应加强巡视,协助患者如厕、活动等,确保安全。卧床期间指导患者双下肢踝泵运动,生命体征平稳的情况下,应尽早下床活动,预防深静脉血栓,同时渐进性恢复日常活动量,增加患者的活动耐力。

9)心理护理:加强与患者的沟通,耐心安慰患者,消除其恐惧、焦虑情绪。鼻咽纤维血管瘤有易复发的特点,患者常担心手术预后,护士应耐心倾听患者主诉,告知患者以积极的心态去面对,配合良好的治疗和护理,一般预后较好,以减轻其紧张情绪。

3. 健康教育

(1)休息与活动:近期避免重体力活动或剧烈运动,保证充足的睡眠和休息,劳逸结合,生活规律,增强机体抵抗力。

(2)预防感染:早晚刷牙,饭后漱口,保持口鼻腔卫生,避免挤压碰撞鼻部,勿用力擤鼻、挖鼻,正确使用滴鼻剂。根据气候变化及时增减衣物,尽量不到人群聚集的地方,预防感冒。

(3)饮食指导:手术后近期避免进食补血、活血的食物,但应注意补充蛋白质及维生素。

(4)遵医嘱按时复查:一般术后第 1 个月、3 个月、6 个月复查一次,以后每半年复查 1 次,至少复查 5 年。出院后若出现持续发热、鼻腔有清凉不凝固的液体流出或有活动性出血,应及时就诊。

第十节 阻塞性睡眠呼吸暂停低通气综合征患者的护理

【概述】

阻塞性睡眠呼吸暂停低通气综合征(obstructive sleep apnea-hypopnea syndrome,OSAHS)是指上气道塌陷阻塞导致睡眠状态下反复出现呼吸暂停和 /或低通气,引起低氧血症、高碳酸血症、睡眠中断,从而使机体发生一系列病理生理改变的临床综合征。患者通常伴有睡眠结构紊乱、打鼾、白天嗜睡、注意力不集中等,频繁发生血氧饱和度下降,并可导致冠心病、高血压、2 型糖尿病等多器官多系统损害。OSAHS 在任何年龄均可发病,其中以中年男性发病率最高。

【病因】

OSAHS 的病因和机制尚不完全明确,目前研究表明和下列三方面因素有关:

1. 上气道解剖结构异常或病变

(1)鼻咽部与鼻腔狭窄:如腺样体肥大、鼻甲肥大、鼻中隔偏曲、鼻息肉、鼻咽狭窄或闭锁等,其中鼻咽部狭窄或阻塞在 OSAHS 发病中占重要因素,鼻腔狭窄则较为次要。小儿的腺样体肥大可以导致患儿鼻塞、张口呼吸,若不能及时纠正,会影响其颅面结构的发育而使病情进一步加重。

(2)口咽腔狭窄:以腭垂末端为分界可将口咽腔分为上半部的腭咽腔和下半部的舌咽腔。腭扁桃体肥大、舌根肥厚、咽侧壁肥厚、软腭肥厚、舌根后缩、舌根部淋巴组织增生,均可引起口咽腔的狭窄。另外,由于口咽腔由软组织构成,无骨性支架,所以口咽腔狭窄在 OSAHS 发病中具有重要地位。

(3)喉腔和喉咽狭窄:是 OSAHS 发病的重要因素之一,但较少见。如喉肿瘤、会厌组织塌陷、婴儿型会厌、巨大声带息肉等。

(4)由于下颌后缩、小颌畸形导致的上气道骨性结构狭窄也是 OSAHS 常见的重要因素。

2. 上气道扩张肌张力异常 主要表现为颏舌肌、咽侧壁肌肉以及软腭肌肉张力的异常,上气道扩张肌张力降低是 OSAHS 患者气道反复塌陷阻塞的重要原因。咽部肌肉的张力伴随年龄增长会有不同程度下降,但是对于造成 OSAHS 患者的上气道扩张肌张力异常的因素有待进一步研究。

3. 呼吸中枢调节功能异常 主要表现为睡眠中呼吸驱动力降低及对高 H^+、高 CO_2 及低 O_2 的反应阈值提高,该功能的异常可为原发,也可继发于长期的睡眠呼吸暂停和/或低通气导致的睡眠低氧血症。

4. 其他原因 某些全身因素和疾病也可通过影响上述三种因素而诱发本病,如肥胖、甲状腺功能低下、妊娠期、糖尿病、更年期等。遗传的因素可以导致 OSAHS 的发生几率增加 2~4 倍,吸烟、饮酒、服用安眠药物等也可加重病情。

【临床表现】

1. 症状

(1)睡眠打鼾、呼吸暂停:是患者就诊的主要原因。鼾声呈间歇性,出现反复的呼吸节律紊乱和呼吸暂停的现象,严重者可有夜间憋醒现象。随着年龄和体重的增加,鼾声可逐渐增加。多数患者该症状在仰卧位时加重。

(2)白天嗜睡:是患者的另一个主要临床症状,程度不一,轻者表现为轻度困倦、乏力,对工作、生活无明显的影响;重者可存在不可抑制的嗜睡,在驾驶、谈话、坐位时随时可以出现入睡现象。患者入睡很快,睡眠时间延长,但睡眠后仍精神萎靡。

(3)长期慢性缺氧症状:病程较长的患者嘴唇或甲床发绀,记忆力减退,注意力不集中,反应迟钝,患儿可有学习成绩下降等表现;性格出现易怒、烦躁或抑郁等改变。部分重症患者可出现性功能障碍,夜尿次数增加甚至遗尿。

(4)晨起口干、咽喉异物感,晨起后头痛,血压升高。

2. 体征

(1)一般征象:成年患者多数比较肥胖或明显肥胖,颈部短粗,部分患者有明显的上、下颌骨发育不良,或有外鼻窄小,水平直视可见向上翘起的鼻孔,同时伴有上唇翘起。儿童患者一般发育较同龄人差,可有腺样体面容、生长发育迟缓、胸廓发育畸形。

(2)上气道征象:咽腔尤其是口咽腔狭窄,可见扁桃体肥大、软腭肥厚松弛、腭垂肥厚过长、舌根和/或舌体肥厚、舌根淋巴组织增生、咽侧索肥厚等;部分患者还可见腺样体肥大、鼻中隔偏曲、鼻甲肥大、鼻息肉等。

3. 并发症

(1)呼吸系统:睡眠呼吸暂停频繁发作,导致动脉血氧分压下降,二氧化碳分压上升,pH 值下降,发生呼吸性酸中毒,出现发绀、气促、烦躁不安等症状,严重者可发生呼吸暂停。

(2)心血管系统:缺氧刺激交感神经,中心血液回流增加,动脉收缩,心排出量增加,引起肺循环和体循环压力上升,肺动脉甚至全身动脉压力周期性升高,从而可导致原发性高血压及肺源性心脏病,甚至导致心力衰竭。低氧血症和高碳酸血症均可导致儿茶酚胺释放增加,从而引起血压升高,心率加快,甚至出现心律失常,如心动过缓、心脏停搏等。在睡眠期间,若发生心脏停搏,可导致突然死亡,即猝死。

(3)血液系统:血氧过低可刺激肾脏分泌红细胞生成素,循环血中红细胞增加,引起继发性红细胞增多症,导致血液黏度增加,影响血流速度与循环功能。

(4)神经系统:由于缺氧和循环障碍,神经系统特别是中枢神经系统可受到损害,出现头晕、头痛、耳鸣等症状,引起智力减退、注意力无法集中、记忆力减退、性格改变、行为异常等。

(5)内分泌系统:阻塞性睡眠呼吸暂停的患者,在睡眠期间生长激素的释放有不同程度的减少,从而影响患者生长发育。

【辅助检查】

1. 内镜检查　如鼻内镜、纤维鼻咽镜、喉镜等,有助于明确病因、部位和性质。

2. 多导睡眠监测　应用多导睡眠描记仪对患者进行整夜连续的睡眠观

察及监测,可测试肺功能,自动记录口鼻气流、胸腹呼吸运动、脑电图、眼电图、血氧饱和度等,是诊断 OSAHS 的金标准。OSAHS 具体是指成年人在 7 小时的夜间睡眠时间内,至少有 30 次以上呼吸暂停,每次呼吸暂停时间至少 10 秒以上;睡眠过程中呼吸气流强度较基础水平降低 50% 以上,并伴有动脉血氧饱和度下降 ≥ 4%;或呼吸暂停低通气指数(即平均每小时睡眠中呼吸暂停和低通气的次数)>5 次 /h。

3. 影像学检查　可做头颅 X 线、CT 扫描或 MRI 等检查,对查明病因、判断阻塞部位具有一定意义。

4. 声学检测　用声级计和频谱仪测量鼾声,用于比较治疗效果。

5. 上气道及食管压力测定　上气道持续测压系统可测知上气道各平面(软腭上、软腭下、鼻腔、舌根下)及食管内的压力变换,可准确判断 OSAHS 的阻塞平面,但其只能确定上气道阻塞的生理水平,对造成阻塞的解剖结构异常无法测知,有一定局限性。

【治疗原则】

1. 一般治疗　减肥、戒烟酒、养成侧卧位睡眠习惯。

2. 内科治疗

(1)氧疗:氧气吸入对氧合血红蛋白过低的患者有效,尤其是对伴心律失常和不能接受进一步治疗的患者,但氧疗可能会通过去除低氧对通气的刺激而延长呼吸暂停的时间,所以给慢性阻塞性肺疾病患者给氧时需谨慎。

(2)气道正压通气治疗:是中重度 OSAHS 患者的首选治疗,是目前应用较为广泛且有效的方法之一。原理是通过一定压力的机械通气,保证 OSAHS 患者睡眠时呼吸通道的通畅,以纠正缺氧。包括持续气道正压通气、双水平气道正压通气和自动调节持续气道正压通气。

(3)应用口器治疗:睡眠时佩戴特定口内装置,将下颌向前拉伸,促使舌根前移,来扩大舌根后气道。适用于舌根后气道阻塞为主、病情较轻的患者,长期佩戴有引起颞下颌关节综合征的危险。

3. 手术治疗　如果病因明确,原则上应用手术方法去除病因,如可行鼻息肉切除术、鼻中隔偏曲矫正术、腭咽扁桃体切除术以及腭垂腭咽成形术及改良术式等。

【护理评估】

1. 健康史　评估患者身高、体重、颈围等有无改变、记忆力是否下降,询问患者是否有睡眠时呼吸不畅、夜间睡眠打鼾程度以及憋醒的频率和时间、家族中有无肥胖和鼾症患者;询问夜尿频率、性格是否有改变及记忆力是否下降等。

2. 身体状况　评估既往身体状况,是否有高血压、糖尿病、心脏病、高脂血症等。用日间睡眠量表评估患者的嗜睡程度。

3. 心理 - 社会状况 评估患者及家属心理状况、年龄、文化程度,重点评估患者性格特征、饮食习惯、睡眠结构、运动情况、社交水平、情绪状况及对疾病的认知程度等。

【常见护理诊断 / 问题】

1. 有窒息的危险 与上气道塌陷、术后分泌物堵塞呼吸道、喉头水肿有关。

2. 有意外受伤的危险 与患者白天嗜睡有关。

3. 睡眠型态紊乱 与呼吸道阻塞引起憋气、呼吸暂停有关。

4. 急性疼痛 与手术伤口有关。

5. 舒适度减弱 与佩戴气道正压通气鼻罩或鼻面罩、使用口器有关。

6. 焦虑 与担心疾病预后有关。

7. 知识缺乏:缺乏本病相关的预防和自我保健知识。

8. 潜在并发症:出血、鼻咽反呛、感染等。

【护理措施】

1. 术前护理

(1)密切观察患者生命体征,尤其要加强夜间血压、血氧饱和度和呼吸监测。观察患者入睡后憋气、呼吸暂停的程度、频率、次数。警惕潜在并发症的发生,床旁准备好抢救用物,如吸引器、简易呼吸器、气管切开包及气管插管等。

(2)安全管理:白天无陪护勿让患者外出,勿驾车,避免嗜睡引起意外;指导患者采取半坐卧位或侧卧位睡眠,睡前勿饮酒,避免服用镇静安眠类等中枢神经系统抑制药,护士要加强巡视,如发现患者憋气时间过长,应将其唤醒。

(3)养成良好的饮食习惯,避免暴饮暴食、不吃油腻食物、动物内脏等,睡前尽量不进食,戒烟酒。坚持体育锻炼,控制体重。保持口腔清洁,早晚刷牙、餐后漱口。

(4)舒适护理:对于使用口器治疗者,睡前可将舌保护器放置于口中,使舌保持轻度前置位,增加喉腔前后距离,从而减轻上呼吸道阻塞症状。患者尽量安排在单间病房,避免鼾声影响他人休息,反而增加患者的心理负担。

(5)多导睡眠监测及正压通气治疗的护理详见"知识拓展"。

(6)心理护理:向患者介绍疾病基础知识,治疗的目的、方法及疗效等,消除其紧张恐惧心理及对预后的担心。鼓励患者表达自身感受,给予安慰与疏导,指导患者自我放松的方法,保持其情绪稳定。术后需要带气管插管回病房的患者,提前告知患者气管插管的重要性和需要配合的要点,约定交流的肢体语言和沟通方式,提高患者的依从性。

2. 术后护理

(1)预防窒息:严密观察患者的面色、呼吸频率,给予持续低流量氧气吸入、心电监护,观察心律、血压、血氧饱和度的变化。观察术区有无活动性出血,有无频繁的吞咽动作,告知患者将口中分泌物轻轻吐出、勿咽下,及时吸出口腔分泌物,保持呼吸道通畅。携带经口或经鼻插管回病房的患者,要充分做好气道湿化,按需吸痰,重视患者的主诉,及时判断有无喉头水肿,备好急救物品,做好气管插管及气管切开的准备。

(2)出血的护理:手术后 24 小时至 1 周内患者吐出新鲜血性液体,术区切口处有明显渗血情况时,护士应立即报告医生,并根据患者情况给予平卧位或半卧位,指导患者轻轻吐出或协助吸出口腔内分泌物,观察并记录分泌物的颜色、量及性质。给予颌下及颈部冷敷,遵医嘱局部使用收缩血管性药物,扁桃体纱球压迫止血,静脉使用止血药,经保守治疗无效应及时行手术止血。术后 2~4 周内勿进食坚硬、粗糙以及酸、辣刺激性食物。

(3)疼痛护理:提供安静舒适的环境。给予颈部及颌下冷敷,术后 4 小时后可含冰块、适量饮冰水或食用冰激凌减轻疼痛,嘱患者咳嗽、打喷嚏时用舌尖抵住上腭,以减轻伤口缝合处的张力,减轻疼痛。室内可放置加湿器,避免张口呼吸引起咽干而加重疼痛。

(4)饮食护理:术后可能出现饮食误呛、鼻腔反流现象,告知患者是由于术中切除部分软腭及腭垂导致的,一般在 2 周内会消失。嘱患者进食时应小口、慢咽,少量多餐,减少患者的顾虑,并鼓励患者多饮水,术后第 1~3 天进流质、半流质饮食,逐步过渡到软食,待创面愈合或白膜完全脱落后可进普食。

(5)口腔护理:注意口腔卫生,餐前餐后要漱口,口腔护理 2~3 次 /d,应用消炎杀菌作用的漱口液漱口,保持口腔清洁。

(6)预防感染:监测体温变化,高热者及时给予降温处理。遵医嘱应用敏感抗生素,注意观察用药的疗效。

3. 健康教育

(1)生活指导

1)出院后根据手术范围继续进软食至术后 2 周或 1 个月,避免进食辛辣刺激、粗糙的食物,预防术后迟发的再次出血;注意口腔卫生,进食后漱口,预防切口感染。

2)术后适当进行体育锻炼,保持标准体重,控制饮食,不食甜食及含脂肪高的食物,增加活动量,必要时制订减肥计划并落实。

3)禁烟、酒,尤其是临睡前不饮酒,不使用镇静剂,采取侧卧位。

4)告知患者出院后 1 个月手术效果才比较明显,6~12 个月疗效才稳定,嘱其勿急躁,遵医嘱按时复诊。

(2)疾病知识指导

1)半年后复查(行多导睡眠监测)。

2)出院后出现高热、伤口出血,及时就医。

3)对患有高血压、心脏病、糖尿病的患者,应指导其积极治疗原发病。

4)告诫患者不宜从事驾驶、高空作业等有潜在危险的工作,以免发生意外。

知识拓展:

(一)多导睡眠监测

是目前评估睡眠相关疾病的重要手段,其监测指标与操作如下:

1. 脑电图记录　电极应按照国际"10~20"定位系统命名的标准放置。

2. 呼吸气流监测　传感器通常置于鼻孔和口唇上方。

3. 呼吸努力监测　胸带放置在腋下、靠近乳头水平,腹带放置在脐水平。

4. 脉搏氧饱和度监测　探头放置于无名指端并妥善固定。

5. 肢体运动监测　电极放置于双下肢胫前肌中段,两电极间距2~3cm。

6. 体位记录　三维加速传感器放置于前正中线近胸骨剑突的位置,可以显示不同体位。

7. 操作注意事项　嘱患者当日忌饮浓茶、咖啡、酒,忌用或慎用镇静催眠药物;监测室舒适安静,监测过程中观察各导联是否脱落、仪器故障等,如发现患者呼吸暂停时间延长、次数增加、出现严重的低氧血症、心律失常、抽搐等异常情况,立即停止监测,进行紧急处理。

(二)持续正压通气治疗

目前应用较为广泛且有效的方法之一。是通过一定压力的机械通气,保证 OSAHS 患者睡眠时呼吸道通畅,以纠正缺氧。其工作压力维持在 4~20cmH$_2$O。

初次通气治疗上机前向患者解释方法和目的,消除患者紧张情绪和顾虑。训练患者呼吸,使其尽快与呼吸机同步。对于轻症呼吸阻塞患者应首选鼻罩通气。无效时换用面罩,重症呼吸衰竭时应首选面罩。患者治疗时可取半卧位、坐位,使头、颈、肩保持同一平面,头略向后仰,保持气道通畅。四头带或软帽固定带的松紧度以无明显漏气的最小张力为宜,注意防止鼻梁、鼻翼两侧皮肤受损和因为头发滑动影响固定。治疗过程中应严密观察动脉血气分析、血氧饱和度、血压、心率、呼吸频率、幅度、呼吸肌运动情况及患者精神状态、意识和主观感觉,注意保持呼吸机处于正常工作状态。

（王 芳 周昔红）

第六章
测试题

第七章

喉科患者的护理

第一节　急性会厌炎患者的护理

【概述】

急性会厌炎是以会厌为中心的急性喉部炎症,又称急性声门上喉炎,为喉科急重症之一,起病急,发展迅速,严重时可引起喉阻塞而窒息死亡。

【病因】

1. 感染　为最常见原因,致病菌以 B 型流感嗜血杆菌最多,也可混合病毒感染。各种致病菌可由呼吸道吸入、血行感染、或由邻近器官感染蔓延而侵及声门上黏膜。身体抵抗力降低、喉部创伤、年老体弱均为危险因素。

2. 变态反应　接触某种变应原而引起会厌发生变态反应性炎症而高度肿胀,又称急性变态反应性会厌炎。变应原多为药物、血清、生物制品或食物。药物中以青霉素最多见;食物中以海鲜多见,多发生于成年人,常反复发作。

3. 其他　吸入有害气体、放射线损伤、异物、外伤等均可引起声门上黏膜的炎性病变。

【临床表现】

1. 全身症状　轻症者全身症状不明显,重症者呈急性面容,可有发热、寒战,头痛、全身乏力不适、食欲减退等症状。儿童及年老患者全身症状多较明显,病情进展迅速。小儿可迅速发生衰竭,表现为精神萎靡、四肢发冷、面色苍白、脉快而细、血压下降,甚至昏厥、休克。

2. 局部症状

(1)咽喉疼痛:患者咽喉疼痛剧烈,并进行性加重,伴有明显的吞咽痛。

(2)吞咽困难:轻症者自觉咽部有异物感,偶有张口困难的现象。重症者常有饮水呛咳,张口流涎的症状,常因剧烈的吞咽痛及会厌的肿胀,严重影响吞咽功能,甚至拒绝进食。

(3)发音含糊:声带常不受累,很少有声音嘶哑。如果患者出现语音含糊不清,伴有咽喉阻塞感,提示会厌肿胀较严重,需严密观察呼吸情况。

3. 呼吸困难 当会厌高度肿胀,声门变小,患者可出现吸气性呼吸困难,伴有吸气性喉鸣音,多在发病 24 小时内出现,进展迅速,可在数小时内引起窒息。患者表现为躁动不安,面色苍白或发绀,呼吸节律变浅变快,出现"四凹征"。小儿可表现为嗅探体位,即身体前倾,头部及鼻伸向前上方。

【辅助检查】

1. 血常规检查 当为细菌感染时,可显示白细胞升高、中性粒细胞增多。

2. 间接喉镜 发现会厌明显充血肿胀,严重时呈球形。如会厌脓肿形成,红肿黏膜表面可见黄白色脓点。由于肿胀会厌的遮盖,室带、声带等喉部结构常看不清。

3. 纤维(电子)鼻咽喉镜检查 可见会厌舌面及侧缘红肿明显。

4. 变应原检测 疑变态反应性会厌炎可行变应原检测,指导患者日常生活中尽可能避免接触变应原。

5. 影像学检查 对于不能配合进行纤维(电子)鼻咽喉镜检查的儿童,可行喉部 X 线侧位片检查,如能显示肿大的会厌,对诊断急性会厌炎有一定的意义。必要时可行 CT 扫描或 MRI 检查,可显示会厌等声门上结构肿胀,喉咽腔阴影缩小。

【治疗原则】

一旦确诊,需立即住院治疗。

1. 抗感染及消肿 尽快控制感染,全身应用足量的抗生素和糖皮质激素,如青霉素类抗生素、头孢菌素类抗生素、地塞米松等。急性变态反应性会厌炎患者首先进行抗变态反应治疗,皮下注射肾上腺素 1mg,同时肌内注射或静脉滴注氢化可的松 100mg 或地塞米松 10mg。治疗后密切观察患者呼吸困难与会厌肿胀是否有好转。

2. 气管切开术 如患者有明显呼吸困难,静脉使用抗生素和糖皮质激素后呼吸困难无改善者应及时进行气管切开。如不能及时行气管切开,可行紧急环甲膜切开,扩张切口,进行人工呼吸,患者呼吸恢复后可行常规气管切开术。急性会厌炎窒息发作时,因声门周围被水肿的黏膜堵塞,插管很难成功。

3. 其他 如会厌舌面脓肿形成,或脓肿虽已破裂但仍引流不畅时,应行切开排脓。进食困难者,可予以静脉补液等支持疗法。

【护理评估】

1. 健康史 评估患者有无上呼吸道感染史,有无咽炎、扁桃体炎等邻近器官炎症,近期有无过度劳累、受凉、外伤史、较长时间接触有毒气体等,有无药物过敏史、食物过敏史、接触物过敏史等,有无胃炎、胃溃疡病、糖尿病史。

2. 身体状况　观察患者有无呼吸困难、高热、咽喉部剧烈疼痛、吞咽困难、口水增多、说话含糊不清的症状,评估患者既往身体情况。

3. 心理 - 社会状况　评估患者和家属心理情绪状况,评估患者对疾病的认识程度。

【常见护理诊断 / 问题】

1. 有窒息的危险　与会厌高度肿胀阻塞呼吸道有关。

2. 急性疼痛　与会厌充血水肿有关。

3. 体温过高　与会厌炎症反应有关。

4. 营养失调:低于机体需要量　与会厌肿胀疼痛有关。

5. 知识缺乏:缺乏急性会厌炎护理、预防及保健相关知识。

6. 焦虑　与担心疾病预后有关。

【护理措施】

1. 保持呼吸道通畅

(1)急性会厌炎一旦确诊,需立即住院治疗。床旁备气管切开包与急救用品,密切观察呼吸型态,予氧气吸入、监测血氧饱和度,及时发现致命性的呼吸道梗阻。

(2)一旦出现呼吸困难、吸气性软组织凹陷、喉喘鸣等症状,立即向医生汇报,并做好气管切开的术前准备。气管切开患者按气管切开术后护理。

2. 病情观察

(1)会厌脓肿形成者可以导致猝死,对于合并高血压、糖尿病、认知障碍以及曾接受过头颈部放疗者的高危人群需特别警惕,密切监护。

(2)注意观察患者体温变化,及时发现和处理高热,必要时采用物理降温或根据医嘱使用药物降温。同时注意调节室内温度,保持空气流通,嘱患者多饮水,增加液体摄入,维持体液平衡。

3. 用药护理

(1)遵医嘱采用足量的激素和抗生素治疗,观察用药效果,咽喉部疼痛、吞咽困难症状有无缓解,会厌肿胀有无消退。

(2)观察患者有无胃部不适,对有胃病病史的患者使用激素治疗时要观察大便情况,必要时复查大便常规与隐血试验。

4. 疼痛护理

(1)向患者解释疼痛的原因及疾病治疗过程,及时评估疼痛程度,可在颌下予以冰敷。在确定掌握病情进展的情况下可酌情使用止痛药。

(2)静卧休息,不发声或少发声、轻咳嗽。

(3)进食清淡流质或半流质饮食,减少会厌刺激;摄入量低于机体需要量时,可适当遵医嘱予以静脉补液。

(4)注意做好口腔护理,进食后用漱口液漱口,预防口腔溃疡、口腔黏膜炎。

5. 心理护理

(1)帮助患者了解疾病知识,告知治疗方法与预后,以消除紧张、焦虑等负面心理,保持情绪稳定,树立信心积极配合治疗与护理。

(2)向患者强调本病的特点与危害,使其重视疾病的全程治疗,取得理解并配合,不随意离开病房。

6. 健康教育

(1)生活指导:合理安排日常生活、劳逸结合,建议患者戒烟酒,保证良好睡眠,避免精神紧张或过度疲劳。平时应加强锻炼,增强机体抵抗力,预防感冒;避免接触过敏原,包括药物、食物、花粉或有害气体等。

(2)疾病知识指导:告知患者本病的病因、临床症状,如出现咽喉剧痛、吞咽困难、说话含糊不清、喘鸣、流涎、呼吸困难等症状时应立即拨打急救电话,就近求医就诊,需争分夺秒抢救;合并糖尿病的患者要注意控制血糖。

第二节　急性喉炎患者的护理

【概述】

急性喉炎是指以声门区为主的喉黏膜急性炎症,是成人呼吸道常见急性感染性疾病之一,可单独发生,也可继发于急性鼻炎、急性咽炎或急性传染病,男性发病率较高,以声嘶、咽喉痛为主要症状。小儿急性喉炎有其特殊性,常累及声门下区黏膜和黏膜下组织,多在冬春季发病,发病率比成人低,但易发生呼吸困难。

【病因】

1. 感染　由病毒或细菌感染引起,多继发于上呼吸道感染。开始时多为鼻腔、鼻咽和口咽急性卡他性炎症,如感染向下扩展便可引起喉黏膜的急性卡他性炎症。常见的致病病毒包括流感病毒、副流感病毒、鼻病毒、腺病毒等;常见的致病细菌包括溶血性链球菌、肺炎链球菌、流感嗜血杆菌等。

2. 用声过度　说话过多、大声喊叫、剧烈久咳等用声过度均可引起急性喉炎。尤其是使用嗓音较多的职业,如教师、演员、销售员等。

3. 过敏反应　特定的食物、气体或药物可引起特异性体质患者喉腔黏膜水肿,造成急性喉炎。

4. 某些急性传染病的前驱症状　如流行性感冒、麻疹、水痘、百日咳、猩红热等的前驱症状。

5. 小儿急性喉炎 病情常比成人严重,易发生呼吸困难。原因为:

(1)解剖特点:小儿喉腔狭小、喉软骨柔软、黏膜与黏膜下组织附着疏松,黏膜下淋巴组织及腺体组织丰富,罹患炎症时肿胀较重易发生喉阻塞。

(2)发育特点:小儿神经系统较不稳定,易受激惹而发生喉痉挛,痉挛后使喉腔更加狭小;同时咳嗽反射也较差,不易排出喉部及下呼吸道分泌物,更使呼吸困难加重。

(3)小儿对感染的抵抗力及免疫力不及成人,故炎症反应较重。

6. 其他 喉异物、颈部及咽喉部外伤、检查器械损伤喉部黏膜等都可致喉炎。烟酒刺激、受凉、疲劳致机体抵抗力降低时,吸入有害气体(如氯气、氨气等)、粉尘等也可致本病。

【临床表现】

1. 全身症状 一般成人全身症状较轻,小儿较重。急性喉炎常发生于感冒之后,可有畏寒、发热、乏力等全身症状。

2. 局部症状

(1)声音嘶哑:是急性喉炎的主要症状,开始时声音低沉粗糙,重者发声嘶哑,甚至完全失声。

(2)咳嗽:起初干咳无痰,呈痉挛性,常在夜间加重。病情进展可有黏稠痰液,不易咳出,黏附于声带表面而加重声嘶。

(3)喉痛:患者喉部及气管前有轻微疼痛,发声或咳嗽时喉痛加重,感喉部不适、干燥、异物感。

(4)吸气性呼吸困难:小儿急性喉炎起病急,早期以喉痉挛为主,表现为阵发性犬吠样咳嗽或呼吸困难,继之有黏稠痰液咳出。屡次发作后可能出现持续性喉梗阻症状,如哮喘样咳嗽、吸气性喉喘鸣、吸气性呼吸困难,患儿鼻翼扇动,面色发绀或苍白,有不同程度的烦躁不安,吸气时出现明显"四凹征"。如不及时治疗,可出现脉细速、大汗淋漓、呼吸无力,甚至呼吸循环衰竭,昏迷,抽搐,导致死亡。

【辅助检查】

间接喉镜、纤维(电子)鼻咽喉镜检查可见喉部黏膜(包括声带)急性充血、肿胀,特点为双侧对称,呈弥漫性,逐渐发展导致室带及声门下黏膜充血肿胀,以声带及杓会厌襞最为显著。严重时可见声带黏膜下出血。声带运动正常。

【治疗原则】

1. 成人急性喉炎 继发细菌感染时可使用足量广谱抗生素,充血肿胀显著者加用糖皮质激素;局部使用糖皮质激素雾化吸入,减轻喉部黏膜的肿胀,保持呼吸道通畅。

2. 小儿急性喉炎　一旦确诊,治疗的关键是解除喉阻塞,及早使用有效、足量的抗生素控制感染,配合较大剂量的糖皮质激素,常用泼尼松口服,地塞米松肌内注射或静脉滴注。重度喉阻塞或经药物治疗后喉阻塞症状未缓解者,应及时行气管切开。对重症患儿,应加强监护与支持疗法,注意患儿的营养与电解质平衡,保护心肺功能,避免发生急性心功能不全。

【护理评估】

1. 健康史　评估患者有无上呼吸道感染史;近期有无过度劳累、受凉、外伤史;是否有较长时间接触有毒气体及过敏原等;既往有无胃炎、胃溃疡、糖尿病病史。

2. 身体状况　观察患者有无呼吸困难、高热、咳嗽、咳痰、咽喉疼痛的发生和持续时间;观察喉黏膜消肿情况。

3. 心理 - 社会状况　评估患者和家属心理情绪状况,评估不同年龄、文化程度的患者对疾病认识程度。

【常见护理诊断 / 问题】

1. 有窒息的危险　与小儿急性喉炎已发生呼吸困难有关。

2. 体温过高　与喉部黏膜感染引起炎症反应有关。

3. 舒适度减弱　与炎症引起声嘶、喉痛有关。

4. 焦虑　与患者担心疾病预后有关。

5. 知识缺乏:缺乏急性喉炎护理、预防及预后相关知识。

【护理措施】

1. 用药护理　建立静脉通路,遵医嘱采用激素、抗生素治疗,并观察患者有无胃部不适,咽喉疼痛、声音嘶哑症状有无缓解。发热患者严密观察体温变化,嘱患者多喝水,必要时予以物理降温或药物降温,注意用药后反应。

2. 雾化吸入护理　遵医嘱指导患者配合按时予以雾化吸入,雾化前先漱口,清除口腔内分泌物、食物残渣;雾化时应做深而慢的吸气,使药液充分吸收;使用面罩雾化吸入者应在雾化吸入结束后洗脸。

3. 生活护理　让声带休息,不发音或少发音;随时调节室内温度和湿度,保持室内空气流通;指导患者选择清淡无刺激、流质或半流质饮食;注意大便通畅,使用激素时观察大便颜色,防止胃肠溃疡并发症;禁烟、酒。

4. 小儿急性喉炎的护理

(1)抢救用品准备:床旁备好氧气、吸引器、气管插管物品、气管切开包、心电监护仪、雾化吸入器等。

(2)保持呼吸道通畅:床旁予以心电监测,密切观察患儿的呼吸频率与节律、咳嗽、面色、唇色、肤色、意识状态,当患儿出现缺氧加重、鼻翼扇动、口唇发绀或苍白、指 / 趾端发绀、血氧饱和度下降、出汗、心动过速、烦躁不安甚至抽搐时,应立即告知医生,迅速行气管切开及其他解除喉梗阻的紧急措施。

(3)注意观察患儿体温变化:调节室内温度和湿度,保持空气流通,必要时采用物理降温或根据医嘱使用药物降温。及时发现和处理高热,多饮水,增加液体摄入,维持体液平衡。

(4)生活护理:注意做好口腔护理,患儿尽量卧床休息,保持安静,避免哭闹,减少体力消耗,减轻呼吸困难。

(5)心理护理:患儿起病急,病情凶险,家长多处于紧张和恐惧不安中,护士帮助其了解疾病相关知识,以消除紧张、焦虑等负面心理,保持情绪稳定,树立信心,积极配合治疗与护理,以取得最佳的治疗效果。

5. 健康教育

(1)成人急性喉炎应告知患者平常加强体育锻炼,增强体质,预防感冒;禁烟、酒;注意生活规律,勿熬夜受凉;注意正确发声,勿疲劳用嗓。

(2)小儿急性喉炎具有特殊性,对照护的家属也应进行健康教育。

1)生活指导:督促患儿平时不要过度喊叫,上呼吸道感染和传染病高峰季节不去公共场合,如有不适及早就医;保持口腔卫生,养成饭后漱口,早晚刷牙的好习惯。

2)加强营养,按时接种疫苗,增强患儿的抵抗力。

3)疾病知识指导:①小儿急性喉炎起病急,诊断治疗不及时会危及患儿生命,如出现声嘶、犬吠样咳嗽、吸气性喉喘鸣、呼吸困难等症状时应立即拨打急救电话,就近求医就诊。这些症状可能是喉梗阻的前兆,提示病情进展迅速,危及生命,需争分夺秒抢救。②向患儿家属讲解本病的特点及预防措施,改变认识的误区,提高警惕。指导家属学会观察患儿的呼吸及咳嗽情况,发现异常及时与医护人员沟通。③告知患儿家属在患儿感冒后不能随意喂服镇咳、镇静药物,因为有些药物会引起排痰困难,加重呼吸道阻塞。④对于气管切开的患儿,护士应教会其家属相关的知识和技能。

第三节　声带小结和声带息肉患者的护理

【概述】

声带小结和声带息肉均为喉部慢性非特异性炎症性疾病,是引起声音嘶哑的两种常见疾病。

声带小结是慢性喉炎的一种更微小的纤维结节性病变,常由炎性病变逐渐形成。典型的声带小结为双侧声带前、中 1/3 交界处对称性小结样突起。

声带息肉好发于声带游离缘前、中段,为半透明、白色或淡红色表面光滑的肿物,单侧多见,也可双侧同时发生。

【病因】

1. 发声不当或用声过度　因声带的前 2/3 是膜部,后 1/3 是软骨部,而膜部的中点即声带前、中 1/3 交界处在发声时振幅最大,用声过度或用声不当会导致该处形成小结或息肉,也可为一次强烈发声之后引起。歌唱演员、教师、销售人员、喜欢喊叫的儿童等易患本病。

2. 长期慢性刺激,如长期吸烟、胃食管咽喉反流等可诱发本病。

3. 继发于上呼吸道感染。

【临床表现】

主要表现为声音嘶哑。声带小结早期症状轻,仅表现为发声易疲倦和间歇性声嘶,后逐渐加重,表现为持续性声嘶。声带息肉患者因息肉大小、形态和部位不同,其音质和声音嘶哑程度也不同,轻者为间歇性声嘶,发高音困难,音色粗糙,重者严重沙哑。巨大息肉位于两侧声带之间者,可完全失声,并可引起喘鸣和呼吸困难。

【辅助检查】

喉镜检查见双侧声带前、中 1/3 交界处有对称性结节状隆起,多为声带小结。病程短的早期小结是粉红色息肉状,病程长者则呈白色结节状小的隆起,表面光滑。发声时两侧的小结互相靠在一起使声门不能完全闭合。

喉镜检查见一侧声带前、中段有半透明、白色或粉红色的肿物,表面光滑,多为声带息肉。息肉可带蒂,也可广基,带蒂的息肉可随呼吸气流上下移动。少数患者可出现整个声带弥漫性息肉。

【治疗原则】

1. 声带小结　早期可通过禁声,进行一段时间(约 3 个月)的嗓音康复训练,改变错误的发声习惯,可成功治疗声带小结。儿童声带小结可在青春期自然消失。对保守治疗无效,且声嘶症状明显的小结可考虑在表面麻醉下经纤维(电子)鼻咽喉镜行声带小结切除;声带小结较大者也可在全麻下经支撑喉镜行喉显微手术切除。

2. 声带息肉　主要治疗方法是手术。手术方法包括在表面麻醉下经纤维(电子)喉镜切除术、全身麻醉下经显微支撑喉镜下切除术。

【护理评估】

1. 健康史　评估患者有无明显诱因如用声不当或长期吸烟史,有无上呼吸道感染史。

2. 身体状况　评估患者声音嘶哑的程度、发生和持续的时间,有无喘鸣和呼吸困难。

3. 心理 - 社会状况　患者因持续声嘶影响工作或形象而就诊,但对本病发生的原因、如何保护声带、促进声带康复缺乏了解。评估患者的文化层次、职业、生活习惯等,教师、歌唱演员等对嗓音康复要求高,担心预后对职业发展有影响,多表现为焦虑。

【常见护理诊断/问题】

1. 有窒息的危险 与巨大息肉、手术创口出血、声带充血水肿导致呼吸困难有关。

2. 焦虑/恐惧 与患者担心疾病预后有关。

3. 知识缺乏:缺乏嗓音保健知识及疾病的护理、预防及预后相关知识。

4. 潜在并发症:出血、感染、软腭擦伤。

【护理措施】

1. 预防窒息

(1)术后嘱患者轻轻将口中分泌物吐出,勿咽下。记录分泌物的颜色、性质及量,警惕术后创口出血。

(2)术后避免剧烈咳嗽。进温凉、无刺激的流质或软食3天,减少创口刺激,减轻声带充血水肿。

(3)术后应根据病变范围、创面大小、声带水肿情况进行个性化禁声指导和嗓音康复训练,促进创面愈合。

2. 心理护理 术前介绍手术的目的与微创特点,术后告知嗓音康复的相关知识,让患者有充分的疾病认知,减少焦虑和恐惧,积极配合治疗。

3. 用药指导 术后可雾化吸入治疗,每日2~3次,通过局部用药的方法减少声带水肿,向患者讲解雾化吸入的目的及注意事项。

4. 健康教育

(1)疾病相关知识指导:介绍本病的病因与预防,指导患者保护嗓音,注意正确的发声方法,避免长时间用嗓或高声喊叫,防止术后复发;定期复查,积极治疗声带邻近器官的炎症,防止复发。

(2)生活相关知识指导:建立良好的饮食习惯,避免进食辛辣刺激性食物,禁烟、酒,减少对声带的刺激;建立规律的生活习惯,避免过度劳累及熬夜;人的声音易受情绪的影响,嘱患者保持良好心态,避免情绪激动。

知识拓展:

嗓音康复训练

适用于声带息肉术后患者的嗓音康复训练和非手术治疗,有以下几种方法。

1. 膈肌/腹式呼吸训练。

2. 姿势与运动训练　患者自然直立,逐一做慢张口、圆唇,在不同方向的伸舌和舌尖逐渐旋转训练。

3. 打哈欠训练　深吸气,自然打哈欠和叹气出声。

4. 水泡音训练　经鼻深吸气,随后从喉部连续不断的发出犹如水泡的声音,同时将上唇和上颚抬高并放松,缓慢平稳的发元音"a"。

5. 嚼音训练　在闭口状态下,使舌部、下颌做大幅度咀嚼,然后张大口使唇舌部及下颌进行更大幅度地活动,也可以边咀嚼边发音"a、i、u"等。

6. 嗓音声学训练　纠正患者不正确的发声习惯,例如"耳语""小声"。

7. 共鸣发声　通过鼻咽腔共鸣,增强发声的穿透力及声音的响度。

第四节　喉乳头状瘤患者的护理

【概述】

喉乳头状瘤是喉部最常见的良性肿瘤,可发生于任何年龄,甚至新生儿,但以 10 岁以下儿童多见。发生在儿童者常为多发性、生长快、易复发,但恶变少。成人多发生于 20~40 岁,多为单发,有恶变可能。

【病因】

目前认为与人乳头状瘤病毒(HPV)感染有关,在 HPV 各亚型中,HPV-6 和 HPV-11 是主要致病因素。亦有观点认为喉乳头状瘤与喉部慢性刺激及内分泌失调有关。喉乳头状瘤可单发或多发,由复层鳞状上皮及其下的结缔组织向表面呈乳头状生长,一般不侵犯基底组织。

【临床表现】

1. 声音嘶哑　为常见症状,呈进行性加重,甚至可发展为失声。嘶哑程度与肿瘤大小并非一致,但与其生长部位有关。

2. 咳嗽　肿瘤生长于声带时有刺激性咳嗽;肿瘤溃烂时也可有喉部疼痛,引起咳嗽,甚至咳血性痰。

3. 喉喘鸣　肿瘤堵塞上呼吸道时,可出现喘鸣音。

4. 呼吸困难　肿瘤堵塞呼吸道,引起吸气性呼吸困难,可出现"四凹征"。长期持续性呼吸困难者,可发生漏斗胸及代偿性红细胞增多。

【辅助检查】

1. 间接喉镜和纤维(电子)喉镜　可见肿瘤呈苍白、淡红或暗红色,表面不平,呈乳头状增生。成人患者以单个带蒂多见,儿童患者的基底较广,主要位于声带,可向上波及室带、会厌,向下蔓延至声门下、气管内。

2. 影像检查 X 线或 CT 检查　可明确肿瘤大小、侵犯范围,指导手术方案的制订。

3. 组织学检查　在喉镜下取活检送病理检查明确诊断。因有恶变的可能,成人最好在多个部位取活检。

【治疗原则】

支撑喉镜下应用 CO_2 激光切除是最有效的治疗手段,儿童易复发,需多次手术。并发喉梗阻者,应行气管切开术。

【护理评估】

1. 健康史　评估患者有无明显诱因如上呼吸道感染史;患儿需评估营养发育状况、是否为复发、手术史等。

2. 身体状况　评估是否出现进行性声嘶或干咳,是否出现失声、喉喘鸣及呼吸困难。患儿声嘶呈进行性加重且易发生喉阻塞。

3. 心理-社会状况　患儿反复发作,多次手术,频繁者甚至一个月就进行一次手术,严重影响儿童的生长发育,也给家庭带来沉重的负担,家属十分焦虑。成人患者则较多担心疾病是否会恶变。护士应注意评估患者的年龄、性别、心理状况及患儿家属对疾病的认知程度、文化层次、经济状况、家庭支持系统等,以便提供针对性的护理措施。

【常见护理诊断/问题】

1. 有窒息的危险　与肿瘤压迫呼吸道导致呼吸困难有关。

2. 知识缺乏:缺乏喉乳头状瘤的护理、预防及预后相关知识。

3. 焦虑　与疾病反复发作,担心预后、害怕手术有关。

4. 语言沟通障碍　与声音嘶哑有关。

5. 有照顾者角色紧张的危险　与疾病反复发作,照顾者担心预后有关。

【护理措施】

1. 术前护理

(1)病情观察:观察患者有无喉喘鸣、呼吸困难等症状。如有呼吸困难,应给予氧气吸入,备好气管切开包及其他抢救用品,必要时紧急行气管切开术。行气管切开后,一般在短期内不能拔管,必须向患者及家属反复强调说明,使其积极配合治疗。

(2)疾病指导:指导患者避免外出活动,少说话、多喝水,不要大声喊叫,以免加重声嘶等,预防上呼吸道感染,避免声带水肿。患儿需要耐心安抚,减少哭闹,以免加重呼吸困难和缺氧症状。

(3)饮食护理:术前加强营养,以高蛋白、高维生素、高能量的易消化清淡饮食为主,增强手术耐受力。

(4)其他护理:做好口腔护理,保持口腔清洁,完善术前检查和准备。

(5)心理护理:了解患者心理,关心、安慰患者,向患者及其家属详细讲解手术过程,使其有正确认识,消除紧张恐惧心理,稳定情绪,安心接受手术。对患儿应向其家属说明此为良性肿瘤,虽然易复发,需做多次手术,但至青春期后有自行消退的可能,鼓励其树立战胜疾病的信心。

2. 术后护理

(1)病情观察:密切观察患者的生命体征、血氧饱和度、疼痛及口腔内渗血情况,记录分泌物的颜色、性质及量,预防并发症的发生。

(2)保持患者呼吸道通畅:全麻清醒后协助患者适当抬高床头,以利于呼吸,指导患者有效咳嗽排痰,以免阻塞呼吸道。遵医嘱行雾化吸入治疗,有效预防呼吸道水肿。行气管切开患者,详见气管切开术后护理常规。

(3)合理声休:术后可说话,但注意勿大声喊叫和过多说话,合理声休3~4周,以减少声带摩擦及水肿。声休期间,细心观察患者非语言行为表达的信息,了解患者需求,及时处理。

(4)安全指导:指导患者住院期间勿远离病区。若出现胸闷、憋气、呼吸困难等症状时,及时通知医护人员。

(5)用药护理:采用干扰素治疗的患者,注射前向患者介绍药物治疗的目的和意义。告知患者注射疗程,鼓励患者坚持用药。注射后可有高热、皮疹等现象,指导患者多饮水,安抚患者。

(6)并发症的护理

1)呼吸道梗阻:术后1~2日内,患者出现不同程度喉头水肿,甚至喉痉挛,尤其是患儿,易发生呼吸道梗阻或窒息。遵医嘱给予心电监护、持续低流量氧气吸入,严密观察患者呼吸频率、节律、深浅度,注意面色变化,监测血氧饱和度。

2)气管切开术后并发症:详见本章第七节"气管切开术后护理常规"。

3. 健康教育

(1)生活指导

1)指导患者注意保暖,预防上呼吸道感染。

2)建立良好的卫生生活习惯,禁烟酒及辛辣刺激性食物;指导患者多饮水,保持呼吸道湿润。

3)合理膳食,增加营养,增强自身抵抗力。尤其注意儿童患者由于反复手术、疾病消耗,常有营养不良。

4)鼓励患者适当体育锻炼,增强体质,避免活动过度加重呼吸困难。

（2）疾病知识指导

1）安全指导：因本病极易复发，教会患者及家属观察患者呼吸变化，告知其根据有无喉喘鸣音，口唇、四肢末梢青紫，"四凹征"及烦躁不安等表现来判断是否存在呼吸困难。

2）用药指导：指导患者出院后，遵医嘱继续坚持其他综合治疗方法。注射干扰素治疗者，应定期随访，观察用药后反应和治疗效果，并逐渐延长注射间隔时间，用药期间监测肝功能和血常规。

3）气道护理：患儿行气管切开术后，一般短期内不能拔管，必须反复向患儿及家属强调说明，使其积极配合治疗，并指导患者居家气道护理，包括日常环境要求、气道湿化、导管消毒、保持气道通畅、气道堵塞时的紧急处理等。

4）定期复查：患儿肿瘤生长快，易复发；成人患者复发时应警惕癌变，均需定期随访。并向患者及家属讲解复查的重要性，若有异常，及时就诊。

5）建议复发性患者接种 HPV 疫苗，可减少手术次数。

第五节 喉阻塞患者的护理

【概述】

喉阻塞为耳鼻咽喉科常见急症之一，是因喉部或其相邻组织的病变，使喉部通道发生狭窄或阻塞引起呼吸困难，也称喉梗阻，需紧急处理。喉阻塞不是单独的疾病，而是一个由多种不同原因引起的临床症状。

【病因】

1. 炎症　如急性会厌炎、小儿急性喉炎、急性喉气管支气管炎、咽后脓肿、口底蜂窝织炎等。

2. 水肿　药物过敏性反应、喉血管神经性水肿等。

3. 外伤　喉切割伤、喉部挫伤、烧灼伤、气管插管后损伤等。

4. 异物　如患者进食时误咽食物或进食习惯不好引起误呛，不仅造成机械性阻塞，还可引起喉痉挛等。

5. 肿瘤　喉癌、喉乳头状瘤、喉咽肿瘤、甲状腺肿瘤等都可阻塞气道引起喉阻塞。

6. 发育畸形　如先天性喉蹼、喉软骨畸形等。

7. 声带瘫痪　如各种手术造成喉返神经麻痹，双侧声带外展瘫痪。

【临床表现】

1. 吸气期呼吸困难　主要表现为吸气运动加强，吸气时间延长，是喉阻塞的主要症状。吸气时，气流将声带斜面向下、向内推压，使声带向中线靠拢，在喉部黏膜充血肿胀或声带固定时,声带无法做出正常情况下的外展动作来开大声门裂,使本已变狭窄的声门更加狭窄,以致空气不易进入肺内,造成吸气时呼吸困难进一步加重;呼气时气流向上推开声带,使声门裂变大,尚能呼出气体,故呼气困难较吸气时为轻。因此表现为以吸气性呼吸困难为主的呼吸困难。

2. 吸气期喉喘鸣 是喉阻塞的一个重要症状。吸入的气流,挤过狭窄的声门裂,形成气流旋涡冲击声带,声带颤动而发出一种尖锐的喉喘鸣声。

3. 吸气性软组织凹陷 因吸气时空气不易通过声门进入肺部,胸腹辅助呼吸肌均代偿性加强运动,将胸部扩张,以助呼吸进行,但肺叶不能相应地膨胀,造成胸腔内负压增加,将胸壁及其周围的软组织吸入,出现"四凹征"。凹陷的程度常随呼吸困难的程度而异,儿童的肌张力较弱,凹陷征象更为明显。

4. 声音嘶哑 常有声音嘶哑,甚至失声,病变发生于室带或声门下腔者,声嘶出现较晚或不出现。

5. 缺氧症状 初期可出现心率加快,血压上升。若阻塞进一步加重则开始出现缺氧而坐卧不安、烦躁、发绀。终末期则有大汗淋漓、脉细速、心力衰竭、大小便失禁、惊厥、昏迷,甚至心搏骤停,缺氧程度可通过经皮血氧检测仪来判断。

【呼吸困难分度】

为了区别病情的轻重,准确地掌握治疗原则及手术时机,将喉阻塞引起的吸气期呼吸困难分为四度。

1. 一度 安静时无呼吸困难表现。活动或哭闹时,有轻度吸气期呼吸困难。

2. 二度 安静时也有轻度吸气期呼吸困难,吸气期喉鸣和吸气期胸廓周围软组织凹陷,活动时加重,但不影响睡眠和进食,亦无烦躁不安等缺氧症状。脉搏尚正常。

3. 三度 吸气期呼吸困难明显,喉鸣声甚响,吸气性胸廓周围软组织凹陷显著。并因缺氧而出现烦躁不安、不易入睡、不愿进食,脉搏加快等症状。

4. 四度 呼吸极度困难。由于严重缺氧和二氧化碳蓄积增多,患者坐卧不安,手足乱动,出冷汗,面色苍白或发绀,定向力丧失,心律不齐,脉搏细弱,血压下降,大小便失禁等。如不及时抢救,可因窒息引起呼吸心搏停止而死亡。

【辅助检查】

1. 轻者和发展缓慢、病程较长的,可做间接喉镜或纤维(电子)喉镜检查以查明喉部病变情况及声门裂大小。但做检查时要注意,因咽喉部麻醉后咳嗽反射减弱,分泌物不易咳出,可使呼吸困难明显加重,且有诱发喉痉挛的可能,故应做好气管切开术的准备。

2. 重者和发展较快者,则应首先进行急救处理,解除喉阻塞后再做进一步的检查,明确其病因。

【治疗原则】

呼吸困难的程度是选择治疗方法的主要依据。同时结合病因、患者的一般情况和耐受缺氧的能力等全面考虑。

1. 一度　明确病因后,一般通过针对病因的积极治疗即可解除喉阻塞,不必急诊做气管切开术。

(1)如由炎症引起,使用足量抗生素和糖皮质激素控制感染和炎性肿胀。

(2)若为异物,应迅速取出。

(3)如为喉肿瘤、喉外伤等可行肿瘤根治手术、修复手术等解除喉阻塞。

2. 二度　对症治疗及全身治疗(如氧气吸入等)的同时积极治疗病因。

(1)由急性病因引起者,病情通常发展较快,应在治疗病因的同时做好气管切开术的准备,以备在病因治疗不起作用,喉阻塞继续加重时予以急救。

(2)由慢性病因引起者,病情通常发展较慢,且病程较长,机体对缺氧已经耐受,大都可以通过病因治疗解除喉阻塞,避免做气管切开术。

3. 三度　在严密监测呼吸变化并做好气管切开术准备的情况下,先试对症治疗或病因治疗,经保守治疗未见好转,应及早行气管切开。若为喉肿瘤引起的喉阻塞,应行气管切开。

4. 四度　要争分夺秒,因地制宜,立即行气管切开术。紧急情况下,可先行环甲膜切开术。

【护理评估】

1. 健康史　评估患者近期健康状况,有无过度疲劳、上呼吸道感染病史,有无喉部外伤、吸入异物、喉部肿瘤史,有无接触过敏原史,有无甲状腺手术病史、气管插管病史等,并注意评估患者呼吸困难发生的时间、程度、有无诱因等。

2. 身体状况　评估患者是否出现吸气性呼吸困难、吸气性喉喘鸣、吸气性软组织凹陷,呼吸困难的分度,是否有声嘶、缺氧症状,有无咳嗽或窒息感。

3. 心理-社会状况　喉阻塞患者常急诊就医,患者和家属都会因呼吸困难威胁生命而感到非常恐惧,希望立即解决呼吸困难,但对气管切开手术缺乏认识。因此要注意评估患者的年龄、性别、情绪状态、对本病的认识程度等,还要评估家属的心理状况,以提供全面有效的心理干预措施。

【常见护理诊断/问题】

1. 有窒息的危险　与喉阻塞或手术后气管套管阻塞或脱管有关。

2. 语言沟通障碍:声嘶或失声　与声带病变引起功能下降有关。

3. 恐惧　与患者呼吸困难,害怕窒息死亡有关。

4. 营养失调：低于机体需要量　与摄入不足有关。

5. 有活动无耐力的危险　与患者低氧血症有关。

6. 潜在并发症：低氧血症、术后出血、皮下血肿、气胸、感染等。

7. 知识缺乏：缺乏气管切开术后自我护理和喉阻塞预防知识。

【护理措施】

1. 预防窒息

(1)密切观察呼吸、脉搏、血氧饱和度、血压、神志、面色、口唇颜色等变化；床旁备齐急救物品，如气管切开包、吸引器，不同型号气管套管及气管插管等，及时发现窒息征象，紧急行气管切开。

(2)遵医嘱按时用药，注意观察患者用药后的效果，快速控制炎症，减轻喉头水肿，必要时予以雾化吸入，氧气吸入增加氧供。

(3)取半卧位，卧床休息，尽量减少活动量和活动范围；小儿患者尽量减少任何外界意外刺激，避免哭闹，降低氧耗，以免加重呼吸困难。

(4)如为异物、喉部肿瘤、喉外伤、或双侧声带瘫痪引起，及时做好术前准备。这类原因所致的喉阻塞保守治疗不能缓解。

(5)气管切开的护理：详见本章第七节"气管切开术后护理常规"。

2. 根据患者声嘶与呼吸困难的程度，采取有效的沟通方式与患者沟通。

3. 生活护理

(1)房间保持安静，适宜的温度与湿度，让患者感觉舒适且安全，放松心情。

(2)病情允许的情况，在医生的指导下可适当进食流质、半流质或软食；需禁食的患者，可给予静脉营养支持，以供能量消耗所需。

(3)保持口腔卫生，每天进食前后均需清水漱口，必要时可予漱口液含漱，早晚刷牙。

(4)一度、二度呼吸困难的患者可酌情下床渐进性适当活动，但不能离开医护人员的视线范围，有人陪伴。活动时间以患者觉得能够耐受为宜，每次活动时间不可过长。

4. 心理护理

(1)评估其恐惧程度，解释呼吸困难产生的原因、治疗方法和疗效。介绍同种疾病患者康复情况。鼓励患者表达自身感受。

(2)创造安静的病室环境，鼓励家属陪护。医护人员实施治疗抢救时镇定，忙而不乱。

5. 健康教育

(1)积极治疗原发病，有药物过敏史者应避免与过敏原接触，以免诱发变态反应，引起喉黏膜水肿；喉外伤患者应及早就医，早期发现、处理闭合性喉损伤;容易上呼吸道感染者,应增强免疫力。

(2)养成良好的进食习惯,吃饭时不宜大声谈笑;家长应注意不要给小儿吃豆类、花生、瓜子等食物,防止异物吸入引发喉阻塞。

(3)对住院期间未能拔管而需戴气管套管出院的患者,应教会患者或家属清洗消毒气管内套管、更换气管垫的方法;湿化气道和增加空气湿度的方法。教育患者洗澡时防止水流入气管,不得进行水上运动,外出时注意遮盖气管套管口,防止异物吸入。

(4)注意保持外套管固定,不可自行解开系带。如发生气管外套管脱出或再次呼吸不畅,应立即到医院就诊。

(5)定期门诊随访。

第六节　喉癌患者的护理

【概述】

喉癌多发于 50~70 岁男性,由于近年来烟草消费的低龄化,喉癌的发病年龄有降低趋势。女性吸烟人数的增加也使女性的患病率不断增加。2008年 WHO 统计我国喉癌发病率(年龄标准化)男性为 2.2/10 万,女性为 0.5/10万,死亡率男性为 1.2/10 万,女性为 0.4/10 万。我国东北和华北地区的发病率较高。

【病因】

喉癌的致病原因迄今尚未明确,可能与下列因素有关:

1. 吸烟　临床观察发现 95% 的喉癌患者有长期吸烟史。因为烟草燃烧时,产生烟草焦油,其中含有致癌物质苯并芘可使呼吸道纤毛运动迟缓或停止,黏膜充血水肿,上皮增厚和鳞状化生,成为致癌基础。一般估计,吸烟者患喉癌的风险度是非吸烟者的 3~39 倍。

2. 饮酒　慢性酒精摄入与喉癌发生有一定相关性。饮酒者患喉癌的风险度是非饮酒者的 1.5~4.4 倍。且吸烟和饮酒有致癌的协同作用。

3. 病毒感染　成年型喉乳头状瘤由人乳头状瘤病毒引起,目前认为是喉癌的癌前病变。

4. 环境因素　长期大量接触各种有机化合物(多环芳香烃、亚硝胺等),吸入生产性粉尘或工业废气,如二氧化硫、芥子气、砷、镍等,喉癌发生率高。另外,长期接触镭、铀、氡等放射性核素可引起恶性肿瘤。有报道称少数患者头颈部放疗可诱发喉癌、纤维肉瘤和腺癌等。

5. 其他　喉癌的发生可能与性激素水平、免疫功能缺乏、体内微量元素如锌、镁缺乏有关。

【病理】

鳞状细胞癌最为常见,约占喉癌98%,且多分化较好,腺癌、未分化癌等极少见。喉癌的大体形态可分为:

1. 溃疡浸润型　癌组织稍向黏膜面突起,表面可见深层浸润的凹陷溃疡,边界不整,界限不清。

2. 菜花型　肿瘤外突生长,呈菜花状,边界清,一般表面无溃疡。

3. 结节型或包块型　肿瘤表面为不规则隆起,多有较完整的包膜,边界较清,很少形成溃疡。

4. 混合型　兼有溃疡和菜花型的外观,表面不平,常有较深的溃疡。

喉癌的扩散转移与肿瘤的原发部位、肿瘤细胞的分化程度及癌肿的大小等密切相关,转移途径有直接扩散、淋巴转移和血行转移。直接扩散即喉癌循黏膜表面或黏膜下浸润扩散至周围组织。淋巴转移部位多见于颈深淋巴结上群和下群。少数晚期患者可随血液循环转移至肺、肝、骨、肾、脑垂体等。

【分区分期】

根据癌肿的生长范围和扩散程度,喉癌的分期按国际抗癌协会TNM分类标准第八版(2017年)方案如下述,临床分期见表7-1。

1. 解剖划分

(1)声门上区

1)喉上部(包括边缘区):舌骨上会厌(包括会厌尖、舌面及喉面)、杓状会厌襞、杓状会厌襞喉面、杓状软骨。

2)声门上部(不包括喉上部):舌骨下会厌、室带、喉室。

(2)声门区:声带、前联合、后联合。

(3)声门下区:声带下缘至环状软骨下缘。

2. TNM临床分类

(1)T(tumor)分级:判断原发肿瘤情况。

T_x:原发肿瘤无法评估。

T_0:无原发肿瘤的证据。

T_{is}:原位癌。

(2)N(nodes)分级:判断区域淋巴结(颈部淋巴结)侵犯情况。

有皮肤受累或伴有深层固定、累及肌肉或相邻结构的软组织受侵,或出现神经受侵表现者,归为临床上的淋巴结外侵犯。中线淋巴结视为同侧淋巴结。

(3)M(metastasis)分级:判断是否有远处转移。

表 7-1　喉腔恶性肿瘤的 TNM 分类

声门上癌

T_1	肿瘤限于声门上一个亚区,声带活动正常
T_2	肿瘤侵犯声门上两个亚区或侵犯声带或声门上区以外区域的黏膜(如舌根、会厌谷、梨状窝内侧壁),声带未固定
T_3	肿瘤限于喉内,声带固定和 / 或下列部位受侵:环后区、会厌前间隙、声门旁间隙和 / 或伴有甲状软骨内板
T_{4a}	肿瘤侵透甲状软骨板和 / 或侵及喉外组织,如:气管、包括深部舌外肌在内的颈部软组织、带状肌、甲状腺、食管
T_{4b}	肿瘤侵及椎前间隙,包裹颈动脉,或侵及纵隔结构

声门癌

T_1	肿瘤局限于声带(可侵犯前联合或后联合),但声带活动正常。
T_{1a}	肿瘤局限于一侧声带
T_{1b}	双侧声带受累
T_2	肿瘤侵犯声门下和 / 或声门上侵犯,和 / 或声带活动受限
T_3	肿瘤限于喉内,声带固定和 / 或侵犯声门旁间隙,和 / 或有甲状软骨局灶破坏
T_{4a}	肿瘤侵透甲状软骨板和 / 或侵及喉外组织,如:气管、包括深部舌外肌在内的颈部软组织、带状肌、甲状腺、食管
T_{4b}	肿瘤侵及椎前间隙,侵及纵隔结构,或包裹颈动脉

声门下癌

T_1	肿瘤限于声门下
T_2	肿瘤侵犯声带,声带活动正常或受限
T_3	肿瘤限于喉内,声带固定
T_{4a}	肿瘤侵及环状软骨或甲状软骨板和 / 或侵及喉外组织,如:气管、包括深部舌外肌在内的颈部软组织、带状肌、甲状腺、食管
T_{4b}	肿瘤侵及椎前间隙,侵及纵隔结构,或包裹颈动脉

区域淋巴结(颈部淋巴结)

N_x	颈部淋巴结有无转移不能确定
N_0	无颈部淋巴结转移
N_1	同侧单个淋巴结转移,最大直径 ≤3cm,无淋巴结外侵犯

续表

区域淋巴结(颈部淋巴结)	
N_{2a}	同侧单个淋巴结转移,最大直径>3cm,但 ≤ 6cm,无淋巴结外侵犯
N_{2b}	同侧多个淋巴结转移,最大直径均 ≤ 6cm,无淋巴结外侵犯
N_{2c}	双侧或对侧淋巴结转移,最大直径均 ≤ 6cm,无淋巴结外侵犯
N_{3a}	同侧或对侧淋巴结转移,最大直径>6cm,无淋巴结外侵犯
N_{3b}	单个或多个淋巴结转移,伴有临床上的淋巴结外侵犯
远处转移	
M_0	无远处转移
M_1	有远处转移
喉癌分期	
0 期	$TisN_0M_0$
I 期	$T_1N_0M_0$
II 期	$T_2N_0M_0$
III 期	$T_3N_0M_0$、$T_1N_1M_0$、$T_2N_1M_0$、$T_3N_1M_0$
IV$_A$ 期	$T_{4a}N_0M_0$、$T_{4a}N_1M_0$、$T_1N_2M_0$、$T_2N_2M_0$、$T_3N_2M_0$、$T_{4a}N_2M_0$
IV$_B$ 期	$T_{1\sim4}N_3M_0$、$T_{4b}N_{1\sim3}M_0$
IV$_C$ 期	$T_{1\sim4}N_{1\sim3}M_1$

【临床表现】

根据病变部位及病变范围,将喉癌分为以下四型:

1. 声门上癌(包括边缘区) 大多原发于会厌喉面根部。早期,甚至肿瘤已发展到相当程度,常仅有轻微的或非特异性的症状,如痒感、异物感、吞咽不适感等而未引起患者的注意。声门上癌分化差,发展快,故肿瘤常在出现颈淋巴结转移时才引起警觉。咽喉痛常于肿瘤向深层浸润或出现较深溃疡时才出现。声嘶为肿瘤侵犯杓状软骨、声门旁间隙或累及喉返神经所致。呼吸困难、吞咽困难、咳嗽,痰中带血或咯血等常为声门上癌的晚期症状。原发于会厌喉面或喉室的肿瘤,由于位置隐蔽,间接喉镜检查常不易发现,纤维喉镜仔细检查可早期发现病变。

2. 声门癌 早期症状为声音改变。初起为发音易倦或声嘶,无其他不适,常未受重视,特别是以往常有慢性喉炎者。因此,凡 40 岁以上,声嘶超过 2 周,经发声休息和一般治疗未改善者,必须仔细行喉镜检查。随着肿瘤增大,声嘶逐渐加重,可出现发声粗哑,甚至失声。呼吸困难是声门癌的另一常见症状,常为声带运动受限或固定,加上肿瘤组织堵塞声门所致。肿瘤组织表面糜烂可出现痰中带血。晚期,肿瘤向声门上区或声门下区发展,除严重声嘶或失声外,尚可出现放射性耳痛、呼吸困难、吞咽困难、频繁咳嗽、咳痰困难及口臭等症状。最后,可因大出血,吸入性肺炎或恶病质而死亡。

3. 声门下癌　即位于声带平面以下,环状软骨下缘以上部位的癌肿。声门下型喉癌少见,因位置隐蔽,早期症状不明显,不易在常规喉镜检查中发现。当肿瘤发展到一定程度时,可出现刺激性咳嗽、声嘶、咯血和呼吸困难等。

4. 贯声门癌　是指原发于喉室的癌肿,跨越两个解剖区域即声门上区及声门区,癌组织在黏膜下浸润扩展,以广泛浸润声门旁间隙为特征。早期症状不明显,当出现声嘶时,常已先有声带固定,而喉镜检查仍未能窥见肿瘤。其后随癌肿向声门旁间隙扩展,浸润和破坏甲状软骨时,可引起咽喉痛,并可于患侧摸到甲状软骨隆起。

【辅助检查】

1. 间接喉镜检查　为最简便实用的方法,借此了解癌肿的部位、形态、范围和喉的各部分情况,观察声带运动和声门大小情况等。

2. 纤维(电子)喉镜检查　能进一步观察癌肿大小和形态,并可取活检确定诊断。

3. 影像学检查　颈部和喉部的 CT 和 MRI 能了解病变范围及颈部淋巴结转移情况,协助确定手术范围。

【治疗原则】

喉癌的治疗方式主要包括手术、放疗、化疗和免疫治疗。根据病变的部位、范围、扩散情况和全身情况,选择合适的治疗方案或综合治疗。

1. 手术治疗　是目前治疗喉癌的主要手段。原则是在彻底切除癌肿的前提下,尽可能保留或重建喉功能,以提高患者的生存质量。手术方式主要分为喉部分切除术及喉全切除术。喉部分切除术包括喉显微 CO_2 激光手术、喉裂开术、垂直部分喉切除术、水平部分喉切除术、喉次全切除或近全切除术等,主要适用于较早期的喉癌;喉全切除术适用于不适宜行喉部分切除术的 T_3、T_4 期喉癌、原发声门下癌、喉部分切除术后或放疗后复发的患者等。

2. 放射治疗

(1)单纯放疗主要适用于:

1)小而表浅的单侧或双侧声带癌,声带运动正常。

2)病变小于 1cm 的声门上癌。

3)全身情况差,不宜手术者。

4)晚期肿瘤,不宜手术治疗的各期病例,可采用姑息性放疗。

（2）术前放疗：主要适用于病变范围广，分化程度较差的肿瘤，通常在 4 周内照射放疗总量的 3/4，放疗结束后 2~4 周内行手术切除，使肿瘤缩小，提高手术切除率。

（3）术后放疗：通常在手术切口愈合后进行。放疗的剂量和疗程根据具体情况而定。

3. 生物靶向治疗　包括细胞因子及免疫细胞治疗，是利用具有一定特异性的载体把药物或其他杀伤肿瘤细胞的活性物质选择性地运送到肿瘤部位，把治疗作用或药物效应尽量限定在特定的靶细胞、组织或器官内，而不影响正常细胞、组织或器官的功能，从而提高疗效、减少毒副作用的一种方法。近年来喉癌的生物靶向治疗在临床上处于实验阶段，疗效尚未肯定。

【护理评估】

1. 健康史　评估患者发病前的健康状况，有无长期慢性喉炎或其他喉部疾病如喉白斑、喉角化症、喉乳头状瘤等；了解患者发病的危险因素，如有无长期吸烟、饮酒、接触有毒气体、肿瘤家族史等。

2. 身体状况　评估患者有无声嘶、呼吸困难、咳嗽、吞咽困难及淋巴结转移。根据肿瘤发生的部位，四种类型的临床表现不一，评估重点不同。

3. 心理 - 社会状况　喉癌的确诊会给患者和家属带来极大的精神打击，手术治疗又将使患者丧失发声功能以及颈部遗留永久性造口，给患者的心理和形象上造成双重恶性刺激，患者和家庭成员都需要重新适应，如果适应不良，患者易产生恐惧、抑郁、悲观、社会退缩等心理社会障碍，家庭则易产生应对能力失调等障碍。

应了解患者的年龄、性别、文化层次、职业、社会职位、压力应对方式、对疾病的认知程度、经济收入、医疗费用支付方式、家庭功能等。年龄越轻，社会地位和文化层次越高的患者对术后失声和形象改变可能越难以接受，因此，应根据患者的具体情况评估心理状况，以便协助患者选择有效的、能够接受的治疗方案，同时有利于术后心理问题的疏导。

【常见护理诊断／问题】

1. 有窒息的危险　与肿瘤压迫呼吸道、术后伤口出血、气管套管堵塞、脱管有关。

2. 有营养失调的危险：低于机体需要量　与进食量少、吞咽困难、术后营养摄入途径、种类改变有关。

3. 急性疼痛　与手术创伤、伤口加压包扎有关。

4. 吞咽障碍　与部分喉切除有关。

5. 语言沟通障碍　与喉切除有关。

6. 失眠　与术后疼痛、咳嗽、不良情绪等有关。

7. 焦虑　与担心病情恶化及预后等有关。

8. 知识缺乏：缺乏喉癌的护理、预防及预后、居家护理知识。

9. 潜在并发症：出血、感染、咽瘘、乳糜漏等。

【护理措施】

(一) 术前护理

1. 病情观察

(1) 注意观察呼吸及血氧饱和度，必要时床旁备气管切开包，发生窒息时紧急气管切开，建立人工气道，抢救生命。

(2) 避免剧烈运动，限制活动范围，患者不得随意离开病房，减少氧耗，病情突然变化时及时处理。

2. 缓解焦虑

(1) 评估患者的焦虑程度，倾听其主诉，同理患者处境，掌握其心理状态，以便制订针对性心理护理措施。

(2) 告知患者疾病相关知识，如治疗方案、预后及术后如何保证生活质量等事项，介绍成功案例树立患者战胜疾病的信心。

(3) 鼓励家属多陪伴患者，给予情感支持，鼓励其面对现实，积极配合治疗。

3. 加强营养

(1) 动态评估患者营养状况，监测体重和进食情况，鼓励少量多餐，对存在营养风险的患者及早进行营养干预，提高术后机体的耐受力。

(2) 吞咽困难者留置胃管，经鼻饲保证各类营养素的供给。

4. 术前准备

(1) 皮肤准备：剃胡须，颈清扫者剃头发至少至耳后四横指处，取皮区备皮，并注意避免造成皮肤破损。

(2) 做好交叉配血，药物过敏试验。

(3) 指导患者呼吸功能锻炼，练习腹式呼吸，增加肺活量。

(4) 用物准备：毛巾、浴巾、镜子、纸巾、书写用的笔和纸等。镜子、纸巾用于术后练习自行更换气管内套管及抹除气管造口外痰液及分泌物。

(5) 消化道准备：予漱口液漱口，术前按麻醉要求禁食(结肠代食管者按医嘱术前日口服肠道不吸收抗生素，并进行肠道清洁准备)，术前或术中留置胃管。

(二) 术后护理

1. 防止窒息

(1) 术后向患者讲解新的呼吸方式，不可遮盖或堵塞颈部造口，避免意外阻塞呼吸道的情况。

(2) 观察患者呼吸的节律和频率，监测血氧饱和度；定时湿化吸痰，防止痰液阻塞气道;室内湿度保持在 60%~70%,防止气道干燥结痂;鼓励患者深呼吸和咳嗽,指导患者有效咳嗽,排出气道分泌物。

(3)气道护理参照本章第七节"气管切开术患者的护理"。

2.疼痛护理

(1)根据患者疼痛的部位和程度,解释疼痛的原因和可能持续的时间,做好情绪疏导,缓解患者因疼痛引起的焦虑与恐惧。

(2)抬高床头 30°~45°,教会患者起床时保护颈部的方法,减轻颈部切口张力,避免剧烈咳嗽引发切口疼痛。

(3)根据疼痛评分,轻度疼痛患者可予心理护理、音乐疗法、分散注意力等护理措施,减轻患者对疼痛的感受;达到中、重度疼痛的患者可按医嘱使用止痛药或镇痛泵,以缓解疼痛。

3.建立多种有效沟通方式

(1)评估患者的读写能力,术前教会患者简单的手语,以便术后与医护人员沟通,表达个体需要。

(2)鼓励患者与医护人员交流,交流时给予患者足够的时间、耐心和理解,保证有效沟通。

(3)可使用写字板、笔或纸交流,对于不能读写的患者可用图片。半喉切除术后患者尽早使用语言阀,全喉切除术后患者可以学习其他发声方式如食管发声、电子喉等,帮助患者提高生活质量,回归家庭和社会。

4.预防感染

(1)注意观察体温变化,观察术区有无红、肿、痛及渗出情况,及时发现感染征象。

(2)每日予以伤口换药,伤口敷料如有渗湿随时更换,密切观察创面和皮瓣的色泽,换药时注意无菌操作;负压引流管保持通畅,观察引流液的颜色和量,防止无效腔形成,减少细菌污染伤口。

(3)取半卧位,协助拍背咳痰,做好口腔护理,防止并发肺部感染。

5.及时识别和预防潜在并发症

(1)出血:注意观察患者的血压、心率变化。切口加压包扎者注意观察敷料是否松脱,有无渗血、渗液、渗湿;保持伤口负压引流管通畅,如引流管有大量血性液体流出或患者伤口渗血较多,应尽快通知医生,嘱患者卧床休息,保持气道通畅,同时建立静脉通路,根据医嘱使用止血药或输血,必要时重新手术止血。

(2)肺部感染:指导围手术期患者呼吸功能锻炼,有效咳嗽排痰;按需吸痰,动作轻柔,观察痰液的性状与分度,选择适当的湿化方式;每日消毒气管套管,注意无菌操作,气管纱布垫或气切泡沫敷料潮湿或受污染后应及时更换;鼓励患者尽早下床活动,预防肺部感染与深静脉血栓,有利于快速康复。

(3)咽瘘:术后一周内勿做吞咽动作,勿将口水咽下。唾液中的消化酶,影响手术创口愈合,可能导致咽瘘。

6. 加强术后营养

(1)制订全程个性化营养支持计划,计算患者每日所需热量,选择合适的营养途径和营养制剂,保证每日肠内营养满足机体所需。

(2)规范输注肠内营养制剂,注意输注速度、温度、浓度;观察鼻饲期间有无并发症,如腹胀、腹泻、反流等,及时予以处理;做好胃肠管护理,妥善固定,每 4~6 小时予以冲管,防止脱管和堵塞;肠内营养输注应与静脉输注分开悬挂,标识醒目。

(3)鼻胃肠管拔管后,评估患者的吞咽功能,进行个性化吞咽康复训练,鼓励患者配合训练,经口进食,保证营养的摄入。

7. 转移皮瓣的护理　防止移植皮瓣受压、受寒,保证局部有效引流,定时观察皮瓣皮肤颜色、皮温、毛细血管充盈反应和肿胀程度。

8. 满足患者基本生理需要

(1)因术后疼痛、身体虚弱、各种引流管和导管限制活动,术后早期患者自理缺陷,予以做好各项基础护理,保持患者身体清洁舒适。

(2)根据患者病情和切口愈合情况,术后协助其早期下床活动,逐渐增加活动量,恢复自理能力。

(3)关注患者夜间睡眠情况,失眠患者评估其失眠原因,采取针对性护理措施,急性疼痛患者可以适当予以镇痛药物;夜间咳嗽频繁的患者睡眠时予以抬高床头,带气囊的气管套管压力应维持在 25~30cmH$_2$O,宜 4~6 小时监测气囊压力 1 次。每 4~6 小时放气 1 次,每次放气 30 分钟左右。对带有声门下吸引装置的套管,每次放气前应进行声门下分泌物吸引,避免分泌物呛入气道,引起咳嗽;评估患者心理状态,予以心理护理,在保证气道通畅的情况下,可适当遵医嘱予以促进睡眠的药物。

9. 帮助患者适应自身形象的改变

(1)鼓励患者倾诉对喉部结构和功能丧失的感受,避免流露出嫌弃、厌恶或不耐烦;鼓励患者照镜子观察自己的造口。还可教会患者制作围巾、镂空饰品等遮盖造瘘口,改善外观形象。

(2)调动家庭支持系统帮助患者接受形象改变,主动参与社会交往。

10. 健康教育

(1)教会带管出院者掌握气管套管护理的方法

1)学会对着镜子取放全喉管或气管内套管的方法。

2)教会患者回家更换及消毒气管套管,每天 2~3 次,根据气道分泌物的多少酌情增减次数,使气管套管及呼吸道保持通畅。

3)告知患者气管套管固定的重要性,教会其妥善固定的方法,防止脱管,固定系带打结于颈侧,松紧度以能放入 1 个手指为宜。

4)清洁、消毒造瘘口:每日可用生理盐水清洁造瘘口,宜用含碘类或乙醇类皮肤消毒剂消毒造瘘口周围皮肤,每天更换气管垫 2~3 次。

(2)指导患者在室内放置温湿度表,以保持室内温、湿度适宜,空气清新。根据患者分泌物的情况和居家护理的可行性,协助其选择合适的湿化方式,以稀释痰液,防止痰液干燥结痂难以咳出及堵塞套管;室内干燥时注意对室内空气进行加湿。如果气道内有痂皮形成,应去医院,切勿自行清理,以免坠入气管内。

(3)制作特殊小口罩,遮住造瘘口,以防吸入灰尘及异物,寒冷天气可防止冷空气直接吸入肺内,导致刺激性咳嗽。

(4)建立自我保护意识。淋浴时花洒等不能直接对着瘘口,盆浴时水不可超过气管套管,注意勿使水流入气管套管。外出时可用有系带的清洁纱布垫系在颈部,遮住气管造口入口,严防异物不慎经瘘口掉入气管内导致呛咳或窒息,不到人群密集处,防止上呼吸道感染。可适当锻炼身体,增强抵抗力,但不可进行水上运动。

(5)全喉切除的患者术后 3~4 个月可开始训练用气流发音,指导患者进行食管发音康复训练,或者正确使用电子喉。鼓励参与社会活动组织如喉癌俱乐部等,参与团队康复,树立能够发音的信心。

(6)出院后继续坚持吞咽康复训练,指导患者配制浓稠适度的食物,选择合适的体位,配合呼吸进行吞咽康复,保证营养摄入量,勿误吸反流。

(7)活动指导:适当休息和工作,掌握锻炼程度,增强体质,提高机体抵抗力。戒烟、酒及刺激性食物。

(8)学会自查颈部淋巴结的方法,如有颈部淋巴结肿大或包块、呼吸不畅及时到医院就诊。

(9)进行恢复头颈、肩功能的锻炼,建立自信心,积极参加社会活动,提高生活质量。

(10)复诊指导:定期随访,1 个月内每两周一次,3 个月内每月 1 次,1 年内每 3 个月 1 次,1 年后每半年 1 次。如发现造瘘口出血、呼吸困难、造瘘口有新生物或颈部扪及肿块等情况时立即就诊,随诊 5 年。

知识拓展:

全喉切除后发声康复

喉全切除术后有 3 种不同的方法可以帮助患者重建发声功能。

---

1. 电子喉发声　是全喉切除患者常用的交流方式,最容易掌握的方法。讲话时将电子喉置于颌部或颈部,利用音频振荡器产生声音,即可发出声音,但声音欠自然。

2. 食管发声　是最为经济的方法,但最难学,需要经过训练。患者把吞咽进入食管的空气从食管冲出,产生声音,再经咽腔和口腔动作调节,构成语言。缺点是发声断续,不能讲长句子。

3. 食管气管瘘发声重建术　是通过外科手术在气管后壁与食管前壁之间造瘘,插入发声钮(单向阀),发声机制为当患者吸气后,堵住气管造口,使呼出的气体通过单向阀进入食管上端和下咽部,产生振动而发声,患者配合口腔、舌、牙齿、嘴唇的动作形成语言。常用的发声钮包括Blom-Singe 发声假体、Provox 发声钮等。

喉切除术后吞咽功能训练

主要包括以下两方面:

1. 术后早期进行咽部冷刺激与空吞咽、屏气发声运动、颈部活动训练,促进吞咽反射弧的重建与吞咽功能康复。

2. 摄食训练方法

(1)交互吞咽:通过吞咽不同性状的食团,清除残留物。

(2)片状凝胶直接吞咽法:使用像凝胶一样的软且滑的食物,放入患者容易发生吞咽的部位,并与体位相结合训练吞咽功能。

(3)一口量的调整:根据食物的附着性,舌运动的功能和咽峡的开口程度调整一口量。

(4)体位调整:通过吞咽造影检查,临床观察选择适合患者的体位。

(5)健侧吞咽:利用重力,头颈部或者躯干倾斜于健侧进行吞咽,吞咽障碍非常严重的患者,可配合仰卧位,颈部旋转姿势。

(6)捏鼻吞咽:由于鼻咽腔闭合不全,可以用手捏住鼻子吞咽,以减少咽部残留。

第七节　气管切开术患者的护理

【概述】

气管切开术是一种切开颈段气管前壁、插入气管套管,并通过气管套管呼吸的急救手术,主要应用于抢救喉阻塞的患者。一般在第 2~4 气管环处切开气管,避开第 1 环,以免损伤环状软骨而导致喉狭窄,亦不能低于第 5 环,以防发生大出血。

【护理措施】

1. 术前护理

(1)严密观察患者呼吸困难及喉阻塞的程度,床旁备好氧气、吸引器、吸痰管、头灯、气管切开包、适当型号的气管套管(表 7-2)、抢救用品等,如病情加重,紧急情况下及时与医生联系行床旁气管切开术。

表 7-2 金属气管套管型号选用表

型号	00	0	1	2	3	4	5	6
内径 /mm	4.0	5	5.5	6.0	7.0	8.0	9.0	10.0
长度 /mm	40	45	55	60	65	70	75	80
适用年龄	1~5 个月	1 岁	2 岁	3~5 岁	6~12 岁	13~18 岁	成年女性	成年男性

(2)向患者说明手术的目的和必要性,术中可能出现的不适感以及如何配合,术后康复过程中需要注意的事项,解除患者和家属的紧张和恐惧。

(3)术前如病情许可需完善实验室常规检查,如血常规、凝血时间等,必要时做好心电图、胸片等检查。喉阻塞患者如需做必要的特殊检查如胸片、CT 时,应有医务人员陪同。告知患者不可随意离开病房,以防发生意外。

(4)如果时间允许,应为患者更换宽松的患者服;如果情况紧急,必须争分夺秒,立即行气管切开。

2. 术后护理

(1)保持气管内套管通畅:气管切开后必须时刻保证气管内套管通畅,有分泌物咳出时及时用纱布擦净。气管内套管宜清洗消毒至少每日 2 次,清洗消毒后立即放回,内套管不宜离外套管时间过久,以防外套管被分泌物阻塞。如分泌物较多或小儿气管切开患者,要增加清洗次数,以防分泌物干痂附于管壁内影响呼吸。如有条件,可使用一次性内套管或有多套内套管轮流消毒使用。气管套管的内芯应放在床旁柜随手可取之处,以备急用。

(2)维持下呼吸道通畅:室内保持适宜的温度和湿度,温度宜在 20~25℃,湿度在 60%~70%。气管内分泌物黏稠者可用雾化吸入或蒸汽吸入,一般使用 0.45% 的生理盐水、灭菌注射用水、或用 0.9% 氯化钠溶液联合使用其他碱性药物。选用合适的湿化方式,保持气道湿化。协助患者取平卧或半卧位,鼓励有效地咳嗽、咳痰。必要时可用吸引器吸出下呼吸道痰液。

(3)预防感染

1)每日清洁消毒切口,无菌纱布气管套管垫应每日更换,如有潮湿、污染应及时更换；如用泡沫敷料则根据产品说明书使用。注意无菌操作，减少切口及肺部感染的机会。

2）进食营养丰富的半流质或软食，增加蛋白质、维生素的摄入，增强机体抵抗力。

3）按医嘱使用抗生素。

4）密切观察体温变化、切口渗血、渗液情况，气管内分泌物的量及性质，如出现发热、分泌物增多、性质异常及时报告医生。

5）鼓励患者经常翻身和下床活动，协助患者拍背咳痰，预防肺部感染。

（4）再次发生呼吸困难的处理：气管切开后患者若再次发生呼吸困难，应考虑如下三种原因并作相应处理：

1）套管内管阻塞：应取出内套管，予以氧气吸入，清洗消毒内套管并重新置入。

2）套管外管或下呼吸道阻塞：应继续气道湿化与吸引、氧气吸入，同时立即通知医生，并做好换管或重新置管等用物准备。如果分泌物较多，且黏稠难以咳出，条件许可时可行纤维支气管镜检查和灌洗治疗。

3）套管脱出：脱管的原因多见于套管系带太松，或为活结易解开；套管太短或颈部粗肿；气管切口过低；皮下气肿及剧烈咳嗽、挣扎等。如脱管，应使用面罩高流量氧气吸入，同时做好重新置管的用物准备和急救护理。患者颈部粗肿，可以选择加长套管；对于低切口的气管切开，一定要妥善固定套管系带，套管下纱布不可过厚，密切观察患者的呼吸型态，重视患者主诉，以便及时发现是否有脱管。

（5）预防脱管

1）气管外套管系带应打三个外科结，松紧以能容纳 1 个手指为宜；经常检查系带松紧度和牢固性，告诉患者和家属不得随意解开或更换系带；患者手术后 1~2 天可能有水肿或皮下气肿，待肿胀消退后系带会变松，必须重新调整系带。

2）吸痰时动作要轻柔；气管内套管取放时，注意保护外套管。

3）告知患者剧烈咳嗽时可用手轻轻抵住气管外套管翼部。

4）术后一周内，不宜调换外管，以免因气管前组织尚未形成窦道，插管困难而造成意外。如发现脱管，应立即重新插入，以免发生窒息。

（6）并发症的观察及护理

1）皮下气肿：是术后最常见的并发症，观察皮下气肿的消退情况，正常情况下 1 周左右可自然吸收。

2）伤口出血：观察出血量，勿让血液流入气道引起误吸；术后少量出血，可用碘仿纱条压迫止血；如果出血较多，应在充分准备下，检查伤口，结扎出血点。

3）气胸或纵隔气肿：术后应注意观察患者的呼吸、血压、脉搏、心率以及缺氧症状有无明显改善,如未改善反趋恶化,应警惕是否有纵隔气肿或气胸发生,应立即报告医生。

(7)拔管及护理:喉阻塞及下呼吸道阻塞症状解除,呼吸恢复正常,可考虑拔管。拔管前先要堵管24~48小时,如活动及睡眠时呼吸平稳,方可拔管,如堵管过程中患者出现呼吸困难,应立即拔除塞子。拔管后不需缝合,用蝶形胶布闭合造瘘口,数天后即可自愈。拔管后1~2天内仍需严密观察呼吸,叮嘱患者不要随意离开病房并备好床旁紧急气管切开用品,以便患者再次发生呼吸困难时紧急使用。

(8)健康教育

1)居室温湿度适宜,保持情绪稳定,尽量减少活动量及活动范围,以免再次出现呼吸困难。

2)忌食辛辣刺激性食物,适当增加营养。养成良好的进食习惯,吃饭时不宜大声谈笑;家长应注意不要给幼儿吃豆类、花生、瓜子等食物,防止异物吸入。

3)积极治疗原发病。向患者及家属讲解喉阻塞的原因和后果以及如何预防,包括增强免疫力、防止呼吸道感染;有药物过敏史者应避免与过敏原接触;喉外伤患者应及早到医院诊治等。

4)对住院期间未能拔管而需戴气管套管出院的患者,应教会患者或家属以下内容:①清洗消毒气管内套管、更换气管垫的方法;②湿化气道和增加空气湿度的方法;③洗澡时防止水流入气管,不得进行水上运动;④外出时注意遮盖气管套管口,防止异物吸入;⑤定期门诊随访;⑥注意保持外套管固定,不可自行解开系带。如发生气管外套管脱出或再次呼吸不畅,应立即到医院就诊。

附　中华护理学会团体标准(T/CNAS 03—2019)节选

气管内套管消毒

消毒方法	适用类型	操作方法	注意事项
高压蒸汽灭菌法	耐湿、耐热的气管套管(如金属气管套管),且有多个配套内套管	1. 操作者戴一次性清洁手套,双手操作取出内套管 2. 将污染的内套管放入专门容器送消毒供应中心统一清洗、灭菌 3. 将灭菌好的内套管送回病区备用	双手操作取出内套管:一手固定气管套管的外套管底板,另一手取出内套管;同时将已消毒灭菌的备用内套管立即放入外套管内

续表

消毒方法	适用类型	操作方法	注意事项
煮沸消毒法	耐湿、耐热的气管套管(如金属气管套管等)	1. 操作者戴一次性清洁手套,双手操作取出内套管(方法同上) 2. 放入专用耐高温容器内,煮沸 3~5分钟,使痰液凝结便于刷洗 3. 用专用刷子在流动水下清洗内套管内外壁,并对光检查内套管清洁无痰液附着 4. 刷洗干净的内套管应再次放入干净水中,煮沸时间≥15 分钟 5. 消毒好的内套管干燥、冷却后立即放回外套管内	煮沸时间应从水沸后开始计时;高海拔地区应适当延长煮沸时间
浸泡消毒法	各种材质的气管套管	操作者戴一次性清洁手套,双手操作取出内套管(方法同上) 1. 先用多酶稀释液浸泡 3~5 分钟,使内套管上附着的有机物被分解,便于刷洗 2. 用专用刷子在流动水下清洗内套管内壁,并对光检查内套管清洁无痰液附着 3. 将清洗干净的内套管完全浸没于装有消毒液的容器中,加盖浸泡至规定时间 4. 消毒后用 0.9% 氯化钠溶液、无菌水、蒸馏水或冷开水彻底冲洗干净、干燥后立即放回外套管内	各类消毒液的浸泡时间: a)3% 过氧化氢:浸泡时间≥15 分钟 b)5.5g/L 的邻苯二甲醛:浸泡时间≥5 分钟 c)75% 乙醇:浸泡时间≥30 分钟 d) 含有效氯 2 000mg/L 消毒液:浸泡时间≥30 分钟 e)0.2% 过氧乙酸:浸泡时间≥30 分钟 f)2% 戊二醛:浸泡时间≥20 分钟

（王　芳）

第七章
测试题

气管、支气管及食管异物患者的护理

第一节　气管、支气管异物患者的护理

【概述】

气管、支气管异物是耳鼻咽喉科最常见的急症之一,若治疗不及时可引发急性上呼吸道梗阻,严重时可出现如心力衰竭、呼吸衰竭等严重并发症。大多数好发于儿童,尤其以 1~3 岁儿童多见,约占 80%。老年人及昏迷患者因为咽反射迟钝,也容易发生误吸,健康成年人较少见。

【病因】

1. 幼儿口中含有异物或食物,在玩耍、嬉戏、哭、笑过程中容易发生误吸;步态不稳,容易跌倒,此时口中若含有食物或异物,也容易造成误吸。由于幼儿磨牙尚未萌出,咀嚼功能不完善,喉的防御反射功能差,保护作用不健全,都是幼儿容易发生呼吸道异物的原因。

2. 全麻手术、酒醉、昏迷等状态的患者或老年人,由于吞咽功能不全,咽反射减弱,易将口咽部异物,如松动的牙齿或义齿等误吸入呼吸道,呕吐物未及时清除,也可吸入气管内。

3. 少部分的健康成年人因为工作习惯,将一些尖锐物品,如钉、针、扣等含于口中,当遇到外来刺激或突然说话时可将异物吸入呼吸道。

4. 食管内长期存留的尖锐异物突入气管内,也可能形成气管食管瘘及气管异物。

5. 在气管、支气管手术过程中,由于器械装置断裂或脱落进入气管,或切除的组织未及时准确取出,突然滑落入气道内,或部分口咽及鼻腔异物在诊治过程中异物位置的突然变动,而误吸入下呼吸道。

6. 精神异常或者有自杀行为的患者。

【临床表现】

1. 气管异物　异物进入气道后,可立即出现剧烈呛咳,并伴有面红耳赤、呼吸不畅、憋气等症状。由于异物贴附在气管壁,症状可暂时缓解;若异物较轻且光滑并随呼吸气流在声门裂和支气管之间上下活动,可出现刺激性咳嗽,并能闻及拍击音;若异物较大阻塞气管时,随时可能引起呼吸困难或窒息。

2. 支气管异物　有喘、咳嗽、发热等症状,若为非活动性支气管异物,可引起一系列特征性临床表现,如支气管肺炎、肺气肿、肺不张等。长期停留者可导致支气管扩张及肺脓肿。尖锐性异物对支气管壁有损伤者还可引起纵隔气肿及气胸。呼吸困难的程度与异物的部位、大小及阻塞程度有关。主支气管完全阻塞时,肺部听诊患侧呼吸音消失;不完全阻塞时,一侧呼吸音降低。

【辅助检查】

1. 体格检查　肺部体征及相关的并发症或身体相关的变化。进行全身检查时,应注意有无呼吸困难、心力衰竭等危及生命的情况。活动性气管异物在咳嗽或呼气末期可闻及声门拍击声,颈部可触及有撞击感。支气管异物早期有时体征不明显,应仔细对比两侧肺部听诊音及伴随的肺部体征。

2. X 线检查　对于金属类不透光异物,X 线可清楚显示异物的大小、部位及形态。对于可透光异物可通过间接征象得以提示,如疑为气管、支气管异物,应行胸部正侧位拍片,还应进行胸部透视。纵隔摆动、肺气肿、肺部感染、肺不张等征象对于推断有无可透光异物及其位置有重要参考意义。

3. 肺部 CT　适用于异物吸入史不详、迁延性肺炎治疗效果不佳的患者,胸片提示阴性而临床怀疑阳性时,可行 CT 检查,可明确有无异物并确定异物的阻塞部位。

4. 支气管镜检查　为确诊气管、支气管异物的金标准。所有有异物呛咳史的患者,都有支气管镜检查的手术指征。支气管镜检查既能明确诊断或排除支气管异物,还是异物取出的有效治疗手段。

【治疗原则】

气管、支气管异物是耳鼻咽喉科最常见的临床急症,常常有危及生命的可能。取出异物是唯一有效的治疗方式。所以,及时明确诊断,尽早行异物取出术,可防止患者出现窒息或其他呼吸并发症的发生。若患者一开始伴有高热、心力衰竭的情况时,应及时给予内科处理,积极改善全身状态,必要时在完善各项手术准备后,及时经支气管镜取出异物。若患者一开始便出现上呼吸道梗阻、呼吸困难等情况,应立即行气管切开取出异物,必要时行开胸探查 + 异物取出术。

1. 一旦发生气管、支气管异物,能自行咳出的机会一般较少,患者可随时发生窒息,危及生命,应尽早取出;并发肺炎、心力衰竭的患者,术前应予以控制;对于有呼吸困难的活动性异物,应立即进行手术。

2. 气管、支气管异物取出术有一定的风险及难度,不能等闲视之。应在病情允许的前提下充分进行术前准备。

【护理评估】

1. 健康史

(1)评估患者有无呼吸困难、面色发绀等症状。

(2)仔细询问患者发病的时间、过程、异物的种类、形状、大小、有无院外处理等。

(3)了解婴幼儿患者有无进食果冻或坚果类食物,有无将玩具、豆类等放入口中或鼻腔。

(4)成人有无异物吸入、引起剧烈呛咳等病史。

2. 身体状况　评估患者有无咳嗽、憋气、呼吸困难及其程度;有无气管堵塞及炎症;有无发热、咳脓痰等全身症状;有无肺炎、气胸、纵隔气肿、气管内出血等并发症。

3. 心理 - 社会状况　评估患者的年龄、性别、职业、文化水平、工作环境、饮食习惯、性格特点以及家庭支持系统状态等,了解其对本疾病的认知程度及心理状态。患者常因剧烈咳嗽、憋气甚至窒息导致极度紧张和恐惧,因担心手术风险及术后并发症的发生,影响身体健康,危及生命安全而产生焦虑心理。

【常见护理诊断 / 问题】

1. 有窒息的危险　与异物阻塞有关。

2. 恐惧　与呼吸不畅及担心疾病预后有关。

3. 潜在并发症:肺炎、肺不张、气胸、心力衰竭等。

4. 知识缺乏:缺乏气管、支气管异物防治知识。

【护理措施】

1. 术前护理

(1)及时了解异物的种类、特征及留存时间等信息,遵医嘱给予氧气吸入、心电监护、补液、抗感染、备吸引器及气管切开包于床旁等处理,做好气管切开的准备。

(2)做好术前准备工作,尽早行异物取出术。协助患者做好辅助检查,如急查血常规、凝血时间、心电图、胸片等检查。做好全麻术前准备,如病情紧急,直接进行手术抢救。

(3)及时做好患者的心理护理及疾病的健康教育,争取患者手术配合。嘱患者减少活动。对患儿需进行安抚,避免其哭闹、躁动,以防嵌顿在气管的异物在活动时随气流上下浮动,梗阻在声门而造成窒息。

(4)病情观察:严密观察患者有无肺炎、肺气肿、咯血、肺不张、急性呼吸衰竭等并发症发生。如有体温升高、呼吸困难加重、心率加快、烦躁不安等现象，立即通知医生，及时处理。

1）呼吸困难：严密观察患者生命体征。较大异物阻塞气管或声门裂时会发生呼吸困难甚至窒息。注意观察呼吸、心率变化情况以及神志、皮肤色泽等，尽量减少哭闹，应卧床休息防止发生心力衰竭。

2）肺炎：及时发现肺炎征象，予以对症处理。植物性异物因含游离脂肪酸，可刺激呼吸道黏膜引起炎性反应，或者异物阻塞支气管，使肺部引流不畅导致肺部感染。表现为体温升高、呼吸道分泌物增多且黏稠。对于非急症入院患者发生肺炎时，遵医嘱应用抗生素抗感染治疗，并观察患者的体温变化。

3）出血：密切观察患者有无咯血。尖锐性异物刺破气管或支气管管壁、血管时，患者支气管黏膜肿胀、易出血。嘱患者卧床休息，减少活动。

4）肺不张：协助患者完成检查，关注患者病情进展情况。异物停留在支气管内完全阻塞支气管时，远端肺叶内的空气逐渐被吸收，可导致阻塞性肺不张。

2. 术后护理

（1）需及时了解术中异物取出的情况，全麻未清醒前，给予氧气吸入，严密观察呼吸情况，监测血氧饱和度，取平卧位头偏向一侧，待完全清醒后 2~4 小时可垫枕。

（2）全麻清醒 2~4 小时后，可协助患者少量饮水，无呛咳、呕吐等症状后，可指导患者进温凉的半流质饮食。及时给予饮食指导，嘱患者进食高蛋白食物。

（3）保持患者呼吸道通畅，及时清理患者口鼻内分泌物，防止发生误吸。若出现明显呼吸困难，提示喉头水肿的发生，应立即报告医生，协助处理，必要时行气管切开。

（4）手术当天卧床休息，少说话，婴幼儿避免哭闹，防止并发症发生。

（5）遵医嘱使用抗生素和激素，控制感染，防止发生喉头水肿。观察有无感染征象，如出现体温升高、痰液增多等，及时报告医生予以对症处理。

（6）严密观察患者生命体征及病情变化，观察有无潜在的并发症。做好口腔护理。

3. 健康教育

（1）婴幼儿不进食花生、瓜子、豆类等带壳食物及吸食果冻等润滑食物，如口内有异物，应诱导其吐出，不能强行抠出。

（2）小儿患者进食时要专心，保持安静，禁止逗笑、打骂或使其受惊吓。

（3）积极纠正小儿口中含物的不良习惯，成人也要避免口含物品仰头作业。

（4）昏迷、全麻患者，应取下义齿或拔除松动的牙齿，将头偏向一侧，随时吸出口腔内分泌物。

（5）帮助患者及家属正确认识气道异物的危险，一旦发生气管或支气管异物，应及时来院就诊，以免延误病情。

第二节　食管异物患者的护理

【概述】

食管异物是耳鼻咽喉科常见的急症之一，是指饮食过程中不慎误咽异物，致异物嵌顿于食管内，以食管入口最多见，其次为食管中段第 2 狭窄处，发生在食管下段者较少见。多见于老年人及儿童。常见的异物有鱼刺、骨头、肉块、义齿、枣核等。

【病因】

食管异物的发生与患者的年龄、饮食习惯、食管疾病、精神状态等诸多因素有关。老年人因牙齿松动，部分使用义齿，咀嚼功能下降，口内感觉欠灵敏，加之食管入口松弛，易发生牙齿或较大块食物等误吞。儿童则多因口含玩具等导致误吞。成人也有因嬉笑打闹、进食不当、轻生或神志不清，而误咽较大物品或带刺物品而引起食管异物。此外，食管本身的疾病，如食管狭窄或食管癌，也是易造成食管异物的原因。

【临床表现】

1. 吞咽疼痛感　其疼痛程度会与异物的大小、形状及有无继发性感染等有关。异物较小或较光滑圆钝时，吞咽疼痛不明显，或仅有梗阻感；较大、尖锐的异物或存在继发性感染时，吞咽疼痛多较严重；异物嵌顿于食管上段时，疼痛部位多在胸骨上窝或颈根部处；异物处于食管中段时，可出现有胸骨后疼痛，并可放射至肩背部。

2. 吞咽困难　当异物嵌顿于环后隙及食管入口时，吞咽困难较明显。轻者仅能进食流质或半流质，重者可出现呛咳、饮水困难等。小儿患者常伴有流涎等症状。

3. 呼吸道症状　当异物较大时，可向前压迫气管后壁；若异物位置较高、部分未进入食管而压迫喉部时，可出现呼吸困难，尤其小儿患者可能出现窒息。当出现此种情况时应及时处理，保持呼吸道通畅。

【辅助检查】

1. 间接喉镜检查　若异物位于食管上段，尤其有吞咽困难的患者，梨状窝有时可见积液。

2. 影像学检查　X 线可显影出不透光性异物,也可通过颈部和胸部正侧位 X 线片予以定位;不显影的异物,应行食管钡剂透视检查,骨刺类细小的异物需吞服少许钡棉,以确定异物是否存在及所在部位。怀疑有并发症或为明确异物与颈部大血管等重要结构的关系等,可行 CT 扫描检查。

3. 食管镜检查　对有明确异物史,并有吞咽疼痛或吞咽困难等症状,而 X 线及 CT 扫描检查不能确诊,且药物治疗后症状改善不明显的患者,应考虑行食管镜检查,以明确诊断,并及时治疗,若发现异物可及时取出。

【治疗原则】

在已经明确诊断或高度怀疑食管异物时,应尽早行食管镜检查,及时发现并取出异物。

1. 食管镜检查术及食管异物取出术。

2. 一般治疗　若食物内异物已超过 24 小时,患者现阶段进食困难,术前应给予补液。手术过程若有食管黏膜损伤时,术后 1~2 天禁食,同时给予静脉补液及全身支持疗法;怀疑有穿孔的患者,应插胃管予以鼻饲饮食;局部有感染时,遵医嘱及时给予足量抗生素进行对症治疗。

3. 出现食管周围脓肿、咽侧或咽后脓肿时,需行颈侧切开引流;出现纵隔脓肿、食管穿孔时,请胸外科协助处理。

【护理评估】

1. 健康史

(1)了解异物种类、大小及形状、停留的部位及存留时间的长短。

(2)了解发病经过、有无呛咳、咯血及便血等症状,有无院外处理等。

(3)询问有无直接或间接误咽或自服异物史。

2. 身体状况　评估患者有无吞咽疼痛感、有无吞咽困难及呼吸困难,有无颈部皮下气肿、食管周围炎、气管食管瘘、大血管破溃、食穿孔或损伤性食管炎等并发症。

3. 心理 - 社会状况　评估患者的年龄、性别、职业、文化水平、工作环境、饮食习惯、性格特点以及家庭支持系统状态等。患者因为吞咽梗阻感、疼痛及呼吸困难而感到紧张和焦虑,故应特别注意评估患者的心理状况,以及患者和家属对疾病及其手术治疗的认知程度等。

【常见护理诊断 / 问题】

1. 有窒息的危险　与异物压迫气管后壁或喉部有关。

2. 吞咽障碍　与异物损伤食管或停留在食管有关。

3. 恐惧　与担心疾病预后有关。

4. 知识缺乏:缺乏食管异物防治知识。

5. 潜在并发症:食管穿孔、出血、感染等。

【护理措施】

1. 术前护理

(1)异物确诊后嘱患者立即禁食、禁饮,告知患者和家属禁食、禁饮的重要性。

(2)协助患者完善相关检查,如急查血常规、凝血功能、心电图、胸片等检查。

(3)病情观察:严密观察患者生命体征,有无呕血和便血等症状,若发现患者有胸痛或吐出鲜血,应高度重视,报告医生及时处理。遵医嘱给予补液和应用抗生素控制感染。

(4)体位护理:嘱患者卧床休息,协助患者取坐位或半坐卧位。保持病室安静、舒适。出现并发症时应严格卧床。

(5)心理护理:及时向患者讲解疾病的治疗、预后,做好患者的安抚工作,缓解焦虑。

2. 术后护理

(1)基础护理:术后及时了解术中异物取出情况,全麻未清醒前,患者平卧位头偏向一侧,及时清理口鼻分泌物,待患者完全清醒后 2~4 小时可垫枕,给予氧气吸入,严密观察患者生命体征变化。

(2)病情观察:严密观察患者生命体征及有无并发症的发生。若患者出现高热、呼吸困难、皮下气肿、局部疼痛加剧、吞咽时呛咳及大量呕血或便血等情况,应立即通知医生进行处理。备好急救物品,脓肿者需行脓肿切开引流,呼吸困难者应给予氧气吸入,必要时行气管切开。

(3)饮食护理:根据患者食管黏膜损伤程度,指导其合理进食。异物取出后无明显黏膜损伤者,禁食 4~6 小时后遵医嘱进流质或半流质饮食,2~3 天后改普食。若异物停留时间较长,且怀疑有食管黏膜损伤的患者,应至少禁食 1~2 天,其间给予静脉补液和全身支持治疗。若并发食管穿孔,则应留置胃管,予以鼻饲饮食,待症状消失,穿孔愈合后方可经口进食。禁食期间加强口腔护理,预防口腔感染。

(4)用药护理:采取全身支持治疗,遵医嘱使用抗生素,并注意观察药物疗效。

3. 健康教育

(1)进食切忌过于匆忙,尤其在吃带有骨刺类的食物时,要仔细咀嚼,以防误咽,不宜用带刺或碎骨的鸡汤、鱼汤等与米、面混合食用。

(2)老年人有义齿时,进食要小心,避免食用黏性较强的食物,义齿松动或有损坏时应及时维修,睡觉前取下义齿。全麻或昏迷的患者,应及时取下义齿。

（3）教育儿童改正将硬币及玩具等放在口中玩耍的不良习惯。

（4）误吞异物后，切忌强行用馒头、饭团、韭菜等错误方法试图将异物往下推，以免加重食管壁及邻近心脏和大血管损伤，增加发生致命性并发症的风险，增加手术难度。

（5）遵医嘱按时复诊，以便医生了解手术后恢复情况。

（李　琴　罗琼瑶）

第八章
测试题

颈部疾病患者的护理

第一节　颈部先天性疾病患者的护理

一、甲状舌管囊肿及瘘管患者的护理

【概述】

甲状舌管囊肿及瘘管是颈部最常见的先天性疾病。

【病因】

该疾病的发生与甲状舌管的胚胎发育异常有关,因甲状舌管未退化或未完全退化进而形成甲状舌管囊肿或瘘管。

【临床表现】

1. 甲状舌管囊肿　大小不一,一般无症状,常在无意间或体检时发现。囊肿多呈圆形,表面光滑,边界清楚,与皮肤及周围组织无粘连,无压痛,质地较软,有囊性感,可随吞咽动作上下运动。囊肿并发感染时,迅速增大,可伴有局部红肿热痛及压痛。反复感染后的囊肿,触诊时其与周围组织或皮肤可有粘连。

2. 甲状舌管瘘管　常简称"甲状舌管瘘"。外瘘口位于颈前正中或稍偏一侧,瘘口较小,常有分泌物溢出,继发感染时瘘口周围可出现红肿,有脓液溢出。

【辅助检查】

1. B超　有助于甲状舌管囊肿的诊断。

2. CT、MRI检查　能提供囊肿的特征、与周围组织的关系及大小。

【治疗原则】

主要为手术切除。将囊肿连同瘘管彻底切除,以免术后复发。未满一岁

或尚未发生过感染的囊肿暂不宜手术。如有炎症时应给予抗感染治疗,待炎症消退后 2~3 周再行手术。

【护理评估】

1. 健康史 了解该疾病发生的时间及病程等;询问患者是否有反复继发性感染的病史。

2. 身体状况 评估囊肿的性质及位置,甲状舌管瘘管有无分泌物溢出,瘘口周围有无红肿及脓液溢出。

3. 心理 - 社会状况 评估患者的年龄、性别、职业、文化水平、工作环境、饮食习惯、性格特点以及家庭支持系统状态等,了解其对本疾病的认知程度及心理状态。

【常见护理诊断 / 问题】

1. 自我认同紊乱 与瘘口处有分泌物溢出,影响外观有关。

2. 焦虑 与担心手术效果有关。

3. 有出血的危险 与手术创伤有关。

4. 急性疼痛 与炎症刺激引起充血肿胀有关。

5. 知识缺乏:缺乏疾病保健及自我护理相关知识。

【护理措施】

1. 术前护理

(1)患者准备:①遵医嘱给予术区备皮、行药物过敏试验等。②遵医嘱完善术前各项检查。③全麻患者按手术常规要求禁食禁饮,做好患者术前宣教。

(2)心理护理:及时给予患者健康教育,做好患者的心理护理,详细介绍手术的方法及术后效果,最大限度地减轻患者的焦虑,配合手术治疗。

2. 术后护理

(1)基础护理:全麻清醒后,若无禁忌,可选择半卧位或自由卧位,可减轻颈部伤口张力,缓解疼痛;避免剧烈咳嗽而加剧伤口疼痛;协助患者做好清洁卫生处置;根据患者伤口愈合情况,协助其逐渐增加活动量,恢复自理能力。

(2)病情观察:密切观察患者的病情变化,详细了解术中情况,充分评估患者的手术范围与上气道的关系,重视患者主诉,如有呼吸困难、胸闷、血氧饱和度下降等情况,应立即告知医生并协助处理。

(3)管道护理:密切观察患者伤口、引流管情况,详细记录负压引流液体的量、颜色及性质,避免负压引流管扭曲、折叠、受压、堵塞或意外脱落。当伤口渗血较多、负压引流有较多鲜血或者引流不畅等情况时,应立即通知医生予以对症处理。

(4)饮食护理:进食清淡、温凉、半流质饮食,鼓励少量多餐,多食用高蛋白类食物,促进伤口愈合。

3. 健康教育

(1)暂时未手术的患者需注意颈部清洁卫生,观察有无红肿等感染征象,一旦出现感染迹象应及时就诊处理。

(2)保持伤口敷料清洁、干燥,若出现敷料渗湿等情况应及时更换,以免造成感染。

(3)注意保暖,预防感冒,加强锻炼,提高自身抵抗力。

(4)定期门诊随访,如有特殊情况,及时就诊。

二、鳃裂囊肿及瘘管患者的护理

【概述】

鳃裂囊肿及瘘管是胚胎时期鳃沟或鳃囊(或称咽囊)发育异常引起的一种先天性疾病。

【病因】

人类胚胎有四对较为明显的鳃沟和咽囊,相邻鳃沟之间的隆起称为鳃弓,共有 5 对;第一、二鳃弓之间的凹陷为第一鳃沟,第二、三鳃弓之间的凹陷为第二鳃沟,依此类推。在胚胎发育过程中,第一鳃沟形成外耳道,第二、三、四鳃沟逐渐融合并消失。当第一至第四鳃沟中任何一个鳃沟的融合过程发生异常,导致闭合不全,继而形成相应的鳃裂囊肿及瘘管。

【临床表现】

鳃裂瘘管主要表现为外瘘口持续或间歇性分泌物溢出,部分患者自觉口内有臭味,较大的完全性瘘管者,进食时有水自瘘孔溢出,继发感染时瘘口周围可出现红肿、疼痛,并有脓性分泌物溢出,且反复发作。囊肿者一般无症状,可在无意中发现颈侧有一个无痛性肿块,其大小不一,为圆形或椭圆形,与皮肤无粘连,多可活动,呈囊性感,继发感染时肿块可迅速增大,局部有压痛感。较大的囊肿可向咽侧壁突出,引起咽痛、吞咽困难等不适。

【辅助检查】

1. 视诊及触诊　用电子鼻咽喉镜、耳内镜等方法可见瘘管在体表的开口或可触及囊肿包块。

2. 瘘口造影　可了解瘘管行程。

3. 囊肿穿刺检查　可抽出黄白色或灰黄色黏液,可检测出胆固醇结晶。

4. CT/MRI 检查　可显示病变的位置及范围。

5. B 超　是良性囊性病变的首选一线成像方法,对儿童来说有更好的耐受性,而且可避免电离辐射。

【治疗原则】

彻底切除囊肿及瘘管。特别是瘘管较细或有分支者更应警惕瘘管的残留及术后复发情况。如继发感染,应先控制感染,再行手术治疗。

【护理评估】

1. 健康史　了解患者是否有反复继发感染的病史。

2. 身体状况　评估患者颈侧是否有无痛性肿块,颈部或耳郭周围皮肤是否有分泌物溢出,颈部有无瘘口、红肿等鳃裂囊肿及瘘管疾病的临床表现。

3. 心理 - 社会状况　评估患者的年龄、性别、职业、文化水平、工作环境、饮食习惯、性格特点以及家庭支持系统状态等,了解其对本疾病的认知程度及心理状态。

【常见护理诊断 / 问题】

1. 自我认同紊乱　与患者瘘口处有分泌物溢出,影响外观有关。

2. 焦虑　与担心手术预后有关。

3. 急性疼痛　与炎症刺激引起充血肿胀有关。

4. 知识缺乏:缺乏疾病相关护理知识。

5. 潜在并发症:继发感染、出血等。

【护理措施】

1. 术前护理

(1)患者准备:①遵医嘱给予术区备皮、行药物过敏试验等。术前根据囊肿或瘘管的位置做好皮肤准备。若在颈部,则剃发至患侧颈上 3~5cm;若在耳郭周围,则剃去患耳周围头发(距发际 2~3cm),术晨将女患者头发梳理整齐,将患侧头发梳成贴发三股辫,与健侧头发一起用皮筋扎紧,充分暴露手术区域,以免引起感染。②遵医嘱完善术前各项检查。③全麻患者按手术常规要求禁食禁饮,做好患者术前宣教。

(2)心理护理:详细讲解疾病相关知识、治疗方法及预后情况,缓解患者焦虑情绪。

2. 术后护理

(1)全麻清醒后,若无禁忌,可选择半卧位或自由卧位。可减轻颈部伤口张力,缓解疼痛;避免剧烈咳嗽而加剧伤口疼痛。协助患者做好清洁卫生处置;根据患者伤口愈合情况,协助其逐渐增加活动量,恢复自理能力。

(2)饮食护理:进食清淡、温凉、半流质饮食,鼓励少量多餐,多食用高蛋白类食物,促进伤口愈合。

(3)伤口护理:注意伤口加压包扎情况,以免过紧引起患者头痛,避免过松引起伤口渗血,适当的加压包扎能有效消除伤口内的无效腔。同时注意患者伤口出血情况,保持伤口清洁、干燥,如出血量过多,致敷料大面积渗透需立即报告医生及时处理。一周后视情况拆线,拆线 3 天后可洗头,如伤口存在感染,应继续换药,禁止洗头。

（4）管道护理：密切观察伤口引流管情况，详细记录患者24小时负压引流液体的量、颜色及性质，避免负压引流管扭曲、折叠、受压、堵塞或意外脱落。当伤口渗血较多、负压引流有较多鲜血或者引流不畅等情况时，应立即通知医生予以对症处理。一般术后引流量少于15~20ml时可考虑拔除引流管。

（5）病情观察：注意观察患者伤口有无局部红肿、体温升高等感染征象，若有继发感染者，遵医嘱使用抗生素并观察治疗效果。协助患者拍背咳痰，做好口腔护理，防止并发肺部感染。

3. 健康教育

（1）患者术后要避免受凉，预防感冒。

（2）保持伤口清洁、干燥，若出现红肿、渗血、渗液等情况，应立即就诊。

（3）告知患者拆线时间，若伤口无红肿，一般在术后7~10天拆除。若伤口愈合欠佳，出现伤口感染，应禁止洗头，继续予以换药，适当延长伤口拆线时间。

第二节　颈部蜂窝织炎患者的护理

【概述】

颈部蜂窝织炎是颈部疏松结缔组织的一种急性弥漫性化脓性炎症。

【病因】

致病菌主要为溶血性链球菌，其次为金黄色葡萄球菌，少数为厌氧菌。炎症可因颈部皮肤或软组织损伤后感染引起；也可通过局部化脓性感染直接扩散或经淋巴、血液途径传播引起，口腔、咽喉等处的急性炎症常为原发病灶。

【临床表现】

颈部浅表的蜂窝织炎，局部有明显的红、肿、热、痛症状，病变范围迅速扩大，与周围正常组织无明显分界，病变中央常因缺血而发生坏死。颈深部蜂窝织炎，局部红肿症状多不明显，但全身症状明显，伴随有头痛、高热、寒战、全身无力等；严重时可发生喉水肿，压迫气管及食管，引起吞咽困难及呼吸困难，炎症向下扩展时，可引起纵隔炎或纵隔脓肿，这些都是非常凶险的情况，必须紧急处理。

【辅助检查】

1. 实验室检查　白细胞计数增加、血糖升高，肝肾功能、电解质异常。

2. B超　对于早期浅表蜂窝织炎诊断具有诊断意义。

3. X线　颈部蜂窝织炎蔓延引起纵隔脓肿时可见纵隔增宽的高密度影像。

4. CT/MRI检查　能够清晰辨别组织解剖结构的变化，容易区分肌肉、脓肿及蜂窝织炎。且 MRI 对咀嚼肌间隙感染的程度及范围的检出率高于 CT。

【治疗原则】

1. 局部治疗 可用热敷、中药外敷或理疗。

2. 全身治疗 注意休息,加强营养;使用细菌敏感的抗生素,积极进行有效的抗生素治疗。

3. 手术治疗 对已形成脓肿者应及时切开排脓,以促进脓液引流。

【护理评估】

1. 健康史 询问患者是否有颈部皮肤或软组织损伤,发病前是否存在口腔、咽喉等部位的急性炎症病史,是否伴有全身发热、头痛等症状,既往是否有糖尿病、肾病等病史。

2. 身体状况 评估患者是否有颈部蜂窝织炎的一系列临床症状,比如高热、寒战、头痛、全身无力等明显的全身症状;评估患者是否存在颈部浅表的蜂窝织炎及其伴随症状。

3. 心理 - 社会状况 评估患者的年龄、性别、职业、文化水平、工作环境、饮食习惯、性格特点以及家庭支持系统状态等,了解其对本疾病的认知程度及心理状态。

【常见护理诊断 / 问题】

1. 急性疼痛 与颈部急性炎症刺激有关。

2. 体温过高 与炎症引发的全身感染有关。

3. 潜在并发症:喉水肿、纵隔脓肿、纵隔炎、脑脓肿、败血症、脓毒血症等。

4. 知识缺乏:患者及家属缺乏对该疾病与并发症的防治知识。

【护理措施】

1. 病情观察 给予患者中等流量氧气吸入,密切观察患者颈部肿痛的病情变化,病情较重者注意观察其呼吸情况,注意有无喉阻塞及纵隔脓肿的表现,注意患者是否存在吸入性呼吸困难,表现为患者吸气运动增强,吸气时间延长,吸气深而慢,但通气量不增加;观察患者是否出现吸气性喉喘鸣、吸气性软组织凹陷,表现为"四凹征"。若患者安静时出现明显吸气性呼吸困难、喉喘鸣声,"四凹征"显著,出现呼吸心率加快、血压上升、烦躁不安、发绀等症状应做好紧急气管切开的准备。若患者出现大汗淋漓、面色苍白、脉细数、昏迷等症状,应立即行气管切开。

2. 饮食护理 加强营养,多吃高蛋白、多种维生素、合理的脂肪、乳类及富含氨基酸类食物,提高机体抵抗力。对于血糖异常的糖尿病患者需制订个性化饮食方案,调整饮食结构,不仅要保障饮食的多样性和营养性,同时还需控制糖及脂肪的摄入。

3. 疼痛护理　评估患者疼痛的程度,根据疼痛程度采取不同的护理治疗,轻度予以沟通、开导,以分散其注意力;中重度遵医嘱使用镇痛剂,以改善患者的舒适度及睡眠质量,促进机体恢复。

4. 高热护理　可选用物理降温或者药物降温方法。物理降温有局部和全身冷疗两种,体温超过 39℃,选用局部冷疗,使用冷毛巾、冰袋;体温超过 39.5℃,选用全身冷疗,采用 32~34℃温水擦浴或者 25%~35% 乙醇擦浴。药物降温,如对乙酰氨基酚混悬液等。做好口腔及皮肤护理,及时更换衣物。若出现持续高热,告知医生,遵医嘱在患者寒战高热时留取血培养标本并送检,同时使用糖皮质激素如地塞米松等。

5. 伤口护理　如颈部周围有外伤应配合医生积极治疗,同时注意保持伤口的清洁、干燥以防继发感染。

6. 用药护理　根据细菌培养及药敏试验结果报告选用敏感抗生素,同时抗生素使用应及早、广谱、足量、足疗程及联合用药。同时应用糖皮质激素以减轻炎症水肿,以及给予糖尿病等基础疾病的治疗。

7. 心理护理　告知患者及家属疼痛的原因,可能持续的时间,使患者有心理准备。关心体贴患者,耐心、热情讲解疾病的治疗、后续发展及预后等情况,减轻其焦虑情绪。

8. 健康教育

(1)加强身体锻炼,提高机体抵抗能力。

(2)保证充足睡眠及营养摄入,保持大便通畅。

(3)治疗期间严密监测血糖,积极控制血糖水平,警惕低血糖的发生。

(4)颈部周围如有外伤,应积极配合医生治疗,保持伤口清洁干燥,以防继发感染。

(5)遵医嘱用药,定期随访。

第三节　颈动脉体瘤患者的护理

【概述】

颈动脉体瘤(carotid body tumor,CBT)是一种发生在颈总动脉分叉处的化学感受器肿瘤,为良性肿瘤,生长较缓慢,少数可发生恶变。无年龄及性别差异。

【病因】

现临床认为,颈动脉体主要由 I 型细胞及 II 型细胞组成,在肺通气中起着重要作用,具有高耗氧量、高血流量及低动脉压差的特点。长期慢性缺氧导致肌红蛋白增加等,造成血液成分比例改变,使颈动脉体代偿增生肥大,细胞发生变异后形成肿瘤,这是目前认为颈动脉体瘤的主要发病原因之一。

【临床表现】

常为无意间发现颈部有无痛性肿块,位于颈动脉三角区,生长较缓慢,病史可长达数年或数十年;发生恶变者,短期内肿块可迅速长大。肿块较小时一般无明显症状,或仅有轻度局部压迫感;肿块增大时,可压迫邻近器官及神经,出现声音嘶哑、吞咽困难、伸舌偏斜、舌肌萎缩、呼吸困难及 Horner 综合征等症状。

【辅助检查】

1. B 超检查　可见颈动脉分叉处,肿块将颈内、颈外动脉分开,其间距增宽。此检查简单、无创,为初步筛选及诊断方式。

2. 数字减影血管造影(DSA)检查　可评估肿瘤大小和血供,结合颈动脉球囊阻断试验,还可评估颅内循环开放情况,预测术中阻断颈动脉后出现脑梗死的风险,更好地指导术前准备和术中操作。

3. CT 血管造影(CTA)和 MRI 检查　为目前安全性较高的确诊 CBT 的方式,可显示肿物大小及其与周围血管位置关系,从而进行 CBT 分型,帮助临床医师进一步了解病情并进行手术方案的制订。

4. PET-CT　可通过显示肿物病灶对葡萄糖的摄取程度来反映其代谢变化,有助于判断肿物的良恶性及活性程度。

【治疗原则】

多采取动脉外膜下肿瘤切除术。因肿瘤起源于与颈动脉外膜相连的颈动脉体,血供极其丰富,且与颈动脉、颈静脉及神经紧密相邻,手术难度较大,术前需做好输血准备,术中应仔细操作,以免发生意外事故。肿瘤较大,且与颈动脉粘连,或包绕颈动脉者,需将肿块连同部分颈动脉一起切除,然后作动脉端 - 端吻合。该手术危险性较大。但随着近年麻醉及外科技术的发展,手术安全性的提高,该手术适应证在不断放宽。

【护理评估】

1. 健康史　评估肿块的大小、位置、生长速度、存在时间、有无伴随症状及有无慢性心肺疾病等。

2. 身体状况　评估患者的肿块是否有压迫感及程度,评估有无声音嘶哑、吞咽困难、伸舌偏斜等症状。

3. 心理 - 社会状况　评估患者的年龄、性别、职业、文化水平、工作环境、饮食习惯、性格特点以及家庭支持系统状态等。因手术风险较大,患者易产生焦虑、恐惧,故应特别注意评估患者及家属的心理状况,患者和家属对疾病及其手术治疗的认知情况。

【常见护理诊断／问题】

1. 焦虑　与担心手术风险以及手术后恢复有关。

2. 急性疼痛　与手术创伤有关。

3. 有压疮的危险　与患者术后长期卧床有关。

4. 知识缺乏：缺乏疾病相关的治疗、护理、康复知识。

5. 潜在并发症：出血、神经损伤、脑梗死、静脉血栓栓塞症等。

【护理措施】

1. 术前护理

(1)术前准备：完善术前所需检查，做好备血，行颈部备皮，同时作股前三角区的清洁，做好备取大隐静脉重建颈内动脉的准备。全麻患者按手术常规要求禁食禁饮，做好患者术前宣教。

(2)DSA 检查或选择性血管栓塞治疗：同"颈静脉球体瘤患者护理"。

(3)颈总动脉压迫训练术：前 2 周左右开始做患侧颈总动脉压迫训练，即在环状软骨平面，第 6 颈椎横突处，胸锁乳突肌前缘向后向内压迫颈总动脉，以阻断颈总动脉血流，每天 1~2 次，由每次阻断几分钟逐步延长至 20~30 分钟。其目的是促使大脑 Willis 环前后交通动脉进一步开放，促进代偿性脑供血，提高手术耐受性和安全性。

(4)心理护理：该手术较复杂、危险性大，可能出现偏瘫或大出血等严重并发症而危及生命，患者对手术充满恐惧。护士应主动了解患者的心理需求，针对患者不同的心理状态与患者进行沟通，鼓励患者树立战胜疾病的信心，缓解其焦虑情绪。

2. 术后护理

(1)全麻患者按全麻术后护理常规护理。

(2)饮食护理：全麻清醒后若无恶心、呕吐，可尽早给患者进食，进食从少量流质开始，术后第一次进食时护士应加强巡视观察，判断有无窒息，以后视患者情况逐渐过渡到半流质或普食。以高热量、高维生素、易消化的食物为宜。

(3)体位与活动护理：全麻清醒后抬高床头 15°~30°，以利于颅内静脉回流，减少颈部伤口张力。对单纯行肿瘤剥除的患者取半卧位，卧床休息。对行颈动脉切除的患者颈部予以制动，绝对卧床休息 1 周，1 周后可在床上坐起或协助床旁适度活动，如未出现头晕等不适，可逐步增加活动量。卧床期间应协助患者更换体位，鼓励患者做双足踝的屈伸和股四头肌收缩等活动，防止压力性损伤和下肢深静脉血栓形成。

(4)病情观察

1)严密监测患者体温、血压及脉搏等生命体征变化，如有异常及时告诉医生。

2) 术后常规给予低流量氧气吸入, 由于颈部组织水肿或血肿易压迫气管导致呼吸困难, 故需密切观察患者的呼吸及血氧饱和度的变化。伤口局部包扎不宜过紧, 以保持呼吸道通畅。床旁需备好气管切开包等急救物品。

3) 对于术中或术后输血的患者观察有无全身皮肤瘙痒、斑丘疹、呼吸困难等过敏反应; 若患者诉腰酸、尿液为酱油色时应怀疑溶血反应。应立即停止输血, 并报告医生进行处理。

(5) 疼痛护理: 协助患者取舒适体位以减轻疼痛; 疼痛严重者可遵医嘱给予镇痛泵等, 并观察药物效果。

(6) 并发症的护理

1) 伤口出血: 遵医嘱给予局部沙袋压迫。注意敷料的渗血情况, 渗血较多时应及时更换敷料, 发现颈部血肿或有活动性出血时立即通知医生进行处理。保持颈部引流通畅, 观察并记录引流液的性质及量。24 小时内正常引流量在 100~150ml, 颜色暗红。若 24 小时内负压引流量大于 200ml, 颜色鲜红, 提示有活动性出血, 需及时报告医生进行处理。

2) 神经损伤: 观察患者有无声音嘶哑、进食呛咳、吞咽困难、说话费力、音调降低、鼻唇沟变浅、鼓腮漏气等症状。一旦出现, 应立即通知医生进行处理, 注意保持呼吸道通畅, 防止黏痰难以咳出导致窒息, 必要时行气管切开术。同时给予鼻饲流质饮食, 遵医嘱使用营养神经类药物, 并观察药物疗效。

3) 脑梗死: 密切观察患者有无呼吸浅慢、情绪烦躁、失语、肢体张力减弱、嗜睡等症状, 如发现立即通知医生, 必要时急查 CT, 配合抢救。

4) 静脉血栓栓塞症: 可以根据患者自身情况帮助其制订个体化功能锻炼方案, 遵循循序渐进的原则, 频率、幅度和强度应由小到大、由弱到强, 以预防深静脉血栓。病情危重及消瘦患者卧床时间较长易出现压力性损伤, 可使用气垫床、帮助患者翻身、受压部位使用减压贴等措施进行预防。

3. 健康教育

(1) 指导患者术后注意保护头颈部, 动作宜慢, 不可猛抬头或仰头, 避免做回头动作, 翻身时注意轴线翻身, 以防伤口裂开。拆线后指导患者做适当的颈部活动, 促进功能恢复。

(2) 鼓励患者尽早生活自理, 选择力所能及的活动, 注意劳逸结合。

(3) 需继续用药(如阿司匹林)的患者, 做好用药指导。

(4) 告知患者门诊随访的重要性, 嘱其定期门诊复查。出院后 3 个月内每月复查 1 次; 随后每隔 3 个月复诊 1 次, 连续 3 次; 之后每隔半年、1 年复诊 1 次, 防止肿瘤复发或转移。

第四节　颈部肿瘤患者的护理

一、甲状腺腺瘤患者的护理

【概述】

甲状腺腺瘤是颈部最常见的肿瘤之一,来源于滤泡上皮的肿瘤,占甲状腺肿瘤的 70%~80%,约 10% 可发生癌变,20% 可引起甲状腺功能亢进。可发生于任何年龄,以青年女性多见。按形态学可分为滤泡状腺瘤和乳头状囊性腺瘤,前者较常见,后者较少见,常不易与乳头状腺癌区别。

【病因】

发病原因尚未明确,相关研究表明,主要与性别、遗传因素、射线照射、TSH 过度刺激等因素有关。

【临床表现】

甲状腺腺瘤生长较缓慢,且病程较长,好发于甲状腺功能活动期。可无任何症状存在数年;体检时可发现肿物边界清楚、局限于一侧腺体内,质地较周围甲状腺组织稍硬,表面光滑,无压痛,可随吞咽动作上下移动。腺瘤发生囊内出血时,肿瘤体积可在短期内迅速增大,同时局部出现胀痛。

【辅助检查】

1. B 超　是检查甲状腺腺瘤的首选方法。B 超下甲状腺腺瘤质地均匀,有包膜,可伴有晕环。

2. CT 及 MRI 检查　有助于腺瘤的诊断,CT 检查一般表现为低密度类圆形结节,与周围正常高密度甲状腺组织分界清楚。MRI 检查表现为甲状腺实质内单发的长 T_1、长 T_2 结节影,信号均匀,呈圆形或卵圆形,边界清楚。

3. 细针穿刺细胞学检查　有助于术前诊断,但存在一定假阴性,最终仍需通过病理学检查来明确诊断。

【治疗原则】

甲状腺腺瘤可引发甲亢和恶变。原则上应尽早行手术切除。首次手术方式的选择至关重要,是减少肿瘤复发及癌变的关键。

【护理评估】

1. 健康史　评估患者的发病情况、病程长短、肿块有无突然增大,是否伴有其他自身免疫性疾病。

2. 身体状况　评估颈部有无肿块、结节及压痛感,评估肿块的活动度及性状。

3. 心理 - 社会状况　评估患者的年龄、性别、职业、文化水平、工作环境、饮食习惯、性格特点以及家庭支持系统状态等,了解其对本疾病的认知程度及心理状态。

【常见护理诊断 / 问题】

1. 清理呼吸道无效　与咽喉部及气管受刺激、分泌物增多及伤口疼痛有关。

2. 焦虑　与肿块性质不明、担心手术及预后有关。

3. 急性疼痛　与囊性腺瘤发生出血或手术创伤有关。

4. 有窒息的危险　与术后出血压迫气管、误咽有关。

5. 知识缺乏:缺乏甲状腺腺瘤的治疗、预后及术后保健知识。

6. 潜在并发症:伤口出血、呼吸困难、吞咽困难、喉返神经损伤、喉上神经损伤、甲状旁腺损伤等。

【护理措施】

1. 术前护理

(1) 全麻患者按全麻术前常规护理。

(2) 术前检查:完善本病术前所需各项检查,包括术前常规检查和颈部影像学检查;如术前需服用碘剂,应教会患者正确服用的方法,以免影响手术和术后愈合。

(3) 备皮:范围上自下唇,下至乳头连线,两侧至斜方肌后缘,包括两侧腋窝。必要时剃除耳后毛发,以便行颈部淋巴结清扫术。

(4) 教会患者头低肩高体位,每日可用软枕练习数次,使机体适应术中颈部过伸的体位。指导患者深呼吸及有效咳嗽的方法,以保持呼吸道通畅。

(5) 心理护理:多与患者交流,给予心理支持,消除其焦虑和恐惧心理。

2. 术后护理

(1) 全麻患者按全麻术后护理常规护理。

(2) 体位护理:全麻清醒后抬高床头 30°~45°,有利于减轻伤口疼痛和保持呼吸道通畅。指导患者在变换体位时用手托住颈部,翻身时头部与身体一起转动,以保护伤口。

(3) 饮食护理:全麻清醒后若无恶心、呕吐的患者可给予少量温水或凉水。若无呛咳、误咽等不适可逐步给予流质、半流质饮食。饮水有呛咳的患者指导其抬头进餐,弯腰低头吞咽,即可顺利进食、进水。若患者吞咽疼痛不适,鼓励其少食多餐,加强营养,促进康复。必要时遵医嘱静脉补充营养。

(4) 疼痛护理:协助患者取舒适体位以减轻疼痛;疼痛严重者遵医嘱给予止痛药或镇痛泵,并观察药物效果。

(5) 病情观察:监测生命体征的变化。留置引流管者保持引流管通畅,防止引流管扭曲、折叠、受压、脱出,注意观察引流液的量及颜色,并记录 24 小时引流量。注意避免引流管堵塞,导致颈部出血形成血肿压迫气管而引起呼吸困难。鼓励和协助患者进行深呼吸和有效咳嗽,必要时遵医嘱予以雾化吸入。

(6)并发症的护理

1)术后出血:多发生在术后 24 小时之内,如出血量大可因血肿压迫气管引起窒息。应密切观察患者心率、血压、呼吸、神志、敷料渗血等情况,若患者出现烦躁、心率加快、血压下降、呼吸困难或伤口敷料被渗血浸湿等情况时应立即通知医生进行处理。

2)呼吸困难:甲状腺术后患者,可因气管软化塌陷、伤口内血肿压迫、喉返神经损伤、喉头水肿或伤口敷料包扎过紧等原因造成呼吸困难,甚至发生窒息。故床旁应常规备气管切开包,以备急用。一旦有呼吸困难发生,应立即通知医生马上处理。

3)神经损伤:一侧喉返神经损伤主要表现为声音嘶哑、音调降低或呛咳;双侧喉返神经损伤可导致失声或严重的呼吸困难,甚至窒息,此时须立即通知医生行气管切开术;喉上神经内支损伤可使喉部感觉丧失,饮水时易发生呛咳、误咽等。在患者全麻清醒后,可嘱患者大声说话、少量饮水,以了解有无神经损伤。

4)甲状旁腺损伤:术后患者有手足抽搐、麻木时提示有甲状旁腺损伤的可能,严重者可出现四肢抽搐、喉肌痉挛。典型的四肢症状为:五指并拢、拇指内收、掌指关节屈曲、腕掌关节过度屈曲呈"鹅颈"状。发现此类情况应及时报告医生,并监测血钙、磷。遵医嘱口服钙片或静脉内注射钙剂,注射时注意切勿将药液漏于皮下,以免发生组织坏死。

5)甲状腺危象:多发生在术后 12~36 小时,应注意患者有无体温突然升高至 40~42℃,并伴有抽搐、烦躁不安、脉搏增快、血压增高等,若有此类症状应立即通知医生,配合抢救。

(7)功能锻炼:指导患者术后早期下床活动,保持头颈部处于舒适位置。咳嗽、变换体位时用手固定颈部以减少震动。拆线后教会患者练习颈部活动,如练习吞咽动作,防止伤口粘连,促进功能恢复。指导声音嘶哑患者做发声训练。

3. 健康教育

(1)指导患者出院后经常观察颈前部、胸前皮肤有无红、肿、痛现象,经常检查颈部、耳后有无淋巴结或包块,如有异常及时就诊。

(2)需服用甲状腺素制剂者,嘱其按时、按量服药,若出现疲乏、行动迟缓、嗜睡、记忆力明显减退、注意力不集中或因周围血循环差和能量产生降低而异常怕冷、无汗时,应及时就诊。

(3)定期门诊复查,3~6 个月后酌情 1~2 年复查一次。

二、甲状腺癌患者的护理

【概述】

甲状腺癌是内分泌系统最常见的恶性肿瘤,也是头颈部最常见的恶性肿瘤,占全身恶性肿瘤的 1%~2%。发病以女性居多,且有逐年上升趋势。

【病因】

除髓样癌外,绝大部分的甲状腺癌起源于滤泡上皮细胞。其发病原因尚不明确,可能与放射线、遗传因素、TSH 长期刺激及致癌基因作用有关。

【分型】

甲状腺癌病理可分为四种类型,包括:乳头状癌、滤泡状癌、未分化癌及髓样癌。其中甲状腺乳头状癌和甲状腺滤泡状癌属于分化型甲状腺癌,占甲状腺癌 90% 以上。

1. 乳头状癌　多见于 21~40 岁的中青年女性,约占成年人甲状腺癌总数的 70%。儿童甲状腺癌绝大多数为乳头状瘤。此型分化较好,生长缓慢,低度恶性,可较早出现颈淋巴结转移,但预后较好。

2. 滤泡状癌　约占 15%,常见于 50 岁左右的妇女。此型发展较快,为中度恶性,有侵犯血管倾向,预后较乳头状癌差。

3. 未分化癌　占 5%~10%,常见于老年人。发展较迅速,高度恶性,且约 50% 早期便有淋巴结转移,亦可侵犯周围神经及器官,预后差。

4. 髓样癌　较少见,发生于滤泡旁细胞(C 细胞),可分泌降钙素。恶性程度中等,可有颈淋巴结转移和血行转移。

【临床表现】

均以颈部肿块或甲状腺结节为主,常为无意中或体检时发现。乳头状癌和滤泡状癌在初期多无明显症状,随着病程进展,肿块逐渐增大,质地较硬,吞咽时肿块移动度降低;未分化癌上述症状发展迅速,可侵犯周围神经及器官,晚期可出现声音嘶哑、吞咽困难、呼吸困难,颈交感神经受压可产生 Horner 综合征,颈丛浅支受侵犯时,患者可有耳、枕、肩等部位疼痛。可有颈部、上纵隔淋巴结转移及远处脏器转移;髓样癌除有颈部肿块外,患者可出现心悸、腹泻、颜面潮红和血钙降低等症状。

【辅助检查】

1. B 超检查　病灶部位钙化是诊断甲状腺癌较为特异的指标。

2. 核素扫描　放射性核素扫描图像多为冷结节和凉结节,可提供甲状腺功能活动情况。

3. 细胞学检查及活检　细针穿刺细胞学检查有助于诊断,是目前诊断结节性甲状腺肿并区分甲状腺结节良、恶性最有效的诊断方法。此检查安全、可靠、价格低廉,诊断率可达 80% 以上。

4. CT/MRI 检查 沙粒样钙化是甲状腺癌的特征性表现,CT 检查可提示颈部淋巴结是否转移,MRI 检查显示可能发生颈部淋巴结转移的特点。

5. 血清学检查 一般总 T_3、总 T_4 等血清学指标无明显变化,血清降钙素测定有助于诊断髓样癌。

6. 术中冷冻及组织病理学检查 甲状腺癌因其术前诊断缺乏特异性临床表现,术中冷冻切片检查成为甲状腺癌的重要诊断方法之一。其价值在于能在术中快速判断肿块的病理类型及性质,以便决定甲状腺的切除范围。术后病变组织还需进一步行组织病理学检查。

【治疗原则】

手术切除是治疗除未分化癌之外各型甲状腺癌的基本方法,并辅助应用放射性核素、甲状腺激素及外照射等治疗。

1. 手术治疗 包括甲状腺本身的手术及颈淋巴结清扫。

2. 内分泌治疗 甲状腺癌次全切除或全切者需终身服用甲状腺素片,以预防甲状腺功能减退及抑制 TSH。

3. 放射性核素治疗。

4. 外照射治疗 各种类型的甲状腺癌对放射线的敏感性差异很大,分化越好,敏感性越差,所以甲状腺未分化癌对放射治疗的效果最好,因此外照射治疗主要用于未分化型甲状腺癌。

【护理评估】

1. 健康史 评估颈部肿块的大小、位置、生长速度、存在时间及有无伴随症状等。了解肿块有无突然增大,是否伴有其他自身免疫性疾病及有无疾病家族史等。

2. 身体状况 评估患者是否有甲状腺癌患者相关的临床症状。

3. 心理社会状况 评估患者的年龄、性别、职业、文化水平、工作环境、饮食习惯、性格特点以及家庭支持系统状态等,了解其对本疾病的认知程度及心理状态。

【常见护理诊断 / 问题】

1. 清理呼吸道无效 与咽喉部及气管受刺激、分泌物增多及伤口疼痛有关。

2. 焦虑 与肿块性质不明、担心手术及预后有关。

3. 急性疼痛 与手术引起局部组织机械性损伤有关。

4. 有窒息的危险 与术后出血压迫气管、误咽有关。

5. 知识缺乏:缺乏与疾病有关的知识、治疗配合方式及术后保健知识。

6. 潜在并发症：伤口出血、呼吸困难、喉返神经损伤、喉上神经损伤、手足抽搐、甲状旁腺功能减退等。

【护理措施】

1. 术前护理　同甲状腺腺瘤患者的术前护理。

2. 术后护理

(1)全麻患者按全麻术后护理常规护理。

(2)体位护理：全麻清醒后抬高床头 30°~45°，有利于减轻伤口疼痛和保持呼吸道通畅。指导患者在变换体位时用手托住颈部，翻身时头部与身体一起转动，以保护伤口。

(3)饮食护理：全麻清醒后无恶心呕吐的患者可给予少量温水或凉水。若无呛咳、误咽等不适可逐步给予流质、半流质饮食。饮水有呛咳的患者指导其正确进食，鼓励其少食多餐，加强营养，促进康复。必要时遵医嘱静脉补充营养。

(4)管道护理：对于加行颈部淋巴结清扫术的患者，术后应保持引流装置呈负压状态，妥善固定。严密观察引流液的颜色、性质及量。一般术后 1 小时内引流液为 10~20ml，若短时间内引流量突然增加，超过 100ml，颜色鲜红，应考虑为内出血，应迅速协助医生做紧急处理。若引流液为淡黄色清亮类似血清，量多，进食后引流液呈乳白色，应考虑为乳糜漏。正常情况下，术后 24 小时内的引流液量为 30~120ml，颜色由深红逐渐变为淡红色。术后 24~48 小时颜色由淡红逐渐变为淡黄色，引流量逐渐减少，当少于 10ml 时，即可拔除伤口引流管。

(5)伤口护理：对于行预防性气管切开术的患者，应做好气道护理。持续或定时湿化气道，及时吸痰，注意痰液的颜色、性质及量。痰液黏稠者，遵医嘱给予雾化吸入并观察效果。观察伤口是否红肿、敷料是否渗湿，教会患者有效咳嗽的方法(深吸气后，用胸腹部的力量作最大咳嗽，咳嗽的声音应从胸部发出，避免仅在喉头上发声及无效咳嗽)。指导协助患者练习咳嗽时坐起，头颈躯干向前弯曲，用手压住手术伤口部位，减少颈部震动引起的术后伤口疼痛，深吸气后声门紧闭，用力咳嗽，形成气道冲击力使痰液排出。

(6)疼痛护理：协助患者取舒适体位以减轻疼痛；疼痛严重者遵医嘱给予止痛药或镇痛泵，并观察药物效果。

(7)并发症的护理

1)术后出血：密切观察患者生命体征、敷料渗血等情况，若患者出现颈部疼痛、肿胀、心率加快、血压下降、呼吸困难或伤口敷料被渗血浸湿等情况时应立即通知医生。

2)呼吸困难：因气管壁长期受肿大甲状腺压迫发生软化塌陷、伤口内血肿压迫、喉返神经损伤、喉头水肿或伤口敷料包扎过紧等原因造成呼吸困难，甚至发生窒息。故床旁应常规备气管切开包，以备急用，密切观察患者呼吸情况。

3）神经损伤：一侧喉返神经损伤主要表现为声音嘶哑、音调降低或呛咳；双侧喉返神经损伤可导致失声或严重的呼吸困难，甚至窒息，此时须立即通知医生行气管切开术；喉上神经内支或外支损伤可使喉部感觉丧失，饮水时发生呛咳、误咽等。在患者全麻清醒后，可嘱患者大声说话、少量饮水，以了解有无神经损伤。若损伤较轻，一般理疗后可自行恢复。

4）甲状旁腺功能减退：多为手术时甲状旁腺被误切、挫伤或血液供应受累，导致甲状旁腺功能低下，血钙浓度下降，使患者出现手足抽搐、麻木现象，严重者可出现四肢抽搐、喉肌痉挛。发现此类情况应及时报告医生，立即遵医嘱予以 10% 葡萄糖酸钙或氯化钙 10ml 缓慢静脉推注，症状较轻者可口服或静脉注射钙剂，注射时注意切勿将药液漏于皮下，以免发生组织坏死。同时服用维生素 D_3，定期监测血钙浓度。

3. 健康教育

（1）同甲状腺腺瘤患者的健康教育。

（2）口服 [131]I 的患者应注意以下几点

1）注意休息，特别是服药后几天，避免剧烈运动和精神刺激，并预防感染、加强营养。

2）勿揉压甲状腺，多饮水。

3）2 个月内禁止用碘剂、溴剂，以免影响 [131]I 的重吸收而降低治疗效果。

4）女性患者 1 年内避免怀孕。

5）为减少对健康人不必要的辐射，告知患者服药后 14 天尽可能远离他人，特别是小孩，在条件允许的情况下最好独居 14 天，忌随意排泄大小便，污染环境。

三、神经鞘膜瘤患者的护理

【概述】

神经鞘膜瘤是起源于神经鞘膜的施万细胞（神经鞘细胞），可发生于舌咽、迷走、颈丛、臂丛等神经，较多发生于舌咽、迷走和颈交感神经。

【病因】

目前病因尚不明确，可能与咽旁间隙和颈侧有诸多脑神经及颈交感神经通过有关。

【临床表现】

颈部神经鞘膜瘤多数为孤立性肿块，有包膜，生长较缓慢，较少发生恶变，多位于颈动脉三角区及咽旁间隙。肿块较小时,常无明显症状,患者多为无意中摸到肿块。肿块较大时,可压迫神经出现相应的神经受压症状,如压迫迷走神经出现声音嘶哑,压迫舌下神经出现伸舌偏斜,压迫颈交感神经出现 Horner 综合征,压迫膈神经出现患侧膈肌抬高。肿块位于咽旁间隙者,可向咽侧壁突出而引起吞咽不畅、说话含糊不清甚至呼吸困难。

【辅助检查】

1. CT 和 MRI 检查　可知晓肿块发生的部位、大小、形状、侵及范围等。

2. B 超检查　可观察肿瘤内血供情况、大血管内的血流情况及肿瘤与大血管的关系,有助于与其他肿瘤的鉴别。

3. DSA 检查　可清楚地显示肿块内部血液的供应情况。

【治疗原则】

手术切除是目前唯一有效的治疗方法,可采用经颈外及经口两种途径。大多采用经颈外进路,其优点是术野暴露好,能完整切除肿块,并能保护肿瘤周围的血管、神经等重要结构免受损伤。若肿块主要向咽腔突出且体积较小,主要的血管在肿瘤外侧,则可采用经口进路。

【护理评估】

1. 健康史　了解患者发现肿块的时间,评估肿块的形态、大小及部位。

2. 身体状况　评估有无咳嗽、声音嘶哑、Horner 综合征、伸舌偏斜,局部有无触电样放射痛伴同侧上肢的麻木和活动受限等现象。

3. 心理 - 社会状况　评估患者的年龄、性别、职业、文化水平、工作环境、饮食习惯、性格特点以及家庭支持系统状态等,了解其对本疾病的认知程度及心理状态。

【常见护理诊断 / 问题】

1. 焦虑　与担心疾病的治疗、术中神经受损有关。

2. 有窒息的危险　与肿瘤压迫气道或手术过程中引起咽部水肿、血肿等有关。

3. 疼痛　与术后咳嗽易引发切口疼痛有关。

4. 知识缺乏:缺乏疾病相关的治疗、护理、康复知识。

5. 潜在并发症:伤口出血、脑脊液漏、颈部神经损伤等。

【护理措施】

1. 术前护理

(1)完善术前准备:手术前完成所需各项检查,包括术前常规检查和颈部影像学检查,做好备血准备。手术前日做好备皮,药物敏感试验等。常规禁食、禁饮。

(2)心理护理:主动听取患者的主诉,多关心患者。向家属和患者介绍手术目的、注意事项及术后的保健知识等,增强其治愈疾病的信心。

2. 术后护理

(1)全麻患者按全麻术后护理常规护理,保持病室环境清洁舒适,做好皮肤和口腔护理。

(2)病情观察:密切观察患者呼吸情况,咽旁间隙肿块切除者尤需注意有无呼吸困难,床旁备好气管切开包等急救物品,以备急救使用。

(3)伤口护理:术后未清醒者取平卧位,头偏向一侧。全麻清醒后可适当抬高床头或取半卧位,以减轻伤口张力。

(4)管道护理:妥善固定引流装置,保持引流通畅,防止管道扭曲、折叠、受压或意外脱出。观察引流液的颜色、性质及量,如有异常及时通知医生进行处理。

(5)饮食护理:术后当天可给予流质或半流质饮食,以后根据患者情况逐步改为普食。以高蛋白、高维生素、清淡饮食为主,注意多饮水,多食蔬菜水果,防止便秘。

(6)并发症的护理

1)脑脊液漏:术中若损及椎管或术后用力排便、翻身不当、剧烈咳嗽等均可导致脑脊液漏的发生。术后需观察伤口敷料渗液情况,若早期从伤口处流出透明清亮的液体,应怀疑有脑脊液漏的发生,应立即通知医生。少量脑脊液漏,多数可通过局部加压及合理使用抗生素等治疗方式促进其愈合。当脑脊液漏量较多时患者会出现“一低二快(即血压偏低、脉搏细速、呼吸略快)”的低颅压症状以及头晕、头痛、恶心、呕吐等症状,需立即取平卧位或头低足高位,通知医生,遵医嘱快速增加补液量,必要时行脑脊液漏修补术。

2)伤口出血:注意保持颈部伤口敷料包扎完好、清洁及干燥,密切观察伤口敷料渗血、渗液情况。定时换药,换药时观察伤口有无红肿、血肿等情况,如有异常,及时通知医生进行处理。

3)颈部神经损伤:观察术中可能损伤不同的神经而出现的神经麻痹或相应部位的功能障碍。如双侧喉返神经损伤可导致失声或严重的呼吸困难;副神经损伤可出现耸肩动作受限;一侧喉返神经损伤可出现声音嘶哑、音调降低或呛咳;喉上神经内支损伤可使喉部感觉缺失,饮水时发生呛咳、误咽;迷走神经损伤可出现咳嗽、心率改变。术后应密切观察有无神经麻痹或损伤,遵医嘱使用营养神经类药物,并观察神经功能的恢复情况。

3. 健康教育

(1)向患者和家属宣教疾病相关知识,如注意保护颈部伤口,活动时动作宜慢,起床时需用手托住颈部,以免伤口裂开。

(2)定期门诊随访,一般随访 6 个月至 5 年。若有任何不适症状,应及时就诊。

（3）在病情允许的情况下,患者宜早期下床活动,以促进伤口愈合,防止肺部感染和下肢静脉血栓的形成。适当进行体育锻炼,增加机体抵抗力,预防感冒。

（张　烨　潘雪迎　周钰琴）

第九章
测试题

第十章

耳鼻咽喉科常用护理技术操作

第一节　耳科常用护理技术操作

一、外耳道冲洗法

【操作目的】

1. 冲出阻塞外耳道的耵聍和表皮栓，保持外耳道清洁。

2. 冲出外耳道异物，如飞虫、小珠子、小石子等。

【适应证】

耵聍栓塞、外耳道有分泌物或异物患者。

【禁忌证】

尖锐异物、急性外耳道炎、急性中耳炎、鼓膜穿孔者。

【护理评估】

1. 评估患者的年龄、病情及心理状况。

2. 评估患者耳道的局部情况。

3. 评估患者的自理能力及合作程度。

4. 治疗前仔细询问病史，并做好治疗记录。

【用物准备】

治疗巾、弯盘、治疗碗、温生理盐水、纱布、装有细塑料管的橡皮球、额镜、长棉签。

【操作步骤】

1. 核对患者身份，告知患者外耳道冲洗的目的、方法及注意事项，以取得患者配合。

2. 协助患者取坐位，将弯盘置于患者的患耳耳垂下方，紧贴皮肤，头稍向患侧倾斜。

3. 洗手,左手向后上方牵拉耳郭(小儿向后下方),右手将吸满温生理盐水,装有塑料管的橡皮球对准外耳道后上壁方向冲洗,使水沿外耳道后上壁进入耳道深部,借回流力量冲出耵聍或异物。

4. 用纱布擦干耳郭及周围皮肤,用消毒长棉签擦净耳道内残留的生理盐水,佩戴额镜检查外耳道内是否清洁,如有残留耵聍或脓液,可再次冲洗至彻底冲净为止。

5. 整理用物,洗手。

【注意事项】

1. 冲洗液的温度应接近体温,不可过凉或过热,以免刺激内耳引起眩晕、恶心呕吐等不适。

2. 冲洗器头宜放置在外耳道的外 1/3 处,对着外耳道后上壁注入,注入时用力不可过猛,也不可将冲洗器头紧塞外耳道内,以免水不能流出而胀破鼓膜。动作应轻柔,不能正对鼓膜进行冲击,以免造成鼓膜损伤。

3. 如为活的昆虫类异物,先用植物油、酒精等滴入耳内,待其灭活后再用镊子取出或冲出。

4. 坚硬、较难取出的耵聍,先用 3%~5% 碳酸氢钠溶液滴耳,待耵聍完全软化后再用温生理盐水冲出。有外耳道狭窄、急慢性化脓性中耳炎者,不宜采用此方法。

5. 外耳道深部不易取出的微小异物或耵聍栓需由专科医生诊疗后,由专科工作人员进行处理,患者不能自行处理。

6. 冲洗时要观察患者有无不良反应,注意有无眩晕等内耳刺激症状。

二、外耳道滴药法

【操作目的】

1. 软化耵聍。

2. 清洁外耳道。

3. 治疗耳道及中耳疾病。

【适应证】

耵聍栓塞、中耳炎及外耳道炎、外耳道异物患者。

【禁忌证】

鼓膜穿孔、外耳道皮肤药物过敏呈弥漫性红肿者。

【护理评估】

1. 评估患者的年龄、病情及心理状况。

2. 评估患者耳道的局部情况,如有无分泌物、耵聍等。

3. 评估患者的自理能力及合作程度。

4. 治疗前仔细询问病史,并做好治疗记录。

【用物准备】

滴耳液、长棉签、消毒干棉球、生理盐水。

【操作步骤】

1. 核对患者身份、药物名称及有效期。告知患者外耳道滴药的目的、操作方法及注意事项,以取得患者配合。

2. 协助患者取坐位或侧卧位,头偏向健侧,患耳朝上。嘱患者不可转动头部。

3. 洗手,用长棉签轻轻擦拭外耳道分泌物,必要时用生理盐水反复清洗至清洁为止,使耳道保持通畅。

4. 轻轻将成人耳郭向后上方牵拉,小儿向后下方牵拉,将外耳道拉直。顺着耳道壁将滴耳液滴入 2~3 滴。滴管末端勿触及耳部边缘,以防污染。

5. 操作者用手指反复轻压耳屏数次,使药液流入中耳腔内并充分与耳道黏膜接触。

6. 让患者保持体位 3~4 分钟,使药物充分吸收。

7. 用干棉球堵塞外耳道口,以免药液流出。

8. 协助患者取舒适体位休息。

9. 观察患者反应及效果,并做好记录。

10. 整理用物,洗手。

【注意事项】

1. 认真查对药液质量及有效期。

2. 滴药前,要将外耳道脓液洗净。

3. 药液温度以接近体温为宜,不宜太热或太凉,以免刺激内耳引起眩晕、恶心呕吐等不适感。

4. 如滴耵聍软化液,应先告知患者滴入药液量要多,滴药后可能有耳塞、闷胀感,以免患者产生紧张心理。

三、耳部手术备皮法

【操作目的】

1. 适用于耳部各种手术前准备,使手术野清洁,有利于手术进行。

2. 预防伤口感染。

【适应证】

耳部手术患者。

【护理评估】

1. 评估患者的年龄及术野情况。

2. 评估患者的合作程度。

【用物准备】

梳子、皮筋、刘海贴、剪刀、一次性使用备皮包。

【操作步骤】

1. 核对患者身份。告知患者耳部手术备皮法的目的、操作方法及注意事项,以取得患者配合。

2. 患者取坐位,男性剃除耳郭周围头发:耳部手术剃除 5~6cm;侧颅底手术剃去 9~10cm 或光头;前颅底手术剃光头。剩余头发均剃短,洗净头部或沐浴全身。

3. 女性患者同法剃除耳郭周围头发,洗净头部或沐浴全身。将患者头发梳理整齐,沿患侧头发 2~3cm 处将头发分成两部分,健侧头发梳理整齐,长发用皮筋、刘海贴固定好。患侧头发梳成贴发三股辫,最后用皮筋扎紧。露出的短小头发用刘海贴固定在辫子上或用剪刀剪掉。

4. 整理用物,洗手。

【注意事项】

1. 发辫尽量编紧,防止松脱。

2. 编完发辫后,嘱患者朝向健侧卧位,以免弄乱发辫。

3. 使用发夹固定者,切忌将金属发夹留于头部。

四、额镜使用法

【操作目的】

通过调整光源和额镜方向或调整受检者的头位,使光源投射到额镜镜面,经对光反射聚焦到检查部位,检查者通过镜孔,看到反射光束焦点投射在检查部位或治疗部位,利于检查者观察或治疗。

【适应证】

耳鼻咽喉科医护人员检查或治疗患者时常用,适用于鼻腔、咽喉、外耳道及鼓膜等部位的照明。

【护理评估】

1. 评估患者的年龄、病情及心理状况。

2. 评估患者的合作程度。

3. 评估外置光源的摆放位置。

【用物准备】

额镜、光源。

【操作步骤】

1. 核对患者身份。患者取坐位,检查部位朝向检查者。

2. 洗手。检查者戴镜前先调节双球关节的松紧,使镜面能向各个方向灵活转动又不松滑,将额带调整至适合头围松紧并戴于头上。

3. 将双球关节拉直,使镜面与额面平行,镜孔正对检查者平视时的左眼或右眼,远近适宜,然后取舒适坐姿。

4. 调整光源和额镜方向,也可调整受检者的头位,使光源投射到额镜镜面,经过光反射聚焦到检查部位。检查者通过额镜镜孔看到反射光束焦点正好投射在检查部位,检查完毕后洗手。

【注意事项】

1. 保持检查者瞳孔、镜孔、反光焦点和检查部位呈一直线。

2. 检查时,检查者单眼视线向正前方通过镜孔看到反光焦点落在检查部位,但另一眼保持自然睁开,不能挤眼、眯眼或闭眼。

3. 检查者姿势要保持端正,不可弯腰、扭颈或歪头迁就光源。

五、鼓膜穿刺抽液法

【操作目的】

抽出鼓室内积液,减轻耳闷感,提高听力。

【适应证】

1. 分泌性中耳炎患者。

2. 鼓室积液患者。

【护理评估】

1. 评估患者的年龄、病情及心理状况。

2. 评估患者耳道的局部情况。

3. 治疗前询问病史,并做好治疗记录。

【用物准备】

消毒纱布、2ml 空针、鼓膜穿刺针头、额镜、窥耳器、酒精棉球、1%~2% 丁卡因溶液、苯扎氯铵酊溶液。

【操作步骤】

1. 核对患者身份、药物名称及有效期。向患者解释操作目的和方法,取得其配合。

2. 患者取坐位,头侧卧于桌面,患耳向上。

3. 洗手,将丁卡因溶液、苯扎氯铵酊溶液适当加温。

4. 向患耳内滴入 2% 丁卡因溶液 1 次,做表面麻醉。然后滴入苯扎氯铵酊溶液消毒鼓膜和外耳道,用纱布擦干外耳道口。

5. 患者取坐位,患耳朝向操作者。

6. 操作者用酒精棉球消毒窥耳器,并置入外耳道。

7. 连接空针与针头,调整额镜聚光于外耳道。

8. 将长针头沿窥耳器底壁缓慢进入外耳道,刺入鼓膜紧张部的前下象限或后下象限,一手固定针筒,一手抽吸积液。

9. 抽吸完毕,缓慢将针头拔出,退出外耳道。用挤干的酒精棉球塞住外耳道口。

10. 整理用物,洗手。

【注意事项】

1. 注意滴入耳内溶液温度要适宜。

2. 刺入鼓膜深度不宜过深,位置在最低部,以便抽尽积液。

3. 操作时嘱患者头勿动,以免损伤中耳内其他结构。

4. 抽吸积液时宜缓慢,不可用力过猛,以防引发眩晕。

5. 嘱患者 2 天后将棉球自行取出,洗澡、洗头时勿让水进入外耳道。

六、耳部加压包扎法

耳部加压包扎是耳部手术或外伤后为固定敷料、保护伤口,以利于局部的压迫止血,防止污染而采取的方法。

【操作目的】

1. 耳部手术或外伤后用于固定敷料,保护手术伤口,利于伤口引流。

2. 用于局部压迫止血。

【适应证】

耳部手术或外伤后需使用敷料固定耳部伤口者。

【护理评估】

1. 操作前告知患者耳部加压包扎法的操作方法及注意事项,评估患者合作程度。

2. 治疗前询问病史,并做好治疗记录。

【用物准备】

绷带 1 卷、20cm 长纱条 1 根、胶布数条、纱布数块。

【操作步骤】

1. 核对患者身份。患者取坐位或卧位,解释操作目的和方法。

2. 洗手,将纱条放于患者患侧额部(眉毛外侧),将敷料放在患耳伤口处,用胶布固定。

3. 将绷带先绕额部 2 周(包左耳向左绕,包右耳向右绕),由上至下包向患侧耳部,然后经后枕部绕到对侧耳郭上方,绕额部一周;之后再次由上至下包患耳,重复上述动作至绷带包完,使敷料固定,患耳及敷料全部包住。

4. 用胶布固定绷带尾部。

5. 用纱条将绷带扎起,使额部绷带高于眼眶。

6. 整理用物,洗手。

【注意事项】

1. 包扎时应注意保持患耳处于正常解剖形态。

2. 固定于额部的绷带不可太低,需高于眉毛,以免压迫眼球,影响视线。

3. 绷带的松紧应适度,太松会引起绷带和敷料的脱落,太紧会使患者感到头痛等不适。

4. 单耳包扎时,绷带应高于健侧耳郭,避免压迫引起不适。

第二节　鼻科常用护理技术操作

一、鼻腔冲洗法

【操作目的】

1. 清洗鼻腔内分泌物,湿润干燥黏膜。

2. 减轻鼻塞、减轻鼻腔内异味。

3. 促进鼻腔黏膜功能恢复。

【适应证】

变应性鼻炎、慢性鼻窦炎及鼻内镜手术后患者;日常鼻腔清洁。

【禁忌证】

鼻出血、重度中耳感染、脑脊液鼻漏患者;鼻颅底开放术后 3 天内。

【护理评估】

1. 评估患者的年龄、病情及心理状况。

2. 评估患者的自理能力及合作程度。

3. 评估患者的鼻腔情况,包括黏膜、分泌物情况,有无渗血,鼻腔是否通畅,鼻中隔有无偏曲等。

【用物准备】

可调式鼻腔冲洗器、温生理盐水、毛巾。

【操作步骤】

1. 核对患者身份、冲洗液名称及量。向患者解释鼻腔冲洗的目的、操作方法及注意事项,以取得患者配合。

2. 指导患者正确擤鼻;协助患者取坐位,头向前倾。

3. 洗手,打开鼻腔冲洗器,确认鼻塞端口处于关闭位置,拔出清洗器上盖盖塞。

4. 协助患者一手握住清洗器瓶体凹陷处,用示指堵住上盖进气孔,旋转鼻塞端口至合适的出水位置。

5. 指导患者将鼻腔冲洗器的鼻塞端口严密堵住需冲洗的鼻孔,堵住气孔,握住清洗器瓶体的手同时挤压瓶体开始冲洗。冲洗时,指导患者头向前倾30°,张口缓慢平静呼吸,勿做吞咽动作。在水流强度变弱时,指导患者将示指离开清洗器上盖进气孔换气,同时将握清洗器的手放松,瓶体依靠弹性重新恢复原位后,再继续冲洗。

6. 一侧鼻腔冲洗后,同样方法冲洗对侧鼻腔。

7. 鼻腔冲洗完毕,用毛巾清洁患者面部。

8. 整理用物,洗手。

【注意事项】

1. 鼻腔有急性炎症或出血时禁止冲洗,以免炎症扩散。

2. 冲洗压力勿过大。

3. 冲洗时勿说话,以免发生呛咳。

4. 冲洗过程中若出现鼻腔出血、耳闷等不适,应立即停止冲洗。

二、鼻腔滴药法

【操作目的】

1. 保持鼻腔引流通畅,达到治疗目的。

2. 保持鼻腔润滑,防止干燥结痂。

3. 保持鼻腔内纱条润滑,以利抽取。

4. 治疗鼻炎、鼻窦炎或鼻腔、鼻窦手术后用药。

【适应证】

鼻腔、鼻窦有局部炎症及鼻腔、鼻窦手术后患者。

【护理评估】

1. 评估患者的年龄、病情及心理状况。

2. 评估患者的自理能力及合作程度。

3. 评估患者的鼻腔情况,包括黏膜、分泌物情况,有无渗血,鼻腔是否通畅,鼻中隔有无偏曲等。

【用物准备】

滴鼻药、清洁棉球或纸巾少许、无菌棉签、弯盘。

【操作步骤】

1. 核对患者身份、药物名称及有效期。备好用物至患者床旁,告知患者鼻腔滴药法的目的、操作方法及注意事项,以取得患者配合。

2. 嘱患者轻轻擤出鼻涕(鼻腔内有填塞物时不擤)。

3. 患者取仰卧位,肩下垫枕头或头悬于床缘,头尽量后仰,使头部与身体成直角,头低肩高。

4. 洗手,每侧鼻腔滴 3~4 滴药水,轻轻按压鼻翼,使药液均匀分布在鼻黏膜上。

5. 保持原位 2~3 分钟后坐起。

6. 用棉球或纸巾擦去外流的药液。

7. 对于鼻侧切开者,为防止鼻腔或术腔干燥,滴鼻后,嘱患者向患侧卧,使药液进入术腔。

8. 观察患者反应及效果,并做好记录。

9. 整理用物,洗手。

【注意事项】

1. 滴药时,滴管口或瓶口勿触及鼻孔,以免污染药液。

2. 体位要正确,滴药时勿吞咽,以免药液进入咽部引起不适。

3. 滴入药量不宜过多或过少。

4. 滴药后嘱患者勿擤鼻。

三、剪鼻毛法

【操作目的】

鼻部手术前常规准备,清洁术野,预防感染,便于消毒和手术操作。

【适应证】

鼻部手术患者术前准备。

【禁忌证】

小儿或不能配合、剪鼻毛可能伤及鼻腔内肿物者。

【护理评估】

1. 评估患者的年龄、病情及心理状况。

2. 评估患者的合作程度。

3. 评估患者的鼻腔情况,包括黏膜、分泌物情况,有无渗血,鼻腔是否通畅,鼻中隔有无偏曲等。

【用物准备】

消毒弯盘、棉签、弯头小剪刀、金霉素眼膏、纱布、额镜。

【操作步骤】

1. 核对患者身份。告知患者剪鼻毛的目的、操作方法及注意事项,以取得患者配合。

2. 患者取坐位,擦净鼻涕;清洁鼻腔,头稍后仰,固定。

3. 洗手,戴额镜检查鼻前庭及鼻腔情况,进一步清洁鼻腔。

4. 将金霉素眼膏用棉签均匀涂在剪刀两页。

5. 右手持剪刀,左手持纱布固定鼻部。

6. 剪刀弯头朝向鼻腔,剪刀贴住鼻毛根部,将鼻前庭四周鼻毛剪下。

7. 检查鼻毛有无残留,用棉签或纱布清洁落在鼻前庭的鼻毛。

8. 整理用物,洗手。

【注意事项】

1. 在明亮环境下进行操作,避免损伤鼻前庭皮肤、黏膜。

2. 剪鼻毛时,动作要轻柔,勿伤及鼻黏膜引起出血。

3. 小儿患者、不能配合或可能会伤及鼻内肿物者不剪鼻毛。

四、鼻窦负压置换法

【操作目的】

1. 利用吸引器,吸出鼻腔及鼻窦内分泌物。

2. 利用负压使药液进入鼻窦以达到治疗目的。

【适应证】

慢性鼻窦炎患者。

【禁忌证】

急性鼻窦炎或慢性鼻窦炎急性发作期、鼻部手术后伤口未愈合、鼻出血、鼻前庭炎、高血压患者。

【护理评估】

1. 评估患者的年龄、病情及心理状况。

2. 评估患者的自理能力及合作程度。

3. 评估患者的鼻腔情况,包括黏膜、分泌物情况,鼻腔是否通畅,有无渗血等。

【用物准备】

负压吸引器、呋麻滴鼻液、橄榄式接头、治疗碗(内盛清水)、薄枕、棉球。

【操作步骤】

1. 核对患者身份、药物名称及有效期。告知患者鼻窦负压置换的目的、操作方法及注意事项,以取得患者配合。

2. 嘱患者擤净鼻涕,协助患者取仰卧位,肩下垫薄枕,头向后仰与身体垂直。

3. 洗手,两侧鼻腔各滴入呋麻滴鼻液 4~5 滴,用棉球按压鼻翼使其分布均匀,保持头位不动 1~2 分钟。

4. 将橄榄头与负压吸引器连接,紧塞一侧鼻孔,用手指按住另一侧鼻孔,嘱患者连续发"开、开、开"的声音,使软腭上举以关闭鼻咽腔。开动吸引器,反复吸引鼻腔,一般每次吸引 1~2 秒,重复 6~8 次。双侧鼻腔交替进行。其间,如分泌物过多,可用清水吸洗橄榄头。

5. 吸引结束后,用纸巾将患者口鼻擦拭干净,协助患者休息 2~5 分钟后起床。

6. 整理用物,洗手。

【注意事项】

1. 急性鼻炎、急性鼻窦炎、鼻出血、鼻息肉、鼻部手术后伤口未愈合、鼻前庭炎、鼻前庭疖、高血压患者禁做此操作。

2. 吸引器负压不可过大,抽吸时间不宜过长,以免损伤鼻腔黏膜或出血。

3. 吸引过程中若出现头痛、耳痛及鼻出血时应立即停止吸引,并给予相应处理。

五、上颌窦穿刺冲洗法

【操作目的】

1. 明确上颌窦病变的诊断。

2. 治疗上颌窦炎症。

【适应证】

亚急性和慢性化脓性鼻窦炎的诊断和治疗。

【禁忌证】

1. 急性化脓性上颌窦炎炎症未控制。

2. 鼻腔、鼻窦可疑恶性肿瘤。

【护理评估】

1. 评估患者的年龄、病情及心理状况。

2. 评估患者的鼻腔情况,包括黏膜、分泌物情况,鼻腔是否通畅,有无渗血等。

【用物准备】

窥鼻器、棉片和铁棉签、上颌窦穿刺针、橡皮管接头、20ml 的注射器、治疗碗(内盛温生理盐水)、弯盘(盛冲洗流出液)、1% 丁卡因、1:1 000 肾上腺素、额镜。

【操作步骤】

1. 核对患者身份、药物名称及有效期。向患者解释操作目的、方法,取得配合。

2. 患者取坐位,头稍前倾,擦净鼻涕,检查鼻腔内有无异常。

3. 洗手,将浸有1%丁卡因及1∶1 000肾上腺素的卷棉子置入下鼻道穿刺部位进行表面麻醉5~10分钟。

4. 若穿刺右侧上颌窦,操作者右手拇指、示指紧握穿刺针中段,掌心顶住针柄,针头斜面朝向鼻中隔,经前鼻孔深入下鼻道顶端,置于距下鼻甲前端1~1.5cm下鼻甲附着处(此处骨质较薄)。

5. 左手固定患者头部,右手持针向外眦方向稍用力,即能穿入窦腔,并有空腔感。若穿刺左侧,用左手持针,右手固定头部。

6. 抽出针芯,嘱患者头向健侧倾斜,观察针管内有无黄褐色液体流出,如有,则可能为上颌窦囊肿,不可再冲洗。

7. 嘱患者用手托住弯盘于下颌,用20ml注射器回抽是否有空气,证实在腔内,抽吸温生理盐水,连接橡皮管与穿刺针,然后缓慢注射生理盐水进行冲洗,观察有无脓液流出。反复冲洗,直至冲净。根据医嘱注入抗生素药液,并嘱患者头倾向患侧3分钟,防止药液漏出。

8. 插入针芯,拔出针头,用消毒棉片置于下鼻道穿刺处压迫止血,2小时后取出。

9. 穿刺冲洗完毕,根据脓液的质和量记录于病历卡上。

(1)性质:Ⅰ期呈黏液性,不溶于水;Ⅱ期呈黏脓性,半溶于水,能使水变浑浊;Ⅲ期呈脓性,全溶于水。

(2)量:(+)为少量;(++)为中等量;(+++)为大量。

(3)冲洗液若呈黄色或有血块、臭味也应注明。

(4)冲洗液清洁时记为(-)即阴性;洗出液无明显脓液,但不完全清洁为(±)即可疑。

10. 整理用物,洗手。

【注意事项】

1. 穿刺部位及方向一定要正确,持穿刺针的手必须把持稳固动作,不能滑动。用力不可过大,穿刺不可过深,防止穿入眶内或面颊部软组织,引起眶内或面颊部气肿或感染。在未确定刺入上颌窦之前不可进行冲洗。

2. 窦腔内不可注入空气,以免针头刺入血管而发生气栓。

3. 如果患者在穿刺过程中发生晕厥等意外情况,立即拔出穿刺针,让患者平卧休息,测量生命体征,必要时采取氧气吸入等急救措施,密切观察。

4. 如注入液体时遇到阻力,可能是穿刺针头不在窦腔内,或穿入窦腔内软组织如息肉,也可能是窦口阻塞,此时应改变穿刺针头方向,或以麻黄碱或肾上腺素棉片收敛中鼻道,如仍有阻力,应停止操作,不可强行冲洗。

5. 拔针后如有出血,应妥善止血,再让患者离开。出血较多时,可用0.1%肾上腺素棉片紧填下鼻道止血,并告知患者3~5天内鼻涕中带有少量血液为正常现象,出血较多时应及时到医院处理。

6. 儿童穿刺应慎重。高血压、血液病及急性炎症期患者禁忌穿刺。

第三节 咽喉科常用护理技术操作

一、气管切开术后换药法

【操作目的】

1. 观察伤口恢复情况。

2. 清除造瘘口周围的分泌物,减少细菌及分泌物的刺激,促进创面愈合。

3. 保持伤口清洁干燥,使患者舒适。

【适应证】

气管切开术后患者。

【护理评估】

1. 评估患者的年龄、病情、心理状况、自理能力及合作程度。

2. 评估患者造瘘口分泌物的颜色、性质及量。

3. 评估负压吸引装置的状况。

【用物准备】

一次性无菌换药盘、络合碘消毒液、气切纱布 1 块、棉签、胶布、3% 过氧化氢消毒液 1 瓶、0.9% 氯化钠 1 瓶、治疗巾 1 块、医疗垃圾袋 1 个。

【操作步骤】

1. 核对患者身份,告知患者气管切开术后换药的目的、操作方法及注意事项,以取得患者配合。

2. 洗手、戴口罩。

3. 用物准备齐全,按顺序放置,推车至患者床旁,做好解释工作,取得患者配合。

4. 协助患者摆好正确体位(坐位或仰卧位),充分暴露颈部伤口,使颈部舒展便于操作。

5. 为患者吸净套管内分泌物,取出套管下污染的气切纱布,观察分泌物的颜色、性质和量,丢于医疗垃圾袋内。

6. 双手操作取下内套管,先用多酶稀释液浸泡 3~5 分钟,使内套管上附着的有机物被分解。

7. 用专用刷子在流动水下清洗内套管内外壁,并对光检查内套管清洁无痰液黏附。

8. 将清洗干净的内套管完全浸没于装有 3% 过氧化氢消毒液的容器中,加盖浸泡 ≥ 15 分钟。

9. 更换手套。

10. 取出消毒后的内套管,用 0.9% 氯化钠溶液、无菌水、蒸馏水或冷开水彻底冲洗干净,干燥后立即放回外套管内。弧度向下为患者佩戴并固定内套管。

11. 脱手套,洗手。

12. 在患者颈肩下垫治疗巾,用络合碘棉签由内向外依次消毒套管周围皮肤,消毒面积为伤口周围 8~10cm。

13. 络合碘棉签一次 1 根,不可反复进行擦拭,直至套管周围皮肤干净为止。注意观察棉签上分泌物的颜色、性质和量,将污染棉签丢于医疗垃圾袋内。

14. 用生理盐水棉签擦净套管柄上的分泌物。

15. 用枪状镊夹取清洁的气切纱布垫于套管柄下,动作要轻柔,以免引起呛咳,并用胶布固定。

16. 调节套管系带松紧度,以伸进一手指为宜。

17. 观察套管内的分泌物,必要时为患者吸痰。

18. 协助患者摆好体位,整理床单位。

19. 整理用物,洗手。

【注意事项】

1. 操作时要随时观察患者的病情变化,如有呛咳应暂停操作,协助吸痰。

2. 观察污染纱布及伤口分泌物的颜色、性质,若有异常应及时送检做分泌物培养及药物敏感性试验。

3. 铜绿假单胞菌感染伤口者最后给予换药,非一次性用物单独放置或处理。

4. 操作时注意给患者保暖。

二、清洗消毒气管内套管法

【操作目的】

1. 防止痰液黏稠堵塞套管,引起呼吸不畅。

2. 防止痰液积聚,引起感染。

【适应证】

气管切开术后佩戴套管患者。

【护理评估】

1. 评估患者的年龄、病情、心理状况、自理能力及合作程度。

2. 评估患者套管内分泌物的颜色、性质及量。

3. 评估负压吸引装置的状况。

【用物准备】

一次性无菌换药盘、络合碘消毒液、气切纱布 1 块、棉签、胶布、快速手消毒液、3% 过氧化氢消毒液 1 瓶、0.9% 氯化钠 1 瓶、治疗巾 1 块、医疗垃圾袋 1 个。

【操作步骤】

1. 告知患者气管切开术后换药的目的、操作方法及注意事项，以取得患者配合。

2. 洗手、戴口罩、戴手套。

3. 双手操作取下内套管，先用多酶稀释液浸泡 3~5 分钟，使内套管上附着的有机物被分解。

4. 用专用刷子在流动水下清洗内套管内外壁，并对光检查内套管清洁无痰液黏附。

5. 将清洗干净的内套管完全浸没于装有 3% 过氧化氢消毒液的容器中，加盖浸泡 ≥15 分钟。

6. 更换手套。

7. 取出消毒后的内套管，用 0.9% 氯化钠溶液、无菌水、蒸馏水或冷开水彻底冲洗干净，干燥后立即放回外套管内。弧度向下为患者佩戴并固定内套管。

8. 脱手套、洗手。

【注意事项】

1. 取出内套管时要一只手按住外套管，另一只手顺其弧度取下内套管。

2. 戴管时要卡牢外套管，以免内套管脱出。

3. 消毒内套管时间不宜过长，否则外套管内分泌物容易结痂，内套管不易再放入。

4. 每天消毒内套管至少 2 次。痰液较多时随时清洗消毒。

三、经气管套管吸痰法

【操作目的】

1. 观察分泌物性质，了解伤口恢复情况。

2. 防止套管堵塞，保持清洁，防止感染。

【适应证】

喉阻塞或呼吸道狭窄而发生严重呼吸困难，行气管切开术后气道分泌物多或黏稠及咳嗽功能较差患者。

【护理评估】

1. 评估患者的年龄、病情及心理状况。

2. 评估患者的自理能力及合作程度。

【用物准备】

负压吸引装置 1 套、可调压吸痰管、手套。

【操作步骤】

1. 告知患者经气管套管吸痰法的目的、操作方法及注意事项,以取得患者配合。

2. 洗手,戴口罩,戴手套。

3. 协助患者取坐位或仰卧位。

4. 吸痰前先检查吸痰装置是否连接紧密、打开吸痰器开关阀。

5. 用生理盐水冲洗吸痰管湿润管壁,同时确认吸痰压力是否适宜,成人负压控制在 80~120mmHg,痰液黏稠者可适当增加负压。

6. 用手拿住距离吸痰管前端 5cm 的地方,沿着套管壁弧度插入套管内,吸痰管插入深度以越过套管口为宜。

7. 用拇指压住吸痰管压力调节孔,开始吸痰,在向上提拉的同时左右旋转吸痰管吸痰。

8. 每次吸痰时间不应超过 15 秒,连续吸引应小于 3 次,以免刺激伤口。

9. 如痰液黏稠,可先为患者叩背,并加强气道湿化,可选用 0.45% 或 0.9% 氯化钠溶液。

10. 吸痰完毕后,拇指松开压力调节孔,迅速抽出吸痰管,用生理盐水冲洗连接管。

11. 关闭吸痰器的开关阀,脱手套,洗手。

【注意事项】

1. 吸痰时注意吸痰管深度要适宜,勿持续吸引。

2. 观察痰的颜色、性质和量。

3. 吸痰不宜太频繁,以免刺激伤口,随时观察患者的病情变化。

4. 吸痰后要冲洗吸引管,吸痰管为一次性使用。

5. 吸痰前不宜向气道内滴入湿化液,仅在气道分泌物黏稠且常规治疗手段效果有限时,可在吸痰时滴入湿化液。

四、颈部负压引流器更换

【操作目的】

1. 保持引流通畅,及时引流出伤口的渗血、渗液,预防感染。

2. 维持有效负压,促进伤口愈合。

3. 利于观察伤口引流液的颜色、性质及量。

【适应证】

颈部手术后留置负压引流器患者。

【护理评估】

1. 评估患者的年龄、病情、自理能力及合作程度。

2. 评估患者负压引流的状况,如是否固定牢靠、是否引流通畅等。

3. 评估引流液的颜色、性质及量。

【用物准备】

止血钳2把、一次性负压引流器、换药盘、别针、酒精棉片。

【操作步骤】

1. 核对患者身份。告知患者操作的目的、方法及注意事项,以取得患者配合。

2. 协助患者取半卧位或平卧位,用止血钳夹闭颈部引流管。

3. 取下负压引流器,观察引流液的颜色、性质及量。

4. 洗手,打开新的负压引流器,确认调节器处于关闭状态。

5. 用止血钳取酒精棉片消毒引流管接头,将负压引流器与引流管相连接。

6. 松开止血钳,打开调节器,观察引流是否通畅。

7. 用别针将引流器妥善固定于患者衣服或床单位上,注意引流器的接口要低于患者伤口,防止逆行感染。

8. 协助患者取舒适卧位,洗手,记录。

【注意事项】

1. 操作时严格遵循无菌原则,防止污染。

2. 指导患者保持引流管通畅,勿反折、扭曲、受压,勿牵拉引流管,防止脱出。

3. 更换前严格检查新负压引流器有无破损、漏气,是否在有效期内。

4. 留置负压引流期间,协助患者抬高床头或取半卧位,以利于伤口引流。

5. 保持引流器处于密闭状态,维持有效负压,如有漏气等异常状况,及时进行处理。

6. 严密观察引流液的颜色、性质及量,如有异常及时通知医生进行处理。

五、氧气雾化吸入

【操作目的】

1. 湿化气道,达到消炎、镇咳、祛痰的作用。

2. 解除支气管痉挛,使气道通畅,改善通气功能。

【适应证】

急慢性气管及支气管炎、鼻炎、肺炎、哮喘、气管切开术后、慢性阻塞性肺疾病及其他原发性支气管和肺部疾病、急慢性咽喉炎患者。

【禁忌证】

自发性气胸及肺大疱患者慎用。

【护理评估】

1. 评估患者的年龄、病情及心理状况。

2. 评估患者呼吸道通畅情况,有无黏膜水肿、痰液黏稠等。

3. 评估患者的自理能力及合作程度。

【用物准备】

雾化吸入装置、氧气流量表、雾化药物、注射器、治疗巾。

【操作步骤】

1. 核对患者身份。向患者解释氧气雾化吸入的目的、操作方法及注意事项,以取得患者配合。

2. 协助患者取坐位或半坐卧位,颌下垫治疗巾。

3. 关闭流量表调节阀,将氧气流量表与供氧接口正确连接,检查氧气装置密闭性。

4. 洗手,正确连接雾化吸入装置各配件,检查其密闭性。

5. 按逆时针方向旋出喷雾器上半部,遵医嘱正确抽吸药物,注入喷雾器下半部中。

6. 打开流量调节阀,调节氧流量至 6~8L/min,确认气雾喷出。

7. 协助患者将口含嘴放入口中,指导患者用口唇将口含嘴严密包裹;使用面罩时将面罩严密罩住口鼻,指导患者进行深呼吸,并用口吸气,用鼻呼气。

8. 治疗完毕,取下口含嘴或面罩,关闭流量调节阀,为患者清洁口面部。

9. 整理用物,洗手。

【注意事项】

1. 操作前应检查雾化吸入装置连接是否正确,有无漏气。

2. 雾化吸入前 1 小时不应进食,清洁口腔分泌物和食物残渣,以防雾化过程中气流刺激引起呕吐。对于婴幼儿和儿童,为保持平静呼吸宜在安静或睡眠状态下治疗,前 30 分钟内不应进食。

3. 雾化吸入时间一般为 15~20 分钟。

4. 气管切开患者行雾化吸入时,将喷雾口对准气管切开口;注意保持敷料干燥。

5. 停止雾化吸入时,先移除雾化装置,再关闭流量表。

6. 注意用氧安全,操作中严禁接触火源或易燃品。

六、咽鼓管导管吹张法

【操作目的】

1. 治疗各种原因引起的咽鼓管通气功能障碍、耳闷、鼓膜内陷。

2. 检查咽鼓管功能。

【适应证】

1. 咽鼓管阻塞的患者。

2. 用于咽鼓管功能不良、分泌性中耳炎的治疗。

【禁忌证】

1. 上呼吸道有急性感染者。

2. 鼻出血者。

3. 鼻腔或鼻咽部有脓液、溃疡、新生物者。

【护理评估】

1. 评估患者的年龄、病情及心理状况。

2. 评估患者的自理能力及合作程度。

3. 治疗前询问病史,并做好治疗记录。

【用物准备】

咽鼓管导管吹张管、吹张球、听管、额镜、耳镜、1% 麻黄碱滴鼻液。

【操作步骤】

1. 核对患者身份。患者取坐位,清洁鼻腔分泌物。

2. 洗手,将咽鼓管导管弯头向下沿鼻底慢慢插入,达到咽后壁时,再转向外侧 90°,然后略向前拉,使导管越过隆突而滑入咽鼓管口处。

3. 固定导管,用吹张球经导管注入空气,同时以耳听诊有管听音,检查咽鼓管通畅与否。

4. 整理用物,洗手。

【注意事项】

1. 鼻腔及鼻咽部无急性炎症时方可实施治疗,否则,炎症可经咽鼓管扩散感染中耳。

2. 鼻腔有阻塞或分泌物时,先滴入 1% 麻黄碱使鼻黏膜收缩,清除分泌物后方可进行。

3. 患者有鼻部不适时可适当用 1% 丁卡因喷鼻腔,进行黏膜麻醉。

七、声带滴药法

【操作目的】

治疗各种原因引起的声带炎性疾病。

【适应证】

声带充血、水肿患者。

【禁忌证】

急性喉水肿、呼吸困难患者。

【护理评估】

1. 评估患者的年龄、病情及心理状况。

2. 操作前告知患者声带滴药法的操作方法及注意事项,使患者具有充分思想准备,取得患者配合。

3. 治疗前询问病史,并做好治疗记录。

【用物准备】

额镜、间接喉镜、纱布、酒精灯、会厌拉钩、空针、喉喷雾器、1% 或 2% 丁卡因麻醉药、喉头滴管及所需药液(一般用 4 万单位庆大霉素 +5mg 地塞米松 +1% 麻黄碱 1ml)。

【操作步骤】

1. 核对患者身份、药物名称及有效期。患者取坐位,上身稍前倾,头稍后仰。

2. 洗手,嘱患者张口、伸舌,用纱布包裹舌前 1/3 处,避免下切牙损伤舌系带。

3. 用左手拇指和中指捏住舌前部,把舌拉向前方,示指推向上唇,抵住下切牙齿,固定好。

4. 将额镜的光源通过间接喉镜对好,使焦点光线照射在腭垂前方,嘱患者发"咿"音,看清咽喉部及声带状况。确定好水肿及炎症的位置,定好位。

5. 操作者右手持喷雾器将 1% 或 2% 丁卡因麻醉药喷入咽部及咽后壁,重复 3 次,待患者自觉麻醉到位后进行下一步操作。

6. 嘱患者自拉舌头向前下方,操作者左手持间接喉镜,右手持滴药器,嘱患者发"咿"音,待声带完全闭合,将药液滴入局部。

7. 整理用物,洗手。

【注意事项】

1. 喷麻醉药或滴药必须部位准确,否则喷到咽喉部或滴到气管内会引起剧烈呛咳,严重者引起喉气管痉挛。

2. 喷雾器避免碰到咽壁,以免引起恶心、呕吐,给操作带来不便。

3. 喷雾器头和喉头滴管使用前需用酒精纱布擦拭,减少交叉感染的机会。

4. 喷麻醉药时,先试用少量,证明有无变态反应,剂量不能超过 100mg,

喷雾时不能做吞咽动作,以免引起中毒。

5. 喷药期间,密切观察患者面色、表情、脉搏、血压和呼吸,若有不良反应或变态反应,停止操作进行抢救。

6. 对小儿、孕妇、老年重病者,慎用丁卡因麻醉药,必须使用时需严格掌握剂量。

7. 滴药后不能立即进食、进水,必须等麻醉解除后方可进食,以免造成误吸,发生危险。

八、咽部涂药法

【操作目的】

1. 治疗各种类型咽炎、咽部溃疡和黏膜损伤等,尤其适用于不会漱口及漱口动作增加咽腔疼痛的患者。

2. 咽部表面麻醉。

【适应证】

1. 各种原因引起咽部充血、水肿等慢性炎症。

2. 不会漱口的患者及漱口动作会增加咽腔疼痛者。

【禁忌证】

药物过敏者。

【护理评估】

1. 评估患者的年龄、病情及心理状况。

2. 操作前告知患者咽部涂药法的操作方法及注意事项,使患者具有充分的思想准备,取得患者配合。

3. 治疗前询问病史,并做好治疗记录。

【用物准备】

额镜、压舌板、咽喉卷棉子或长棉签及各种治疗用药,如硼酸甘油、复方碘甘油、甲紫、10%~20% 硝酸银等物品。

【操作步骤】

1. 核对患者身份、药物名称及有效期。患者取坐位,对准光源,嘱患者张口,安静地用口呼吸,使舌部和腭部完全放松。

2. 患者张口发"啊"音。

3. 洗手,操作者左手持压舌板轻轻压低舌背或舌前 2/3,充分暴露口咽部,右手持卷棉子或长棉签蘸上药液,直接涂布于咽部黏膜病变处,每天 2~3 次。

4. 整理用物,洗手。

【注意事项】

1. 压舌板一定压在舌前 2/3 部位。

2. 棉签上的棉花必须缠紧,以免涂药时脱落,导致咽喉部异物。

3. 棉签上所蘸的药液(尤其是腐蚀性药物)不可太多,以免滴入喉腔造成黏膜损伤甚至反射性喉痉挛;涂药范围不宜太广,以免伤及正常组织。

4. 需长期或反复用药(为非腐蚀性药物)者,应教会患者和家属在家自行用药。

5. 咽部涂药后 2 小时内不要喝水或漱口,以免冲淡药液影响治疗效果。

九、咽喉部喷雾法

【操作目的】

用于咽喉部手术、内镜检查时的黏膜表面麻醉;慢性咽喉炎的治疗。

【适应证】

1. 慢性咽喉炎患者。

2. 需行咽喉部手术和内镜检查的黏膜表面麻醉患者。

【禁忌证】

1. 3 岁以下幼儿禁用。

2. 5 岁以下及不合作小儿一般不用或慎用。

【护理评估】

1. 评估患者的年龄、病情及心理状况。

2. 操作前告知患者咽喉部喷雾法的操作方法及注意事项,使患者具有充分的心理准备,取得患者配合。

3. 治疗前询问病史,并做好治疗记录。

【用物准备】

额镜、喷雾器及各种治疗用药,如复方地喹氯铵喷雾剂、锡类散、西瓜霜、冰硼散、1%~2% 丁卡因等物品。

【操作步骤】

1. 口咽部喷雾

(1)核对患者身份、药物名称及有效期。患者取坐位,将舌自然平放口底,张口发"啊"的长音。

(2)洗手,将喷雾剂对准腭垂、软腭、咽后壁、舌根、扁桃体及咽腭弓和舌腭弓,反复喷药 3~4 次,每次 3~4 喷。治疗用药每天 1~4 次。

(3)整理用物,洗手。

2. 喉部喷雾

(1)核对患者身份、药物名称及有效期。口咽部喷雾 2~3 次后,嘱患者伸舌。

(2)洗手,用纱布将舌前 1/3 包裹好将舌拉出,口尽量张大并做深呼吸。

（3）将喷雾器头弯折向下对准喉部,趁患者深吸气时将药液喷入,每次 3~4 喷,共 3~4 次。

（4）整理用物,洗手。

【注意事项】

1. 嘱患者每次喷入的药液均不能咽下,含服 3~4 分钟后再吐出。

2. 喷药前应先将咽喉分泌物或残余药液吐出,以利于新喷入的药液与黏膜直接接触。

3. 声带息肉摘除或纤维支气管镜检时需加下咽和喉部滴药。

（陶 荣 潘雪迎）

第十章
测试题

第十一章
耳鼻咽喉科常用药物及护理要点

第一节 耳科常用药物及护理要点

本章简要介绍耳鼻咽喉科局部常见用药。耳鼻咽喉科局部用药原则与其他学科一样,应严格掌握用药禁忌以及适应证,注意药物的毒副作用,加强对常用药物使用与观察的管理是关键。

一、耳科常用药物分类

主要包括滴耳液和中成药等。

1. 2%酚甘油滴耳液　具有消炎、镇痛、杀菌、止痒的作用。适用于急性弥漫性外耳道炎、急性鼓膜炎及急性化脓性中耳炎早期(鼓膜未穿孔者)。每日 3 次,每次 4~5 滴。

2. 3%硼酸乙醇滴耳液　具有杀菌、止痒的作用。适用于外耳道霉菌病、慢性化脓性中耳炎鼓膜穿孔较小者。每日 3 次,每次 4~5 滴。

3. 0.3%氧氟沙星滴耳液　为广谱抗生素,对 G^+ 和 G^- 细菌及厌氧菌均有强大的抗菌活性。该制剂稳定性好,对中耳和内耳未见刺激性与毒性。适用于小儿及成年人急、慢性化脓性中耳炎、外耳道炎、鼓膜炎以及乳突手术后未干耳伴感染的治疗。每日 2~3 次,每次 3~5 滴。

4. 0.25%氯霉素滴耳液　为广谱抗生素,对 G^+ 和 G^- 细菌均有效,多用于铜绿假单胞菌感染。适用于急慢性化脓性中耳炎滴耳,给鼓膜穿孔的幼儿滴药时应注意用量,因其可通过咽鼓管流入后经咽部咽下,影响造血功能。每日 3 次,每次 2~3 滴。

5. 氯霉素甘油　广谱抗生素,止痛、消炎。适用于外耳道炎及急、慢性化脓性中耳炎鼓膜穿孔较大者。甘油有助溶作用,可增加浓度而增强药效,且甘油吸水有助消肿。每日 3 次,每次 2~3 滴。

6. 3% 过氧化氢溶液　具有清洁、抗菌及除臭的作用。适用于鼓膜穿孔后脓液较多的患者及外耳道炎。每次滴入数滴,或用耳科细棉签蘸取溶液清洗局部脓液,用后将泡沫清除,然后滴入抗生素滴耳液。

7. 液状石蜡滴耳液　用于外耳道耵聍栓塞或使外耳道内昆虫异物的翅、足黏附,限制其活动,并使其呼吸器阻塞、与空气隔绝而窒息死亡,便于取出。

8. 5% 碳酸氢钠甘油滴耳液　具有溶解、软化硬性耵聍栓的作用。每次数滴浸泡,每日 5~6 次,用药 2~3 天后再行外耳道冲洗或耵聍取出。

9. 1%~3% 水杨酸乙醇　具有抑制真菌和细菌,防腐、止痒的作用。适用于外耳道真菌病。滴耳或擦涂,每日 3 次。

10. 3% 林可霉素滴耳液　抗菌谱与红霉素相近。对金黄色葡萄球菌作用效果较好,每日 3 次。

11. 1% 丁卡因溶液　为表面麻醉剂。用于鼓膜穿刺、鼓膜切开前的表面麻醉。使用时以耳科细棉签蘸取少许,擦涂于鼓膜表面。丁卡因穿透黏膜能力强,作用迅速,擦涂后 1~3 分钟即可出现麻醉,可持续 60~90 分钟。

12. 中成药如六味地黄丸　滋阴补肾,用于中耳炎性疾病引起的耳聋、眩晕、耳鸣及梅尼埃病、老年性聋。每日 3 次,每次 8~15 粒。

二、耳部用药护理要点

1. 在使用滴耳剂前,应先清理外耳道内分泌物,这样有助于药物发挥最大治疗效果。可以使用 3% 过氧化氢溶液冲洗,也可以使用消毒干棉签擦拭干净。滴药前清洁双手,可将药瓶握在手中几分钟,让药液的温度更加接近体温,避免药液温度低而刺激机体引起眩晕、恶心、呕吐等。需注意的是,完成上述操作后,一定要再次清洁双手才能进行下一步操作。

2. 在使用滴耳剂前,将患者头部侧倾或身体侧卧,患耳外耳道口向上,成人患者向后上方(儿童患者向后下方)牵拉耳郭,使耳道变直,将药液沿着耳道壁滴入,每次 3~5 滴。

3. 滴药时不要将药瓶口伸入或触碰耳道壁,以免耳道壁上的细菌从瓶口进入瓶内污染滴耳液。滴入滴耳液后,保持侧卧的姿势数分钟,并轻轻按压耳屏数次,推动药液渗入中耳腔内、促进耳内黏膜吸收药液。

4. 滴药后应拧紧瓶盖、妥善保存,以防药品污染或幼儿误食、误用。

5. 滴耳液一经打开,一般四周后不再使用。滴耳液若为混悬液型,则需摇匀后使用。在几种药液同时使用时,可相隔 1~2 小时交替滴耳。

6. 由于人的鼻咽部与耳部咽鼓管相通,因此某些不正确的动作(如错误的擤鼻方法)可能导致鼻部炎性分泌物经咽鼓管进入中耳腔引起中耳炎,特别是咽鼓管比较平直的儿童,因此治疗耳部疾病时也可配合使用滴鼻液。

7. 腐蚀性药物需慎用,耳毒性药物在用药过程中应严密监测患者听力情况,同时注意听取患者主诉。

第二节　鼻科常用药物及护理要点

一、鼻科常用药物分类

鼻科常用药物包括:减充血剂、鼻腔局部用抗过敏剂、鼻内局部用抗生素、鼻腔用润滑剂等。

(一)减充血剂

鼻内局部使用主要用于治疗鼻塞,改善鼻腔通气,但不宜长期使用,连续应用不应超过 10 天,否则会引起药物性鼻炎,使鼻腔阻塞更为严重。常用的有呋喃西林麻黄碱滴鼻液、盐酸羟甲唑啉鼻喷雾剂。

1. 呋喃西林麻黄碱滴鼻液

(1)成分:0.02% 呋喃西林,1%(成人用)0.5%(小儿用)麻黄碱。

(2)作用:呋喃西林为抗菌谱较广的抗感染药物,具有较强的抑菌消炎作用,麻黄碱为拟肾上腺素药物,能收缩血管,促进引流,减少鼻腔分泌物,改善鼻腔通气状况。

(3)用途:急、慢性鼻窦炎,变应性鼻炎等。

(4)用法:滴鼻,3 次/d,连续用药不宜超过 2 周。萎缩性鼻炎及干燥性鼻炎忌用。

2. 盐酸羟甲唑啉鼻喷雾剂

(1)成分:0.05% 盐酸羟甲唑啉。

(2)作用:收缩血管,改善鼻腔通气。

(3)用途:急、慢性鼻炎,急、慢性鼻窦炎,变应性鼻炎等。

(4)用法:鼻腔喷雾,2 次/d。

3. 盐酸麻黄碱滴鼻液

(1)成分:盐酸麻黄碱 1g,加生理盐水至 100ml 溶解。

(2)作用:收缩血管,改善鼻腔通气。

(3)用途:急、慢性鼻炎及鼻窦炎。

(4)用法:滴鼻或鼻腔喷雾,2 次/d,每次每侧 2 滴。成人浓度为 1%,小儿浓度为 0.5%。高血压患者慎用。

（二）鼻腔局部用抗过敏剂

主要用于预防和治疗变应性鼻炎、非变应性鼻炎、慢性鼻窦炎和鼻息肉切除术后预防息肉再生等。常用的有糖皮质激素类,如丙酸倍氯米松鼻喷雾剂、丙酸氟替卡松鼻喷雾剂、糠酸莫米松喷雾剂;抗组胺类主要用于变应性鼻炎和非变应性鼻炎,如肥大细胞稳定剂色甘酸钠滴鼻液、盐酸左卡巴斯汀鼻喷雾剂。

1. 丙酸倍氯米松鼻喷雾剂

（1）成分:丙酸倍氯米松 10mg。

（2）作用:糖皮质激素类,局部抗炎与抗过敏。

（3）用途:变应性或血管舒缩性鼻炎。

（4）用法:鼻腔喷雾,3 次 /d。

2. 丙酸氟替卡松鼻喷雾剂

（1）成分:0.05% 丙酸氟替卡松。

（2）作用:有增强局部抗感染活性和降低全身糖皮质激素反应的作用。

（3）用途:变应性鼻炎。

（4）用法:鼻腔喷雾,3 次 /d。

3. 糠酸莫米松喷雾剂

（1）成分:0.05% 糠酸莫米松。

（2）作用:糖皮质激素类,局部抗炎与抗过敏。

（3）用途:变应性鼻炎。

（4）用法:鼻腔喷雾,2~3 次 /d。

4. 色甘酸钠滴鼻液

（1）浓度:色甘酸钠 2g。

（2）作用:抑制肥大细胞脱颗粒释放过敏介质。

（3）用途:变应性鼻炎。

（4）用法:滴鼻,3 次 /d。

5. 盐酸左卡巴斯汀鼻喷雾剂

（1）成分:0.05% 左卡巴斯汀。

（2）作用:抗组胺。

（3）用途:变应性鼻炎。

（4）用法:鼻腔喷雾,3 次 /d。

（三）鼻内局部用抗生素

主要用于萎缩性鼻炎、不动纤毛综合征、Kartagener 三联征（鼻 - 鼻窦炎、内脏转位和支气管扩张）、鼻硬结症等。常用的有链霉素、庆大霉素,主要用于治疗萎缩性鼻炎,利福平主要用于鼻硬结症,莫匹罗星用于鼻前庭感染。

链霉素滴鼻液

(1)成分:链霉素 3g 溶于生理盐水 100ml 中。

(2)作用:抑制鼻内杆菌生长。

(3)用途:用于萎缩性鼻炎、干燥性鼻炎和鼻硬结病。

(4)用法:滴鼻 3~4 次 /d,每次每侧 3~4 滴。

(四)鼻腔用润滑剂

主要用于润滑鼻黏膜,刺激神经末梢。适用对象:萎缩性鼻炎、干燥性鼻炎、鼻腔手术后。常用的有复方薄荷樟脑滴鼻剂。

复方薄荷樟脑滴鼻剂

(1)成分:薄荷、樟脑、液体石蜡等。

(2)作用:刺激黏膜血管扩张,促进腺体分泌,润滑鼻腔黏膜。

(3)用途:萎缩性鼻炎、干燥性鼻炎。

(4)用法:滴鼻,3 次 /d。

二、鼻部用药护理要点

1. 在使用滴鼻剂或喷鼻剂前,先要将鼻腔内的分泌物擤净。如果鼻腔内有干痂或鼻涕黏稠无法擤出,则应先用温生理盐水清理鼻腔后再用药。

2. 向鼻内滴药时可取仰卧位或坐位

(1)取仰卧位时,肩下垫枕或将头悬于床缘外,使头部向后伸,鼻孔垂直朝上,每侧鼻孔滴 3~4 滴,30 秒后头向左、向右各偏斜 30 秒,然后将头恢复原位,维持 30 秒,最后将头前低,这样可使滴入的药液遍布整个鼻腔。

(2)取坐位时,背靠椅背,头尽量后仰。需注意滴药时鼻腔低于口腔,以免药液流入咽喉部。滴药时可将药液顺着鼻孔一侧慢慢流下,让鼻腔侧壁起缓冲作用,以免药液直接流入咽部而味苦难忍,滴管头部勿碰到鼻部,以免污染药液。滴完后轻捏鼻翼数次,使药液充分和鼻腔黏膜接触,药液布满鼻腔。

(3)滴药时嘱患者勿吞咽,勿讲话,休息数分钟再坐起。滴药后轻按两侧鼻翼两三次,使药液布满鼻腔。如果需同时使用两种以上的滴鼻剂时,使用两种药的时间应间隔数分钟,以免降低药物的疗效或引起不良反应。

3. 在应用激素类喷鼻剂时,喷嘴方向朝鼻腔外侧壁,喷药时一般用左手喷右鼻,右手喷左鼻,以避免因长期对准鼻中隔方向喷药而引起鼻出血或鼻中隔穿孔的发生,也可让药物更好地进入鼻腔深部,从而更好地发挥药物的效果。

4. 在使用喷鼻剂时,头禁止后仰,可将药瓶的喷嘴插入鼻前庭,按压喷雾器的同时吸气。应注意在抽出喷雾器之前,需始终按压喷雾器,防止鼻腔中的黏液和细菌被吸入药瓶。在另一侧或双侧鼻腔喷药完成后,需轻轻地用鼻吸气 2~3 次。

5. 婴幼儿在使用滴鼻液时,可将药液滴于棉签上,涂于鼻腔内,以免滴入鼻腔的药液过多,损伤婴幼儿的鼻黏膜。

6. 减充血剂滴鼻剂连续使用不能超过 7 天,否则可能会导致药物性鼻炎的发生,使鼻腔堵塞更为严重。高血压或心血管病患者只能在严密监护下使用减充血剂。已有病例报道,新生儿因使用减充血剂后诱发心力衰竭。

7. 观察用药后的不良反应,使用减充血剂后患者可能出现鼻腔有干燥感、咽喉部痛、头晕、头痛、心率加快等。长期使用大剂量激素类喷鼻剂可能会出现副作用,如皮质醇增多症、儿童生长迟钝、肾上腺抑制。长期接受激素类治疗的儿童和青少年需定期进行生长情况监测,12 岁以下儿童需规律地监测身高和体重。如果发现有生长发育迟缓的情况,需慎用,要权衡使用糖皮质激素的利益以及抑制生长发育的风险。

8. 做好患者及家属的健康宣教,药品需妥善保管,并严格按照药品说明书的要求存放,开启后需在有效期内使用,过期丢弃。

第三节　咽喉科常用药物及护理要点

一、咽喉科常用药物分类

咽喉科常用药物包括:含漱剂、咽部涂剂、含片等。

(一) 含漱剂

主要用于咽部,为水溶液,含漱后吐出,不能咽下,每次含漱应尽量维持较长时间。含漱剂作用:保持口腔和咽部清洁、杀菌、消毒;湿润咽部,使咽部分泌物更易排出;止痛。常用的有:复方硼砂溶液、复方氯己定含漱液。

1. 复方硼砂溶液
(1)成分:硼砂、碳酸氢钠、甘油等。
(2)作用:消毒、防腐、抗菌及消炎。
(3)用途:咽部及口腔溃疡。
(4)用法:每日数次含漱。

2. 复方氯己定含漱液
(1)成分:葡萄糖酸氯己定、甲硝唑等。
(2)作用:抗菌消炎。
(3)用途:牙龈出血、牙周肿痛、溢脓口臭及口腔溃疡。
(4)用法:含漱,每次 15ml,5~10 天为一个疗程。

(二)咽部涂剂、含片

主要用于润滑和刺激黏膜分泌,涂时可用棉签将涂剂涂于咽壁。适用于慢性咽炎、急性咽炎早期以及干燥性咽炎等。常用的有:复方碘甘油;含片:将抑菌以及消毒药与挥发性药一起制作成含片含在口内,使药物在溶化过程中发挥作用。

1. 复方碘甘油

(1)成分:碘、碘化钾、薄荷油等。

(2)作用:润滑、消毒及温和刺激。

(3)用途:慢性咽炎、萎缩性咽喉炎等。

(4)用法:涂咽,每日数次。

2. 复方草珊瑚含片

(1)成分:草珊瑚浸膏、薄荷脑、薄荷油等。

(2)作用:消肿止痛、清利咽喉。

(3)用途:急、慢性咽喉炎,扁桃体炎。

(4)用法:含服,1~2 片 / 次,每日数次。

3. 西瓜霜含片

(1)成分:西瓜霜、冰片、薄荷脑等。

(2)作用:消炎、抗菌。

(3)用途:急、慢性咽喉炎,扁桃体炎。

(4)用法:含服,1~3 片 / 次,每日数次。

4. 银黄含片

(1)成分:金银花、黄芩提取物。

(2)作用:清热解毒、消炎止痛。

(3)用途:急性咽喉炎、扁桃体炎。

(4)用法:含服,1~3 片 / 次,每日数次。

5. 溶菌酶含片

(1)成分:能分解黏多糖的多肽酶。

(2)作用:抗菌、抗病毒、止血、消肿、加快组织恢复。

(3)用途:急、慢性咽喉炎,扁桃体炎。

(4)用法:含服,1~2 片 / 次,每日数次。

二、咽喉部用药护理要点

1. 咽喉部神经敏感,应避免使用刺激性强的药物引起咽反射。指导患者使用含漱液时不可咽下以防发生不良反应,新生儿禁用含漱液,儿童、老年人需慎用。

2. 咽喉部空气流量大,不应长期使用粉末剂,会加重咽部干燥感,且用量不宜过大,易引起呛咳。

3. 抗生素不应长期局部使用,防止出现真菌感染和耐药菌株。

4. 在使用含片类药物时,不可嚼服,否则影响药物疗效。不可将含片含入口中入睡,以防发生误咽后造成危险。

（肖亚敏　马逸凡　夏春芳）

第十一章
测试题

参考文献

［1］席淑新，赵佛容．眼耳鼻咽喉口腔科护理学 [M]. 4 版．北京：人民卫生出版社，2017.

［2］孙虹，张罗．耳鼻咽喉头颈外科学 [M]. 9 版．北京：人民卫生出版社，2018.

［3］熊利泽，邓小明．中国麻醉学指南与专家共识 (2017 版)[M]. 北京：人民卫生出版社，2017.

［4］韩杰，席淑新．耳鼻咽喉头颈外科护理与操作指南 [M]. 北京：人民卫生出版社，2019.

［5］于慧前，李华伟，李庆忠．2020 版梅尼埃病临床实践指南解读 [J]. 临床耳鼻咽喉头颈外科杂志，2021, 35 (5): 355-390.

［6］卢兢哲，钟萍．欧洲多学科指南：诊断、评估和治疗 [J]. 听力学及言语疾病杂志，2020, 28 (1): 110-114.

［7］中华耳鼻咽喉头颈外科杂志编辑委员会鼻科组，中华医学会耳鼻咽喉头颈外科学分会鼻科学组．中国慢性鼻窦炎诊断和治疗指南 (2018)[J]. 中华耳鼻咽喉头颈外科杂志，2019,(02): 81-100.

［8］中国儿童 OSA 诊断与治疗指南制订工作组，中华医学会耳鼻咽喉头颈外科学分会小儿学组，中华医学会儿科学分会呼吸学组，等．中国儿童阻塞性睡眠呼吸暂停诊断与治疗指南 (2020)[J]. 中国循证医学杂志，2020, 20 (8): 883-900.

［9］中国医师协会耳鼻咽喉头颈外科医师分会．儿童扁桃体腺样体低温等离子射频消融术规范化治疗临床实践指南 [J]. 临床耳鼻咽喉头颈外科杂志，2021, 35 (3): 193-199.

［10］中华医学会耳鼻咽喉头颈外科学分会咽喉学组，中华医学会耳鼻咽喉头颈外科学分会嗓音学组，中华医学会中华耳鼻咽喉头颈外科杂志编辑委员会咽喉组．喉气管狭窄诊断与治疗专家共识 [J]. 中华耳鼻咽喉头颈外科杂志，2018, 53 (6): 410-413.